臨床がわかる腎生理

聖マリアンナ医科大学 腎臓・高血圧内科 **柴垣有吾**［監修］
聖マリアンナ医科大学 腎臓・高血圧内科 **上原温子**［監訳］

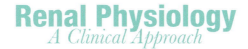
Renal Physiology
A Clinical Approach
John Danziger　Mark Zeidel　Michael J. Parker

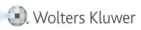
中外医学社

This is a translation of Renal Physiology: A Clinical Approach 1st Edition by Dr. John Danziger, Mark Zeidel MD, Michael J. Parker MD.
Copyright © Lippincott, Williams & Wilkins, a Wolters Kluwer business.
Published by arrangement with Wolters Kluwer Health Inc., USA, through Japan UNI Agency, Inc.
Wolters Kluwer Health did not participate in the translation of this title and therefore it does not take any responsibility for the inaccuracy or errors of this translation.

本書の薬剤の処方・副作用・服用に関する記述は変更されている場合があります．各医薬品は製薬会社の添付文書・パッケージ記載文書をよくお確かめください．著者・編集者・出版社および販売者は本書における誤脱情報または本書の情報を適用したことによるいかなる結果についても一切の責任を負いません．また，本書の内容に関する保証は行いません．本書により生じた人・物の損害に対しいかなる責任も負いません．

Renal Physiology
A Clinical Approach

John Danziger, MD
Instructor in Medicine
Division of Nephrology
Beth Israel Deaconess Medical Center
Harvard Medical School
Boston, MA

Mark Zeidel, MD
Herrman L. Blumgart Professor of Medicine
Harvard Medical School
Physician-in-Chief and Chair, Department of Medicine
Beth Israel Deaconess Medical Center
Boston, MA

Michael J. Parker, MD
Assistant Professor of Medicine
Division of Pulmonary, Critical Care, and Sleep Medicine
Beth Israel Deaconess Medical Center
Senior Interactive Media Architect
Center for Educational Technology
Harvard Medical School
Boston, MA

■訳者一覧

小板橋賢一郎　聖マリアンナ医科大学 腎臓・高血圧内科（1章）
矢萩　浩一　聖マリアンナ医科大学横浜市西部病院 腎臓・高血圧内科（2章）
上原　圭太　那覇市立病院 腎臓内科（3章）
村田真理絵　順天堂大学医学部附属練馬病院 救急・集中治療科（4章）
角　　浩史　聖マリアンナ医科大学川崎市立多摩病院 腎臓・高血圧内科（5章）
長谷川正宇　聖マリアンナ医科大学 腎臓・高血圧内科（6章）
尾関　俊和　名古屋大学大学院医学系研究科病態内科学講座腎臓内科学（7章）
甲斐　恵子　牧田総合病院 腎臓内科（8章）
小波津香織　聖マリアンナ医科大学 腎臓・高血圧内科（9章）
龍華　章裕　名古屋大学大学院医学系研究科病態内科学講座腎臓内科学（10章）
谷澤　雅彦　聖マリアンナ医科大学 腎臓・高血圧内科（11章）

監修者の序

　このたび，Renal physiology: a clinical approach の翻訳を出版できることを大変に嬉しく思う．この本との出会いは，3年前の米国腎臓学会での書籍展示であった．著者の Mark Zeidel が米国で腎臓内科フェロー向けに腎生理の勉強合宿を開催していたこと，また，米国腎臓学会の臨床雑誌である Clinical journal of the American Society of Nephrology 誌において "Renal physiology for the clinician" という総説シリーズを始めたことで知っており，その Zeidel の本ということもあって手に取ってみた．腎生理学というと輸送体・チャネルの構造や数式が並ぶ印象があるが，共著者である Danziger が気鋭の若手臨床家であることもあるせいか，細かすぎず，しかし臨床医にとってきわめて重要なポイントを押さえた内容となっていることに感銘を受けた．

　日本では基礎医学を学んだあとに臨床医学を学ぶが，臨床を知らない状態で基礎医学を学ぶと，基礎医学は暗記が必要な難解なもので，何故これを学ぶ必要があるのかが理解できないと感じているようである．しかし，臨床を知った後で基礎医学を学ぶとその理解の重要性は火を見るよりも明らかとなり，かつスッと頭に入ってくるものである．特に，臨床家の書いた基礎医学は臨床に不必要な部分に字数を割いていないため，本当に実践的な内容となるものである．本書は正にそのような点で，腎臓の臨床を学んだ後に，是非，手に取ってほしい本である．

　本書はそのような素晴らしい本であるにもかかわらず，毎日の多忙さを理由に翻訳をする勇気を持てずにいた．しかし，私の仲間の若手臨床医の協力を得て，この訳書を日本の多くの臨床家に届けることが出来たことは本当に感慨深いものがある．正直なところ，この訳書は，私でなく，若手の訳者の向学心と努力によって生まれたものである．その意味で，全訳者に本当に感謝しているが，その中でも，上原温子先生は詳細に亘って翻訳の内容を推敲し，統一感のある素晴らしい訳書となることに，きわめて大

きな貢献をしてくれたことを強調したい．また，中外医学社の弘津香奈子さんには亀の進みの翻訳作業に根気強く付き合っていただき，感謝申し上げる．

　この本が，少しでも多くの日本の臨床医に手に取っていただき，日常の腎臨床の実践や理解に役立つことを祈念している．

　　　2018年8月
　　　　　　聖マリアンナ医科大学 腎臓・高血圧内科　柴垣有吾

監訳者の序

　本書は，医学生，研修医，医療従事者を対象に著された Renal physiology: a clinical approach の翻訳である．200ページ程度の本だが，腎臓生理の基礎から応用まで網羅されており，読み応えのある一冊である．腎臓生理学は基礎医学的な内容が多く，特に初学者には敬遠されがちであるが，本書は腎臓生理の基本から step by step で詳しく説明しており，読み進めていくうちに深く理解できるように構成されている．私自身も，曖昧な知識を，本書を通して明快に理解できることがしばしばあった．確かに，十分に理解するには何回か読み直さないといけない部分もあったが，大方は著者に導かれるまま読むうちに，自然に知識が補完されていくことを実感した．これは，著者らが腎臓生理のエキスパートであるだけでなく，幅広い読者層にいかに効率よく学習させるかを体得した優れた教育者であることを意味している．彼らは，この本を単なる教科書に終始させず，学習者の興味を増幅させ，腎臓生理学という深遠なアカデミズムに知らぬ間にぐいぐいと引き込む魔法の書の領域まで昇華させている．私は，本書から後進の指導のエッセンスを吸収できたと確信している．

　本書は，詳細な概説にとどまらず，各章に思考のための問題，要点，章末問題を散りばめている．読者は常に"なぜ?"と問いかけられ，常に理解を深めながら読み進めることができる．また，症例問題も豊富で，「ミクロ」の腎臓生理学を見事に「マクロ」な臨床医学と融合させている．この本を読み終えるまでには，読者の臨床知識および病態生理の理解が何倍も深まっていることであろう．

　また，本書の監訳は，多忙な日常業務の合間を縫って各章を翻訳してくださった諸先生の尽力なしには成し得なかった．諸先生方の翻訳の滋味を保ちつつ，全章のバランスを保てるよう監訳したつもりであるが，不備があれば忌憚のないご意見をいただきたい所存である．またこの本の監訳を私に任せてくださり，細部にわたってご指導いただいた聖マリアンナ医科

大学腎臓・高血圧内科教授，柴垣有吾先生にこの場を借りて感謝申し上げる．

2018年8月

聖マリアンナ医科大学 腎臓・高血圧内科　上原温子

原著の序

はじめに

本書 Renal physiology: a clinical approach の目的は，医学生，研修医，看護師，医療関係者を対象に，腎生理の基礎をわかりやすく臨床に沿って説明することである．腎システムと関連のある機能が，腎臓だけにとどまらず他の臓器とも関連しているということを強調するために，生理学を各システムと関連させて説明している．このアプローチ法は，毒性物質の排泄や，体液量だけでなく血圧の微調整に影響を及ぼす臨床的な問題を深く理解するのに重要である．

本書は Integrated Physiology Series という生理学の専門書シリーズの3冊目である．1冊目は Respiratory physiology: a clinical approach で，呼吸の基本原理を説明している．2冊目は Cardiovascular physiology: a clinical approach で，複雑な循環をわかりやすく説明している．各本ともに，後述する学習者のニーズに応えるように工夫されており，同じスタイルを用い，教育的なアイテムを用意している．さらに，シリーズを通して共通の枠組みの構築を試みている．つまり，今日の医学において学習者が学ばなければいけない大量の情報を処理できるような枠組みであり，将来新しい情報を得たときにその枠組みに組み込めるようなものである．例えば，本書であれば，腎システムを，濾過（糸球体で濾過される溶質の量と種類を規定する因子の調整），再吸収（各尿細管における主要な電解質や水の選択的再吸収，場合によっては分泌の規定因子），主要な腎臓 - 内分泌連関（水の調整や血圧の調整に重要であり，腎臓だけでなく体全体にとって重要である）に大別して説明している．

シリーズを通して生理学の「統合」に取り組んでおり，臓器ではなくシステムに重点をおき，システム間の相互関係を明確に示している．例えば，血圧のコントロールを理解するには心血管の生理と腎生理に精通する必要がある．酸塩基平衡に異常のある患者の診療を行う際には，どのよう

に呼吸システムと腎システムが連動して酵素が正常に機能するようにpHを維持させるかを説明できなければならない．

われわれの目的はいくつかある．生理学を臨床に応用できる形で提示すること，生理学とは臓器システムに沿った形での学習が最良であると強調すること，異なったシステムにも共通する原理を提示すること，読者をひきこみ，考えさせるような双方向性のスタイルを利用することである．

レベル

本書のレベルは，これまで生理学に触れたことのない学生から，現在患者の診療にあたっているが，臨床の現場に即した形で生理学の復習を必要としている研修医まで，幅広いニーズに応えられるように作られている．本書は，これまでわれわれが医学生，初期研修医，後期研修医を長年にわたり教育し，重要な項目についての理解を深め，主要な概念を理解するために提示してきた臨床症例の集大成である．本書は腎臓内科医のための包括的なレビューのための本ではなく，研究志向の内科医に向けて作られた本でもない．それよりも，患者の診療に際して最も重要になるような事柄に焦点をあて，同時に今後新しい情報に触れたときに，吟味し分析できるだけの生理学事項を盛り込んでいる．

本書で提示しているほとんどの概念は確立されたものであり，引用文献を載せて読者を煩わせるようなことはしていない．しかし，比較的新しく，場合によっては議論の余地がある項目に関しては，重要な一次文献を載せている．

内　容

本書は，初めの2章で腎生理の概要を知ることができるようにした．1章では，地上の生物である人間が立ち向かわなければいけない挑戦，つまり一刻たりとも怠ることなく水を保持し，必要な栄養素や電解質を失うことなく血中から有害な代謝産物を濾過するようなシステムを考案しなければいけないということを説明した．

2章は体重の約60%を占める体液コンパートメントの説明から始まっ

ている．さらに，各コンパートメント間で水の移動を起こすような力（浸透圧やStarlingの法則）についても説明する．この章は，後に続く章の最重要基礎事項が説明されており，ここで記載されている概念を完全に理解するまで，十分に時間を費やすことをお勧めする．

3章は，機能的な解剖学に焦点をあて，腎構造の主要な要素（脈管構造と尿細管）とそれぞれの生理学的役割を結びつけた．4章では糸球体，つまり1日に180Lもの体液を血液から濾過する部位，について説明している．この章では，糸球体濾過量を調整する機構や，低血圧に曝された時でも濾過量を保持しようとする体の防御機構についても詳しく説明する．人間の体は，毒性代謝物や過剰な水，電解質の排泄という難題に対して，基本的に「すべてを濾過」することで対処しているため，生存に必要な水やブドウ糖，電解質を選択的に再吸収する仕組みを併せもつ必要がある．5章はわれわれを尿細管の旅へといざない，再吸収に必要な輸送体や，各尿細管部位特有の役割について理解を深める．

6章は腎臓でのNaと水のハンドリングに焦点を当てている．ここでは，肺を水浸しにすることなく血圧を維持し，主要臓器への血流を保持するために必要なホルモンについて説明する．7章，8章では引きつづき，体が水をどのように調整するのかを説明するが，今度は，地上の動物にとって必要不可欠な，尿濃縮の生理学的原理に重点をおいている．

日々，人間の体は，炭水化物，蛋白質，脂肪の代謝によって数千mmolもの酸を産生する．酸の大半（炭酸）は呼吸器系によって二酸化炭素という形で排泄されるが，腎臓では約70mEqの不揮発性酸を日々排泄しなければならない．9章と10章では正常の代謝で対処しなければならない酸塩基平衡と，臨床で日々遭遇する嘔吐，下痢，脱水における酸塩基平衡異常について説明する．

最後に，11章では，マラソンランナーの例を通じて，本書で学んできた多くの概念を統合させる．呼吸器系，循環器系の働きについて詳しく学び，運動時の生理学的変化を完全に理解したい読者には，本書の姉妹書，シリーズ1冊目のRespiratory physiology: a clinical approachの9章を読むことをお勧めする．

本書には，臨床症例が多く盛り込まれている．これにより，概念の理解を深め，また正常な生理学的反応を知ることで，病態生理学の理解を深めることができる．勉強を始めた医学生にとっては本書の内容がいかに充実しているか知ることができるだろう．高学年の医学生や初期研修医にとっては，本書で取り上げた臨床症例によって，目の前の患者の症状や所見，さらに治療についても理解が深まるだろう．

本書の活用法

　Integrated Physiology Series はシリーズを通して共通の学習ツールを用意している．

- 章の概説：各章の初めに概説を載せて，章の内容を把握し，学習の助けになるようにしている．
- 学習目標：各章の初めに学習目標の短いリストを載せている．これにより，最も重要な概念や，その章で説明する生理学的原理に焦点を当てることができる．
- 本文：本文は，実際の講義に参加しているかのような雰囲気を作るために，会話形式で書かれている．随所に質問を載せることで，提示した情報をより深く考えるきっかけを作り，自分の知識を新たな状況に統合させたり，応用させることができる．
- 見出し：見出しは主要な概念を明確に示すために記載した．各項は簡単な生理からより複雑な生理へと移る際に，消化しやすい量になるよう調整した．
- 太文字：各章で重要な用語を初めて紹介する際には，太文字にしている．太文字の用語の定義はすべて，用語解説に記載している．
- 思考のための問題：本文中に出てきた重要事項を思考のための問題として提示した．多くは臨床現場に即した形の問題で，本文中の情報を臨床応用できるようになっている．
- 編集者のまとめ：本文の随所に概念同士を結びつけるコーナーを用意している．ある臓器に当てはまる概念が，別の臓器においても全く同じまた

はきわめて類似した概念が当てはまるということを示している．ここでの情報によって，両方の臓器の知識を深めることができ，生理学が統合されていく様子をみることができる．
- 図：生理学で用いる変数の関係性を示したり，主要な概念を例示したり，本文で説明した原理を統合するために図を載せている．
- まとめ：各章の最後に，臨床症例を提示し，身体所見や検査所見，診断，治療に関し，その章で学習した生理学の知識を使って答えられるような質問を載せている．これらの症例は，学習ツールを統合させ，生理学の臨床的な重要性を示し，学習してきたことを新たな状況に応用できるか力試しができるように作られている．
- 章末問題と答え：各章の最後の章末問題によって，その章の内容を完全に理解したかどうか確認することができる．解答は本書の最後にあり，選択肢がなぜ正しいのか，それとも誤っているかを詳しく解説している．
- 索引：網羅的な索引によって，本章に記載された項目を簡単に見つけることができる．

　結局のところ，多くの人は人間の体の働きを深く知るために生理学を学ぶ．本書の活用によって，読者がそれぞれの学習目標を達成し，著者らを魅了しつづける生理学のおもしろさを感じてもらえれば望外の喜びである．

Richard M. Schwartzstein, MD
Ellen and Melvin Gordon Professor of Medicine and Medical Education
Director, Harvard Medical School Academy
Vice President for Education and Director, Carl J. Shapiro Institute for
Education Beth Israel Deaconess Medical Center Boston, MA
Integrated Physiology Series の編集者

謝　辞

　本書は，私（John Danziger）を激励してくれた多くの素晴らしい先生の知識の集大成である．Orson Moe 医師の腎生理に対する思慮深いアプローチ法によって，医学生であった私は腎臓に大いなる関心をもつようになった．Robert S. Brown 医師と Franklin H. Epstein 医師はこの分野に対する私の理解を深めてくれた．Stewart H. Lecker 医師は私のメンターであり，同僚であり，友人であるが，私を常にサポートし，深い洞察を与えてくれている．さらに，本書は，Christopher Smith 医師と Lori Newman 医師の素晴らしい指導の下で，ハーバード大学医学部とベス・イスラエル・ディーコネス医療センターのシャピロ教育研究所が提供する Rabkin フェローシップという教育プログラムの一環として作成された．本書の作製というプロジェクトは，共著者である Mark Zeidel と Michael Parker の知識と Rich Schwartzstein の見事な編集能力がなければ成しえなかったであろう．最後に，私の妻であり一番の理解者である Emma と私たちの息子 Quin に感謝したい．

　私（Michael J. Parker）がこれまで歩んできた，教育，執筆，難解な医学的概念を視覚的にわかりやすく伝えるための学習ツールの作成を激励し，サポートしてくれた方々に感謝している．John Halamka 医師はハーバード大学のカリキュラムで動画やシミュレーションの作成に変わらぬサポートを与えてくれた．これには心より感謝している．Rich Schwartzstein は，編集者であるが，編集の枠を超えてサポートしてくれた．私たちの共同作業は私の医師，教育者としてのキャリアの大半を占める道筋を形成した．また共に働けることを楽しみにしている．Liz Allison の発刊までの多大なる尽力に感謝している．共著者である John と Mark には，活発な議論を行えたことに感謝している．この議論を通して，私たちは新たに学ぶことができたと確信している．さらに，Tomal Berl 医師にも，私

謝　辞

のキャリアに対して激励してくれたこと，腎生理学の魅力を教えてくれたことに感謝したい．

私を医者に育ててくれた両親 Avril と Julius に捧ぐ
　　　　　　　　　　　　　　　——John Danziger

　　　　　妻 Susan に捧ぐ
　　　　　　　　　　　　　　　——Mark Zeidel

情熱と愛情をもって励まし，サポートしてくれた，
素晴らしい妻 Yuanzhen，両親 Leonard と Gloria に捧ぐ
　　　　　　　　　　　　　　　——Michael Parker

目 次

1章 さあ始めよう！ 1
腎生理学へのアプローチ
1. はじめに 1
2. 老廃物の排泄 6
3. 濾過された体液の再吸収 7
4. 濾液の微調整（ファイン・チューニング） 8
5. 跳躍へのカギ ― 内容習得のために 10
6. まとめ 11
  要 点 12

2章 体液コンパートメント 15
体液の分布
1. はじめに 15
2. 細胞のバリア（隔壁） 21
3. 血管のバリア（隔壁） 24
4. 体液コンパートメントの変化 28
5. 腎上皮のユニークな生理 32
6. まとめ 33
  要 点 34

3章 形態が機能を決定する 39
腎解剖のユニークさ
1. はじめに 40
2. 基本的な解剖の概要 41
3. 腎臓の脈管構造 43

目　次

　　4. 糸球体 …………………………………………………… 46
　　5. 尿細管 …………………………………………………… 51
　　6. 恒常性の維持 ─ 摂取量と排泄量のバランス ………… 59
　　7. まとめ …………………………………………………… 62
　　要　点 ……………………………………………………… 63

4章　ごみを捨てる　　　　　　　　　　　　　　　　　67
　　　　糸球体濾過

　　1. はじめに ………………………………………………… 67
　　2. 糸球体濾過量 …………………………………………… 68
　　3. GFRを規定する因子 …………………………………… 69
　　4. GFRの調節 ……………………………………………… 73
　　5. GFRの測定 ……………………………………………… 78
　　6. まとめ …………………………………………………… 90
　　要　点 ……………………………………………………… 91

5章　必要なものを再吸収する　　　　　　　　　　　　96
　　　　尿細管機能

　　1. はじめに ………………………………………………… 97
　　2. 尿細管を介した水の移動 ……………………………… 98
　　3. 尿細管を介した溶質の移動 …………………………… 101
　　4. 近位尿細管 ……………………………………………… 104
　　5. ヘンレのループの下行脚 ……………………………… 113
　　6. ヘンレのループの上行脚 ……………………………… 114
　　7. 遠位曲尿細管 …………………………………………… 116
　　8. 集合管 …………………………………………………… 117
　　9. K恒常性 ………………………………………………… 120
　　10. まとめ ………………………………………………… 122
　　要　点 ……………………………………………………… 123

6章 体液量を維持する　130
Naバランス

1. はじめに ･･･ 131
2. 体液の内的センサー ･･･････････････････････････････････････ 132
3. 感知された体液量の変化に対する反応 ･･･････････････････････ 138
4. 体液量の維持 — Na恒常性 ･････････････････････････････････ 144
5. Na恒常性の限界 ･･･ 145
6. Na過剰とNa欠乏の臨床所見 ･･･････････････････････････････ 150
7. まとめ ･･･ 153
    要　点 ･･･ 154

7章 尿を濃縮する　159
陸上の生活に適応するために

1. 溶質バランスに影響を与えずに水を再吸収する ･･･････････････ 160
2. 髄質の濃度勾配を形成する ･････････････････････････････････ 162
3. 髄質の濃度勾配を維持する ･････････････････････････････････ 169
4. 水を再吸収する ･･･ 176
5. まとめ ･･･ 177
    要　点 ･･･ 178

8章 血漿浸透圧を維持する　183
水バランス

1. はじめに ･･･ 184
2. 体液の濃度：浸透圧 ･･･････････････････････････････････････ 185
3. 体液の濃度を感知する：浸透圧受容体 ･･･････････････････････ 187
4. 浸透圧受容体によるADH分泌と口渇感の調整 ･････････････････ 189
5. 浸透圧受容体によらないADH分泌と口渇感の調整 ･････････････ 191
6. 血漿浸透圧 ･･･ 193
7. 水バランス調節系の理論の応用 ･････････････････････････････ 195
8. まとめ ･･･ 206

目 次

　要　点 …………………………………………………………………… 209

9章　血清 pH を維持する　　214
酸塩基平衡

1. はじめに ……………………………………………………… 215
2. 血清重炭酸濃度の維持 ……………………………………… 224
3. 酸過剰な状態 — 酸産生増加によるアシドーシス ……… 239
4. まとめ ………………………………………………………… 244
　要　点 …………………………………………………………… 245

10章　代謝性アルカローシス　　250
腎臓における酸塩基調節の別の側面

1. はじめに ……………………………………………………… 250
2. アルカローシスを防ぐ ……………………………………… 251
3. 尿細管における重炭酸ハンドリング ……………………… 254
4. アルカローシスにおける体液量評価 ……………………… 259
5. 胃液喪失による代謝性アルカローシス …………………… 260
6. 遠位尿細管からの酸排泄による代謝性アルカローシス … 261
7. まとめ ………………………………………………………… 262
　要　点 …………………………………………………………… 264

11章　最終章　　269
マラソンランナーのケースから学ぶ

1. はじめに ……………………………………………………… 269
2. マラソンランナーのケース ………………………………… 270
3. おわりに ……………………………………………………… 277

章末問題に対する解答 ……………………………………………… 278
用語解説 ……………………………………………………………… 290
索　引 ………………………………………………………………… 301

さあ始めよう！
腎生理学へのアプローチ

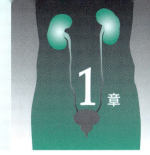

1章

章の概説
- はじめに
- 老廃物の排泄
- 濾過された体液の再吸収
- 濾液の微調整（ファイン・チューニング）
- 跳躍へのカギ ― 内容習得のために
- まとめ
- 要点

学習目標
本章の終わりまでに，以下の内容を習得すること．
- 腎臓の基本的な機能について説明できる．
- クリアランスの概念と体液との関連を説明できる．
- 腎臓で濾過された体液の，再吸収における尿細管の役割を説明できる．
- 体の恒常性維持のための腎臓の役割を説明できる．

1. はじめに

　日々，その瞬間瞬間で，われわれの体は，恒常性を維持するための多数の課題に直面している．われわれが生きていく上で必要な代謝過程は，燃料を必要とし，結果として化学的な老廃物や酸の産生につながる．血液のpHや細胞内外に存在する体液のpHは，酵素反応を効率的に進めるために，慎重に制御されなければならない．水や，NaやKなどのような主要な電解質の濃度は，血圧を適正に維持し，細胞機能を維持するために，監視され調整されている．腎臓は，体がこれらの課題に首尾よく応えられるように重大な役割を担う臓器である．腎機能が傷害されると，これらの過程は変化し，恒常性は破綻し，死に至ることもある．

　腎臓が行っている仕事の重要性を理解するために，簡単な例をあげてみよう．あなたは，1時間に10個の老廃物を産生する特殊な魚を手に入れ

たとする．水槽内の老廃物濃度が 2 個/L を超えなければ，この魚は水槽で捕らわれの身でもよく生き延びる．販売店の店主は，あなたに，水槽内の老廃物濃度が 2 個/L に達すると警告する特殊な水槽アラームを提供してくれた．

ある朝の午前 10 時に，あなたはその魚を販売店から自宅へ運び，新鮮な水を 10L 入れた水槽に移し，新しい購入品を好奇の目で眺めた．さしあたって老廃物の除去について考えていなかったため，あなたは正午 12 時に水槽のアラームによって，突如朝のうた寝から起こされた．老廃物の濃度が 2 個/L に達したのだ．この魚は 10 個/時間で老廃物を排泄し，2 時間，10L の水槽にいたのだから，当然である 図1-1．

問題を解決するために，あなたは老廃物を除去する目的で，水を濾してみることとした．肉眼で見えるような孔のある標準的な濾過装置はうまくいかなかった．老廃物の粒子が小さすぎて，濾過装置で捉えられず，容易に通過してしまうのだ．次のアイデアは，より小さな孔のある微粒子フィルターを使用することだった．あなたは水槽の底を外してフィルターに張り替え，フィルターを通して水を新たな水槽に流した．老廃物の粒子は元の水槽に残り，魚を新鮮な洗浄された液体へ移した 図1-2．

しかし，魚は絶えず老廃物を産生し，水槽内の老廃物濃度は増加し始めるので，すぐに水槽の洗浄時期がやってくる．計算したところ，すべてのタンクを 1 日に 12 回洗浄しなければならず，1 日に 120L の水を交換することになるのだ！ おそらく，魚は 2 時間毎に他の水槽に移されることに耐えられない．さらに，あなたは，水槽の水を流すたびに，魚の餌も取り除いていることに気づいた．そのため，常に餌を補充しなければ，魚は飢えてしまう．

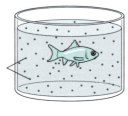

老廃物粒子は，液体全体に均等に分布する．

図1-1 水槽内の老廃物の蓄積
魚は常に老廃物を産生する．老廃物は水槽内の液体全体に分布し，除去する方法がないので，老廃物濃度は持続性に増加していく．

1. はじめに

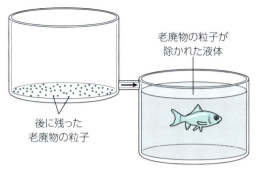

図 1-2 洗浄された水槽の液体
特殊なフィルターに老廃物の充満した液体を流すことによって，洗浄された液体を新たな水槽に集めることができ，老廃物は水槽の底に集積した．もちろん魚を新鮮な水槽へ移す必要がある．

　熟考の末，あなたは魚を水槽内に残し，水槽内の液体を清潔にしつづけるシステムが必要なことに気づいた．そのシステムでは，優先的に老廃物を取り除くが，餌は保持する必要がある．図 1-3 に示すように，あなたは，水槽を清潔にしつづけられるような 2 つのアイデアを考え出した．
　図 1-3A では，水槽の側面にチューブが取り付けられ，持続的に水を再循環させている．チューブ内にはポンプが備え付けられ，老廃物の粒子を認識し，排泄する．図 1-3B では，チューブを通して老廃物で満たされた液体の排泄が行われる．ポンプは，老廃物の除去ではなく，排泄された液体の中から必要な水と粒子（例えば食物）を認識し，再吸収することに重点を置いている．そうすることによって，老廃物を排泄チューブから排泄しつづけることができる．図 1-3A では，老廃物が選択的に濾過され，水槽から除去される．図 1-3B では，いったん，すべてのものが水槽から排泄されるが，きれいな水や必要な粒子が再吸収され，水槽に戻される．両者とも，水槽の液体を持続的に再利用できるが，それぞれに利点と欠点がある．
　図 1-3A では，ポンプが故障した場合，老廃物の排泄ができなくなる．くわえて，ポンプは魚が排泄するすべてのタイプの老廃物を（外因性であっても代謝によって産生される内因性であっても），認識しなければな

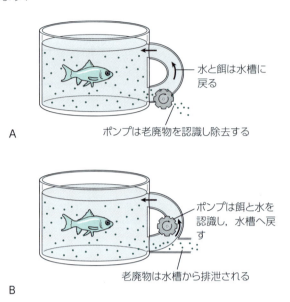

図 1-3 水槽の液体の持続的なクリーニング

理想的なシステムでは，水槽の液体は特殊なフィルターで濾過され，餌を除去せず老廃物のみを除去し，濾過された水は持続的に元の水槽を循環する．そうすれば，魚を水槽間で移動させる必要はなく，それどころか，元の水槽を持続的にクリーニングすることができる．
Aでは，チューブを通して，持続的に水を再循環させている．このチューブには特殊なポンプが備え付けられ，老廃物を選択し，排泄している．もちろん，このポンプはあらゆる方法で，すべての老廃物を認識する必要がある．例えば，魚がいつもと違う，毒のあるものを食べた場合，ポンプが老廃物として認識せず，排泄しなければ，毒が蓄積しつづけることになるからだ．
Bは，まずは排泄することが前提（デフォルト）となる．水槽の液体はすべて排泄される運命にある．この場合，ポンプの役割は必要な粒子（餌）や水を再吸収することである．しかし，もちろん，ポンプが壊れれば，水槽はすぐに空になってしまう！

らない．図 1-3B では，まずは老廃物の排泄が前提（デフォルト）のシステムである．言い換えれば，ポンプが故障した場合，水槽の液体（水と餌）は再吸収されず，すべてのものが排泄されるようになる．したがって，図 1-3B は，老廃物の除去において，より効率がよく，堅牢なシステムかもしれない．しかし，すべてのタイプの必要な粒子（食物）を再吸収することができ，水の再吸収が確実であるようなポンプを必要とし，そのポンプがなければ，水槽は急速に空になるリスクがある．

　多くの点で，このシンプルな魚の水槽の例はわれわれの体で生じている

ことを再現している．細胞の代謝を通して，われわれは絶えず老廃物を産生している．この老廃物は体液全体に分布する（水槽と同様である）．この体液は1日に何回も腎臓を通過し，図1-3A と 図1-3B の中間のような過程で，選択的な濾過（粒子の電荷やサイズに基づく ― 大きな粒子は血液から除去されない）が行われるが，老廃物とともに濾過された多くの重要な小粒子や水を再吸収する必要がある．こうして，濾過された液体の大部分はわれわれの体に戻される．

　腎臓は，体液をフィルターに通すことによって，老廃物を排泄する．このフィルターは解剖学的には**糸球体**に存在する．**尿細管**という**ネフロン**の一部で濾過された液体の大部分が再吸収される．老廃物や過剰な水分をそのまま排泄する一方，電解質やミネラル，その他の重要な粒子は再吸収される．再吸収する物質の量と組成をどちらも変化させることによって，腎臓は体の正味のバランスを決定し，以下のように定義される．

正味のバランス＝（摂取した量＋産生した量）− 排泄した量
　（注意：物質の中には，体内で産生されないものもあり，その場合，正味のバランスは，摂取した量から排泄した量を引いた量のみを反映する）

　腎臓は水と電解質バランスを決定する能力をもち，一方で同時に体の老廃物の除去を担っている．腎臓以外の体内からの重要な刺激に反応して，腎臓は摂取または産生した物質量の変化に応じて吸収過程を調整することができる．脳，心臓，副腎，その他の臓器から分泌されるホルモンは，常に体の内部環境を監視し，この吸収過程を調整している．最終的には，非常に調和のとれた方法で，これらの臓器からの刺激に腎臓が反応し，水や物質の正味のバランスが維持される．そのため，どんなに水やNa，K，またはその他の電解質を大量に摂取または喪失した日でも，腎臓は**定常状態**を維持するために，過不足なく排泄する（定常状態においては，摂取および産生量と同じ量が排泄される．その結果，体内の物質の濃度は一定に保たれる）．

　本章では，どのように腎システムがこれらの重要な機能を支えているのかを探り，腎生理学を深く理解するために，この本がどのようにデザイン

されているか概要を伝えたい.

2. 老廃物の排泄

　前述の例では，魚は絶えず老廃物を産生した．われわれも同様である．われわれの摂取する食事には蛋白質が含まれるが，これはアミノ酸へ分解され，体全体の組織を作るために使用される．これらのアミノ酸の分解は，食事由来であろうが，組織の代謝由来であろうが，窒素含有老廃物である**尿素**の産生につながる．くわえて，細胞の代謝により，酸（硫酸やリン酸など）のような，さまざまな他の老廃物を生じる．これらの老廃物が蓄積すると，体に対して毒性をもつようになる．したがって，これらの排泄は効率よく，持続的に行われなければならない．

　ちょうど魚の老廃物が水槽の水全体に分布するように，われわれの老廃物も体液全体に分布する．尿素は，非荷電粒子としてほとんどの細胞膜を自由に通過できるので，その**分布容積**（体液内への物質の広がりの程度）は，**総体液量**（Total body water: TBW）に等しい．TBWは細胞内外の水を含む．体重の約40％は骨のような非水性物質から成るため，体重の60％が水である．通常，女性の体は，体重によらず，男性よりも脂肪の割合が多く，男性よりもわずかに水分量が少ない傾向にある．とはいっても，平均的な70 kgの人は約42 kgまたは42 Lの水を含む．2章では主に体液コンパートメントについて解説している．

　平均して，TBWと同量の体液が1日に4回浄化されている．言い換えれば，われわれの体液は1日に約4回腎臓で濾過される．つまり，70 kgの人においては，腎臓で180 Lもの体液が濾過されているのだ！　腎臓では灌流する血液の一部のみが濾過される（血管腔を離れ尿細管に入る）ので，**腎血流量**は実際にはこれよりずっと多い．安静時には心拍出量の約20％，つまり1分間に1 Lの血液が腎臓に送られる．これは1日に1,440 Lに達し，腎臓の代謝需要を満たすために必要とされる血流を優に超える．著明な体液喪失，血圧低下という状況や，尿細管に到達する濾液量の著明な変化に反応して，糸球体係蹄内（訳注：係蹄＝毛細血管）の血流量と内圧が変化し，それにより，濾過が調整される．3章ではこの機能を支

える解剖学的な構造に焦点を絞っている．

　前述のように180Lの体液が，糸球体の毛細血管を通って濾過され，血管腔から尿細管へ出て行く．血球や蛋白などの大分子は糸球体係蹄の壁を通過しない．この高容量システムによって，大量の体液を処理し，老廃物のクリアランスを一定に保つことができる．そして，体の尿素濃度は低く適正に維持される．4章では，体がどのように老廃物を排泄するかについて解説している．

❓ 思考のための問題 [1-1]

2人の男性が，1日にどのくらいの量の体液を腎臓で濾過しているか正確に定量するための特殊な検査を受けている．2人とも，糸球体濾過量（glomerular filtration rate: GFR）は正常で125 mL/分，つまり180 L/日である．1人めの男性は80 kgで，2人めは体が大きく120 kgである．それぞれ，TBWの何倍の量の体液が1日に浄化されているだろうか？

3. 濾過された体液の再吸収

　腎毛細血管から尿細管へ大量の体液を濾過するシステムは，体の老廃物の除去に効率のよいメカニズムであるが，これは体への明らかな挑戦である．濾過された体液（とともに重要な電解質や中に含まれる他の小分子）が，ただちに，絶え間なく体に戻されなければ，大量の体液喪失と電解質欠乏でわれわれは死んでしまうだろう．実際に，われわれの腎臓は濾過した体液や小分子を常に血液へ戻している．この再吸収の過程は尿細管システムによって行われる．糸球体で1日に濾過される180Lの体液のうち，通常の条件では178Lが尿細管で再吸収される．このような方法で，体は水と同様に，NaやK，他の電解質などの粒子を再吸収する．明らかに，これは双方向性の高容量システムなのである！

　濾液は糸球体係蹄の内皮を通過して尿細管に入る（この糸球体と尿細管の間のスペースを**尿腔**という）ので，実際に「体外」へ排泄されることになる（尿細管からは腎の集合管，尿管，膀胱に注ぎ，尿道や外界へつなが

る途切れない道筋がある).尿細管は,皮膚のように,"体外"である尿腔と"体内"である腎間質の間のバリアとして作用し,皮膚と同様,上皮細胞からなる.上皮細胞は本来,水や電解質の透過性はないので,濾液を再吸収するために上皮細胞を通過するか,上皮細胞同士の間を通る運搬機序が必要である.さらに,これはすぐ後に説明するが,この運搬機序は厳密に制御されているので,体の内部および外部環境の変化に応じて,どのくらいの水や電解質,他の分子を再吸収するか正確に調整することができる.

> **編集者のまとめ**
>
> 尿腔のように,実際には外界へつながっているが,体の"内部"とされている構造には他にも重要な例がある.鼻,口腔開口部と肺胞をつなぐ気道と,口から肛門までの消化管は,管腔構造で,相対的に透過性の低い上皮細胞層によって体にとっての真の"内側"から切り離される.これによって,過剰な体液喪失や感染性病原体の血流への侵入を防いでいる.

尿細管の特徴的な構造を2章で,尿細管での再吸収を促進する細胞膜蛋白の重要性については5章で詳しく学んでいく.

4. 濾液の微調整(ファイン・チューニング)

最後に,腎臓システムの3つめの重要な機能は,排泄せずに保持すべき粒子や水の正確な量を決定することである.魚の水槽の例でいうと,水槽へ加えられた食物量を"感知"し,恒常性を維持するために食物の再吸収量や排泄量を調整できるような濾過装置が必要である.これがうまく機能すれば,水槽内の食物は過不足なく保たれる.食物が過剰になると,濾過装置は濾過された栄養素を再吸収せず,より多く排泄する.食物が不足すると,濾過装置は栄養素をほとんどすべて再吸収し,餓死から魚を守っている.

栄養素が無駄に排泄されないように,濾過装置は3つの要件を満たさねばならない.1つめは,水槽の中のすべての栄養素を感知できることで

ある．2つめは，感知機構が濾過装置に情報伝達できることである．つまり，体の内部バランスを維持するために濾過装置に影響を与えるという**エフェクター機構**を備えている．3つめは，濾過装置が，感知した情報に応じて，栄養素の管理方法を変更できることである．

　腎臓は，糸球体レベルでの選択的な濾過と，尿細管レベルでの選択的な再吸収を組み合わせることで，水と電解質における恒常性を維持している．例えば，われわれが1日にKを摂取し過ぎると，腎システムは血清K値を正常に保つためにより多くのKを排泄する．多量のNaを摂取した場合，腎システムはより多くのNaを排泄する．逆に，ほとんど水分を摂取しなければ，腎システムは非常に濃い尿を産生する，つまりできる限り多くの水を保持するといった対応ができる．このように，腎システムは食事内容や代謝状況がどれだけ大きく変化しても恒常性が維持されるように働く．

? 思考のための問題 [1-2]

これまで，体液がかなり非選択的な方法で濾過され，選択的に尿細管で吸収されると説明してきた．では，なぜ体はこのような様式に進化したのだろうか？　そもそも初めから選択的に濾過すれば，尿細管で水や電解質を再吸収する必要がないはずだ．このように進化したことの利点をあげてほしい．

　体の恒常性を維持するための過程は複雑である．体内に体組成の変化を感知する機構がなければならない．くわえて，エフェクター経路も必要で，それにより，腎臓での物質の排泄が調整される．この本の大部分，5章から10章は多くの重要な物質の排泄機構について説明している．5章ではKの調整にも触れている．6章はNaの調整に重点をおき，7章と8章は水の調整について説明し，9章と10章はpHを維持する機構（酸塩基平衡）について述べている．これらのすべての章で，恒常性というテーマに重点をおき，腎臓が体内のバランス維持に貢献する機序について述べ

ている．最後に，11章で，臨床例を提示する．この本を通して学んだ多くのコンセプトを統合し，応用してほしい．

5. 跳躍へのカギ ― 内容習得のために

　腎生理学は複雑ではない．実は，そのイメージに反して，単純明快であり，見事に統合され調和された形で機能する．腎臓病学を学ぶカギは，調和して機能している事象の概念を一つ一つ理解することである．用語や公式を丸暗記すれば，試験には受かるかもしれないが，腎臓の働きの真の理解にはつながらない．

　基本的な原理を徹底的に理解することがもっとも重要である．理解を深めるためには，基礎を習得すべきである．どんな基本的な概念でも軽視せずしっかり理解し，一つ一つステップを進めることが重要である．

　基礎を習得するために，すべての章を通して，以下のような多数の学習項目を設定した．これらによって概念の理解が深まり，腎生理学者のように考えられるようになるだろう．最終的にどの科の医師になっても，腎生理学の理解が必要である．この本で学んだ概念が，読者のキャリアの一助になることを期待する．今すぐ時間を確保し，徹底的に学んでほしい．本書にはそれだけの価値がある．ここで学ぶ概念を自分のものにしてほしい．

- 思考のための問題：章全体を通して，「思考のための問題」を掲載している（すでに本章で2つの問題を目にしたであろう）．これにより，学んだ知識を臨床状況へと応用し，これまでと異なった視点で物事を考えることができるようになる．各問題は本文に示した概念の理解を深めるために工夫が施されている．問題に答えることができなければ，概念を完全には理解していないということである．その時こそ，理解不足の箇所を認識し，内容に立ち返り復習するチャンスである．

- "まとめ"と"章末問題"：それぞれの章の最後で，"まとめ"として臨床症例を記載した．ここでは各章で学ぶ多数の概念を統合する．くわえて，"章末問題"とその解答（本の最後に記載している）によって，さらなるセルフトレーニングが可能だ．最後に，腎生理学の語彙習得のために，用語集を索引に含んだ．

6. まとめ

この最初の章を読んでいる間に，あなたはお腹が減ってきた．ハンバーガーとフライドポテトを食べ，大量のオレンジジュースで胃袋に流しこんだとしよう．これらはエネルギー源となる．と同時に消化の過程で，ハンバーガーのアミノ酸は，窒素含有老廃物となる．これは血液中に高濃度になると有害となるため，潜在的な有毒物質である．フライドポテトは塩を多く含み，オレンジジュースは大量のKを含む（Kは蓄積すると，致死的になりうる）．

大量の潜在的な有毒物質の摂取や，2.2 ポンド（訳注：約 1 L）の水の摂取にもかかわらず，これらの物質の体内組成はほとんど変化しない．どのように体の恒常性が維持されているのであろうか？

体組成のバランスを維持する能力は腎臓の特徴的な機能である．食事と環境がどのように変化しても，"定常状態"を維持するために，腎臓は適切な量の水や電解質，代謝産物を排泄することができる．排泄量はいくつもの要因の影響をうける．もし，あなたがメキシコの暑いビーチで横になって，この本を読んでいるならば，汗で多量の水を喪失するだろう．すると，腎臓は濾過した水を尿細管で再吸収することによって，尿を濃縮しようとする．もし，あなたが水分補給を好むタイプの人で，この数時間で何杯もの水を摂取したとすると，腎臓は過剰な水を体から取り除こうとする．同様に，ハンバーガーやフライドポテトに含まれる塩分を多く摂取した後には，腎臓は余分な塩分を排泄しようとする．このような食事の後，排尿の衝動をすぐに感じるだろうが，これは腎臓が体の恒常性のために働いている証拠なので心配することはない．

"定常状態"という概念は，正味の摂取（主に食事での摂取，および体内で産生される代謝産物）と正味の喪失（発汗，呼吸，消化管，腎機構などさまざまな経路を介する）の間のバランスである．摂取と喪失の変動が大きいにもかかわらず，体は適切なバランスを維持することができる．さまざまな刺激を統合し，腎臓で水・電解質の再吸収量を変えることによって，総体液量と体液の組成は一定に保たれる．

要点

- われわれの体は常に老廃物を産生しており，高濃度に蓄積すると，体にとって有害となる．
- 腎臓は代謝性の老廃物を持続的に排泄することで，毒性の発現を阻止している．
- ほとんどの老廃物は体液全体に分布する．
- 総体液量（TBW）と同量の水が，1日に複数回，腎臓の糸球体毛細血管を通過して濾過される．
- 濾過された水と分子は体から尿細管へ出ていくが，ほとんどすべて尿細管で再吸収される．
- 老廃物は一般的に尿細管内に残り，最終的に尿中へ排泄される．
- 水や電解質，栄養素の尿細管における再吸収過程は，体が定常状態を維持するために重要である．
- 腎臓は尿細管内で濾液を"微調整"することができ，正確にどのくらいの水や濾過された分子を再吸収，または尿中へ排泄するべきか決めている．また，ある程度ではあるが，腎臓は糸球体毛細血管内の血流や圧を調整することができ，それによって，濾過の調整を行う．
- 恒常性に影響するさまざまな環境要因が変化しても，腎臓の調整能力によって体内の体液や物質のバランスは管理される．
- 感知機構が体全体に存在するため，体液の変化や物質濃度の変化を感知することができる．
- これらの感知機構は，腎臓を刺激し，物質の排泄または再吸収を刺激するエフェクター経路をもっている．
- 水または物質が欠乏しているとき，腎臓は濾過したものの大部分を再吸収する．一方，水または物質が過剰なとき，腎臓は濾過された水や分子の多くを尿中へ排泄する．

A 思考のための問題に対する解答

[1-1] 2人の男性のGFRは等しく180L/日である．体格の小さな男性は，体重80kgで，TBWは約48kgである．したがって，1日にTBWの3.75回分が腎臓で濾過される．老廃物はつねに産生，排泄されつづけており，このような体液の持続的な再利用は重要である．

体格の大きな男性のTBWは約72kgである．1日にTBWの2.5回分濾過される．したがって，両方の男性は全く同じ腎機能であるが（つまり彼らは1分間に同じ血液量を濾過しているが），老廃物の体内分布容積が異なっている．したがって，相対的な老廃物の除去効率も異なっている．この概念については4章で詳細に解説する．

[1-2] まず，"非選択的な濾過"が何を意味するのか，この問題で明確にしておきたい．これから先の章で解説するが，腎臓では細胞や蛋白などの大きな分子は濾過されないが，水や尿素，電解質のような小さな分子は自由に濾過される．したがって腎臓における濾過は確かに選択的である．しかし，これはある意味分子サイズのみを認識する単純なシステムであり，なぜもっと高選択性をもった老廃物のみを濾過する排泄システムにならなかったのかという疑問が残る．

答えはこのシステムの効率を考えると明らかである．水や小分子の非選択的濾過の過程においては，糸球体濾過量と粒子の濾液中濃度の積で濾過量が決まる．したがって，体液内の濃度が上昇すると，自動的に濾過量も増加する．これはわれわれにとって都合がよい．なぜなら，体が通常よりも多くの老廃物を産生した場合（例えば，蛋白質を多く含む大きなステーキを食べた後）には，血清尿素値は上昇し，腎臓は容易にこれらの余分な負荷を濾過し，排泄できるからだ．選択的な濾過に依存する状況では，腎臓は尿素値の上昇による大量の尿素分子をいちいち認識し，そして運搬する過程を必要とする．これには時間とエネルギーが必要で，全体として効率が悪くなってしまうだろう．

章末問題

次の設問に対する答えとして適切なものはどれか．A~D から1つ選べ．

問 1-1
20歳の大学生が数カ月部活のトレーニングをしている．トレーニング中，ミルクにプロテインを追加して摂取している．体内で蛋白は代謝され，筋肉になるが，その代謝の過程で尿素が産生される．
その際に起こることは以下のうちどれか？

- A. 腎臓での尿素の濾過量は増加する．
- B. 腎臓での尿素の濾過量は減少する．
- C. 尿細管での尿素の再吸収は増加する．
- D. 尿に排泄される尿素の量は減少する．

問 1-2
オリンピック出場マラソン選手であるボブとジョンが気温の高い夏の昼にトレーニングをしている．今日は15分走る予定である．走る前にボブは塩のタブレットを飲んだが，ジョンは飲まなかった．もし，トレーニング開始前の時点で，この2人の選手の体が同じサイズで，同じTBWであり，トレーニング中に同じ量の汗をかき，同じ量の水を摂取したと仮定したら，以下の中で正しいものはどれか？

- A. 糸球体でのNa濾過量はジョンのほうが多い．
- B. 糸球体でのNa濾過量はボブのほうが多い．
- C. 糸球体でのNa濾過量は2人とも同じである．
- D. Na再吸収量はジョンのほうが多い．

体液コンパートメント
体液の分布

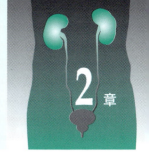

2章

章の概説

- はじめに
- 3つの体液コンパートメント
- 膜透過性の重要性
- 細胞のバリア（隔壁）
- 細胞膜の構造
- Gibbs-Donnan効果とNa/K ATPase
- 血管のバリア（隔壁）
- 膠質浸透圧と静水圧
- Starlingの法則
- 体液コンパートメントの変化
- 溶質粒子と水を加えることの違い
- 腎上皮のユニークな生理
- まとめ
- 要点

学習目標

本章の終わりまでに，以下の内容を習得すること．

- 体液コンパートメントについて説明できる．
- 各コンパートメントを隔てる固有の膜の特徴を説明できる．
- 各コンパートメントのサイズを決定する力について説明できる．
- 水と溶質が各コンパートメントを移動する一般的な過程を説明できる．
- 塩分と水分の摂取が各コンパートメントのサイズと組成をどのように変化させるか説明できる．
- 水の移動と独立して溶質を移動させるという腎臓特有の性質を説明できる．

1. はじめに

われわれの体の大部分は水であり，体重の約60％が水である．もちろん，この水の中には，細胞や蛋白，ミネラルなどの重要な物質が存在している．水とその中に含まれる物質からなる体液は3つの主要な区画（コンパートメント）を絶えまなく循環している．

3つのコンパートメントとは，**細胞内スペース（IC）**，**血管内スペース（IV）**（動脈内，静脈内，毛細血管内），**間質（IT）**（細胞外かつ血管外）である．これらのコンパートメントを分ける2つの重要な隔壁がある．細胞内と間質を隔てる細胞膜と，血管を裏打ちし，血管内と周囲の間質を隔てる薄い内皮細胞層である．これは図2-1に示されている．

重要な生理的な力によって，体液はこれらのコンパートメント内およびコンパートメント間を移動する．例えば，心収縮によって，血管内の体液は心臓から送り出され，グルグルと血管系を循環する．電気化学的な力に

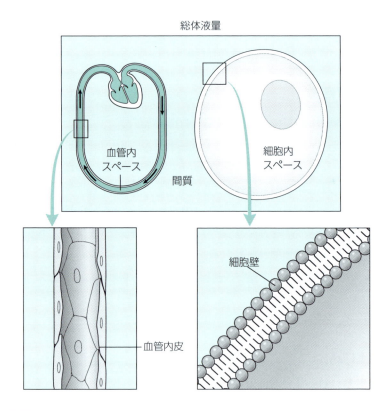

図 2-1 主な体液コンパートメント
血管内は血管の内皮細胞層によって周囲と隔てられ，細胞内は細胞膜によって周囲と隔てられる．間質はこれら2つのコンパートメントを囲んでいる．

よって，荷電粒子は細胞膜を通過する．この荷電粒子の移動によって，浸透圧勾配が形成され，コンパートメント間で水の移動が生じることになる．しかし，各コンパートメントのサイズを規定する隔壁には大きな違いがある．したがって，細胞膜と血管内皮細胞の特徴を知ることは，体液が各体液コンパートメントにどのように分布するか理解するのに不可欠である．本章では，隔壁の透過性，これらの隔壁を通過させる力について重点的に述べる．これらを理解すれば，各体液コンパートメントの大きさが何によって決まるのかがわかる．

　腎臓は水と電解質の調整に重要な役割を果たすため，体内での水と溶質の移動を規定する基本的な原理を理解しておく必要がある．本章で述べる多くの原理は化学や細胞生物学の授業の復習となるだろうが，体液組成の変化を計算できるくらいに十分に習熟しなければならない．これは目の前の患者を担当する際に必要となるスキルである．

3つの体液コンパートメント

　前述したように，体重の60％は水であり，この水の約2/3は細胞内に存在する．残りの1/3のうち，約2/3は間質に，1/3は血管内に存在する．したがって，体重が70kgの人ならば，**総体液量（TBW）** は約42kg，または42Lである．28Lは細胞内にあり，14Lは**細胞外**にある．70kgの人では9.5Lの水が間質に，4.5Lが血管内に存在する．当然，これらは大まかな計算であり，性別による違いも出る．個人によって数値に違いが出るのは，体重における脂肪と筋肉の割合が人さまざまであるからだ（脂肪は相対的に疎水性であり，除脂肪組織よりも含まれる水分量が少ない）．それでも，このような計算により，体液がどの程度各体液コンパートメントに存在しているかおおまかに知ることができる．

　各コンパートメント内の体液には特別な機能がある．例えば，血管内の体液とは，血液の液体部分を指すが，赤血球の運搬や代謝を支える栄養物質の運搬，細胞の活動により生じた老廃物の除去を担っている．心臓のポンプ機能により，血液は体を1日に約1,500周し，好気性代謝を維持している．さらに，血管内の体液は血圧を決める重要な因子の1つでもあ

る．例えば，動脈が切れて大量に出血すれば，血管内の体液量は減少し，血圧は下がり始める．大多数の細胞と血管の間に存在する間質は，細胞に栄養を運んだり，細胞から老廃物を運び出したりする際の導線として働く．最終的には，細胞内の体液が，細胞の機能を支えており，また，細胞のサイズを決める重要な因子である．

　われわれの生存は，TBW とそれに含まれる溶質が臨機応変に各コンパートメント間を移動できるかにかかっている．さらに，恒常性維持のためには，各コンパートメントのサイズが適切に調節されなければならない．もし，血管内の体液が過剰となれば血圧は上昇してしまうし，逆に血管内の体液が不足すれば，低血圧やショックとなり，重要臓器の低灌流が生じる危険性がある．間質に体液が過剰に存在すれば，**浮腫**が生じてしまう．細胞内の体液量に関しては，例えば脳細胞内の体液が過剰となれば，硬い頭蓋骨で覆われた頭蓋内の細胞が腫脹するため，痙攣・昏睡・死亡といった重篤な神経学的異常が生じる危険性がある．このように，生命活動の維持には，各コンパートメント間の体液の移動が適切に調節されることが重要である．

膜透過性の重要性

　各コンパートメントを分ける 2 つの重要なバリア（隔壁）は細胞膜と血管内皮細胞層である．これらのバリアは生物学的に性質が全く異なるものである．細胞膜は各細胞の構成要素の 1 つであるが，一方で，血管内皮細胞層は何百万もの細胞で構成され，細胞間接合により結合にしてできている．そのため，これら 2 つで透過性が異なるのは何ら不思議ではない．これから，各コンパートメントを分ける隔壁について詳細に述べていこうと思う．まず，なぜ透過性が異なる隔壁をもつことが，各コンパートメントのサイズと組成の決定に重要なのか述べたい．

　簡単な物理学的な概念と実験から始めよう．"全透膜" で仕切られた大きな水槽を用意する 図2-2 A ．"全透膜" とは，水も溶質も自由に行き来できる膜を意味する．これに 10 個の粒子を一方の溶液だけに入れてみると，粒子はランダムに動き，最終的には両方の溶液に粒子は等しく分布する．

1. はじめに

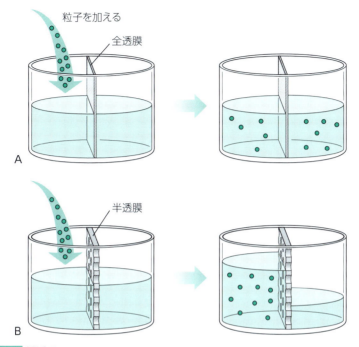

図 2-2 浸透圧
2つの溶液を隔てる膜の特性によって，粒子や水を追加したときに各コンパートメントの体積がどのように変化するか規定される．
Aでは，膜は全透膜である．そのため，加えられた粒子はこの膜を自由に行き来し，両方のコンパートメントに均等に分布するため，濃度差は生じず，水の移動は起こらない．
Bでは，膜は半透膜であり，水は通すが粒子は通さない．この場合，粒子を加えると，水の移動が起こり，各コンパートメントの体積が変化する．

つまり，平衡状態では5個ずつの粒子がそれぞれの溶液に存在することとなる．

次に，2つの溶液を隔てる膜の性質を変えてみよう．今回は，水は通すが，粒子は通さない半透膜である．この場合，10個の粒子を一方の溶液にのみ入れてやると，結果は全く異なるものとなる．粒子は一方の溶液から動けないため，粒子の存在する溶液のほうへ水が流入してくる 図 2-2B．最終的には，一方の溶液の体積は増え，もう片方の溶液の体積は減ることになる．

溶質を加えたときに生じる効果は，膜の性質によって大きく異なる．全透膜によって隔てられた水槽に溶質を入れたとき，水槽全体の溶質濃度は等しくなり，どちらの溶液においても体積は変化しない．一方で，半透膜によって隔てられた水槽の場合は，一方からもう一方へと水の移動が生じるため，それぞれの溶液の体積が変化する．

半透膜を介した水の移動は，**浸透**とよばれ，純水の側で生じる水分子と膜の衝突が，溶質が溶けている溶液側での水分子と膜の衝突よりも多いために生じる．水分子は，水分子の濃度勾配に従って移動し，単位体積当たりの水分子の濃度が高いほう（純水側）から低いほう（水＋溶質）へと移動する．この移動の力は，浸透圧とよばれ，固い壁に囲まれた密閉されたコンテナで起こっていることを想像すると容易に理解できる．

図 2-3 で溶液は半透膜で区切られ，小さな穴が下側に取り付けられている．A 側の溶液に粒子を入れてやれば，水分子は A 側の溶液へ流れ込む．溶液の高さが高くなると，底面にかかる圧力が高くなる（取り付けられているチューブの液面の高さでわかる）．液面が高くなることにより生じる静水圧（これにより液面が低い純水側へ水を移動させる力がかかる）は，純水側からかかる浸透圧と等しくなるまで上昇し，等しくなると静水圧の上昇は止まる．このとき，水の移動が見かけ上なくなる．すなわち水

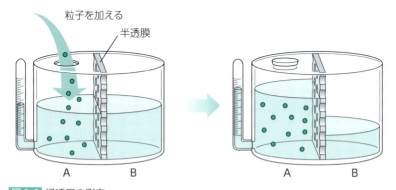

図 2-3 浸透圧の測定
半透膜を介して粒子が水を引っ張る力は，気圧に逆らって上昇する水柱の液面の高さによって測定することができる．

槽は平衡状態に達したといえる．
　溶液の浸透圧を知るためには，溶液 A の静水圧を測定すればよい．すなわち，チューブ内の液面の高さを測定すればよい．溶液の**浸透圧**は，水分子の膜間の移動に対抗する静水圧に等しい．やや正確性に欠けるが，もっと直感的に表現すると，浸透圧とは，溶液に溶けている溶質がもつ"ひっぱる力"だと考えることもできる．つまり，水は浸透圧によって，半透膜を介してひっぱられる．循環システムの議論で重要になるが，蛋白などの膜を通過できない溶質により生じる浸透圧のことを**膠質浸透圧**とよぶ．

2. 細胞のバリア（隔壁）

　細胞膜は細胞内スペース（IC）を囲むバリアとして働く．細胞膜はいくつか固有の構造的特徴をもち，水や小さな溶質は通すが，他の多くの分子は通さない半透膜として機能する．

細胞膜の構造

　細胞膜は脂質二重層から構成されている．リン脂質は，極性の高い頭部のホスホグリセロールと尾部の脂肪酸が結合したもので，これが二重層を形成している．頭部の高い極性と，脂肪酸の疎水性という性質が，二重層の形成には不可欠である．二酸化炭素や酸素のような気体は脂質二重層を非常に早く通過することができる．水もほとんどの脂質二重層を早く通過するが，後に述べるように重要な例外がある．尿素やグリセロールのような非荷電性の小分子も二重層を通過できるが，その通過速度は遅い．Na，Cl，K などの荷電性の電解質は，細胞膜を通過することができない．これら電解質は高電荷なので，脂質二重層のコアとなる疎水性部分へ溶解しにくく，通過できない．
　よって荷電粒子が細胞に出たり入ったりするには，輸送機構が必要である．荷電粒子が本来不透過性の膜を通過するために，特殊な蛋白が脂質二重層に埋め込まれている．さまざまな種類の**輸送蛋白**が存在している．濃度勾配や電気的勾配に従って粒子の移動を可能にする蛋白は**チャネル**とよ

ばれており，この輸送は受動的である．つまり，粒子の移動にエネルギーは使われず，**受動輸送**とよばれる．一方で，電気化学的勾配に逆らって粒子を移動させるためのエネルギーを必要とする蛋白も存在し，これらは**トランスポーター**とよばれる．**能動輸送**とよばれるこの過程に使われるエネルギーは，通常 ATP の分解により得られる．能動輸送，受動輸送の他に，**二次性能動輸送**というものがあり，これはある物質の能動輸送により生じた濃度勾配を利用して，他の物質を電気化学的勾配に従って輸送するものである．ほとんどの細胞膜は多くの輸送蛋白をもつ．後述するように，輸送蛋白があるかないかで，荷電粒子の細胞透過性が決まる．

Gibbs-Donnan 効果と Na/K ATPase

　細胞膜は荷電した電解質を通さないが，蛋白に対しても不透過性である．細胞内では蛋白の転写と翻訳が絶えず行われるため，細胞内には細胞内蛋白が豊富に存在する．これらの蛋白はほとんどが陰性に荷電している．この陰性荷電粒子は細胞膜を通過できないので，細胞に2つの影響を与えている．蛋白粒子そのものが**膠質浸透圧勾配**を形成し，細胞内へ水を移動させることと，蛋白の陰性荷電が**電気的勾配**を形成し，細胞内へ陽性に荷電した粒子を移動させることである．

　この2つの作用の総合効果を **Gibbs-Donnan 効果**といい，半透膜を介して片側に陰性に荷電した蛋白が存在すると，浸透圧勾配と電気化学的勾配の両方を形成する効果をいう．この膜は，荷電イオンに対し透過性であり，大きな蛋白には不透過性である．平衡状態では，イオンと水分子はそれぞれの側に同数存在する．しかし，もし陰性に荷電した蛋白を半透膜で仕切られた溶液の左側に加えると，陰性に荷電した蛋白は陽性に荷電した粒子を引きつけ，最終的に陽性に荷電した粒子の数は右側より左側に多く存在することになる．さらに，両側とも荷電の合計はゼロとなるため，陰性に荷電した蛋白が存在することにより，左側に存在する陰性のイオン数は少なくなることになる．平衡状態となったとき，左側の陽性電荷は右よりも多く，拡散性の陰性電荷（小さな陰イオン）は左側より右側に多くなる．しかしながら，蛋白粒子は大きく，膜を通過できないので，左側には

合計するとより多くの粒子が存在することになる．この粒子数の差は浸透圧にも影響を与え，左側への水の移動を促す．これらの電気化学的勾配と膠質浸透圧勾配の組み合わせを Gibbs-Donnan 効果という．

もし Gibbs-Donnan 効果が他の力によって相殺されなければ，細胞内蛋白が存在することにより，細胞内へ水を引き込み，細胞は膨張し，結果として細胞は死に至るだろう．では，陰性に荷電した蛋白が内部に豊富にある状況で，細胞は自分自身をどのようにして守っているのであろうか？

ほとんどの細胞膜上に存在するイオン交換ポンプが細胞保護の役割を担っている．Na/K ATPase はエネルギー依存性の細胞膜ポンプであるが，3 つの Na イオンを細胞外に出し，2 つの K イオンを細胞内に入れることで，Gibbs-Donnan 効果による内向きの力に拮抗している．大部分の細胞膜はイオンチャネルが豊富で，これらが細胞膜を構造的にイオン透過性にしているのだが，Na/K ATPase が常に働いているため，Na に対しては機能的には不透過性ということになる．Na/K ATPase は，細胞外の Na 濃度を高く保つことによって Gibbs-Donnan 効果に拮抗し，細胞が腫大し，破裂しないように作用する．図 2-4 に示すように，細胞内の高い蛋白濃度によって生じる膠質浸透圧は，Na の細胞外移動によって生じる浸透圧で相殺されている．

まとめると，細胞膜は水に対して透過性であるが，蛋白と Na イオンに

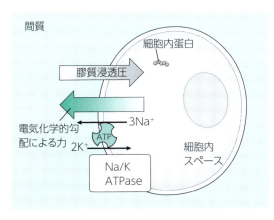

図 2-4 細胞膜にかかる圧
細胞膜は半透膜なので，水は自由に通過できるが，Na や Cl などの荷電粒子は通過することができない．細胞内の陰性に荷電した蛋白は内向きの力を形成し，これは Na/K ATPase によって形成される浸透圧勾配，電気化学的勾配による外向きの力とつりあっている．

対しては相対的に不透過性である．陰性に荷電した細胞内蛋白は Gibbs-Donnan 効果を生み出し，これにより陽イオンが細胞内へ移動する．一方，Na/K ATPase は陽性に荷電した Na イオンを細胞外へ移動させる．この総合バランスにより，細胞内への水の過剰な流入を防ぎ，細胞内容量を一定に保つことができる．

> **? 思考のための問題 [2-1]**
>
> もし，細胞のエネルギー源が枯渇し，Na/K ATPase が機能しなくなったら，細胞内容量と細胞内の溶質濃度はどうなるだろうか？

3. 血管のバリア（隔壁）

膠質浸透圧と静水圧

血管内皮は血管内と間質を分ける隔壁である．内皮細胞同士の結合は疎であるため，水や Na など小さな荷電粒子がその間隙を自由に移動できる．しかし，アルブミンのような大きな蛋白は間隙を通過できない．したがって，細胞内蛋白が間質から細胞内へ水を引き込むように，血管内蛋白も間質から血管内へ水を引き込む力を形成する（この力を膠質浸透圧とよぶ）．

静水圧は血管内の体液によって形成される機械的圧力であり，血管内から間質に体液を移動させる力として働く．静水圧の力は心臓のポンプ機能と血管の弾性および筋性の性質により供給される．静水圧は血管内蛋白によって生じる内向きの力（膠質浸透圧）に拮抗している 図 2-5．

膠質浸透圧による内向きの力と，電気化学的勾配による外向きの力のバランスによって細胞内容量が決まる．同様に，血管内蛋白の膠質浸透圧（血管内へ水を引き込む）と静水圧（血管外へ水を押し出す）のバランスが血管内と間質の水の移動を規定する．コンパートメント間を隔てる隔壁の違いによりさまざまな勾配が生じる．粒子の濃度勾配は細胞膜を隔てて生じ，一方，静水圧は血管内皮を隔てて生じる．膠質浸透圧は細胞膜と血管内皮の両方の隔壁を介して生じている．

3. 血管のバリア（隔壁）

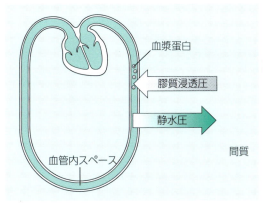

図 2-5 血管壁にかかる圧
血管内皮の結合は疎であるため，水や小粒子はその間隙を通過できるが，アルブミンのような大きな蛋白は通過することができない．蛋白は内向きの膠質浸透圧を形成する．この内向きの力は，心臓の拍動と血管の収縮特性により形成される外向きの静水圧とつりあっている．

Starling の法則

　血管内皮を隔てて生じる膠質浸透圧と静水圧の総和が血管内と間質の体液バランスを決めている．19 世紀後半に Starling が提唱した通り，体液が血管内皮をどのように移動するか考えるときには，**Starling の法則**に含まれる 4 つの要素を検討する．すなわち，①心筋の収縮と血管の弾性により生じる外向きの静水圧，②間質の水分により生じる内向きの静水圧，③血漿蛋白により生じる内向きの膠質浸透圧，④間質の蛋白により生じる外向きの膠質浸透圧である．健常人のほとんどの毛細血管周囲の組織では，間質の体液はリンパ管により常時回収されている．それゆえ，間質液による静水圧は小さく，間質の蛋白も相対的に少ない．結果として，間質による内向きの静水圧と外向きの膠質浸透圧は無視できるほど小さい．したがって，血管内皮を越えて移動する水分は，血漿の静水圧と血漿の膠質浸透圧のバランスによってほぼ決定される．

　この過程を，骨格筋の典型的な毛細血管を例に 図 2-6 に示す．外向きの静水圧は毛細血管の起始部で最高値となる．これは，細動脈を取り囲む近位平滑筋の緊張度を反映している．静水圧は 45 mmHg にも上る．蛋白により形成される内向きの膠質浸透圧はそれより小さく 25 mmHg であるため，水は血管内から間質へ移動する．前述した通り，間質の静水圧と膠質浸透圧は水の移動にはほとんど影響しない．

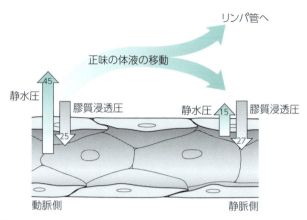

図 2-6 末梢毛細血管にかかる圧
外向きの静水圧と内向きの膠質浸透圧の組み合わせにより局所の微小循環が形成される．つまり，毛細血管の動脈側では体液が血管内から間質へ移動し，毛細血管の静脈側では体液が間質から血管内へ移動する．毛細血管から間質へ移動した体液の一部はリンパ管へと流れていき，残りは静水圧が低下し膠質浸透圧が上昇した血管内へと戻っていく．

　血漿が毛細血管を流れている途中で，蛋白を含まない体液が血管内から間質へと濾過されるので，毛細血管内ではいくつかの変化が生じる．1つめは，蛋白濃度がわずかに上昇し，血漿膠質浸透圧が上昇することである．2つめは，収縮能のある細動脈から離れ，血管内から間質へ体液が移動していくにつれ，血漿静水圧が低下することである．これら2つの変化に伴い，内向きの勾配が形成され，毛細血管の起始部で濾過された体液が再び血管内へ戻ってくる．毛細血管壁に沿ったこの力のバランスが血漿の循環（血管内から間質へ，再び間質から血管内へ）を生じ，血漿と間質に存在する体液は混ざりあうこととなる．

3. 血管のバリア（隔壁）

> **編集者のまとめ**
>
> 管腔内を体液が通る際に静水圧が低下するのは，管腔の抵抗に抗うための力を要するからである．管腔内のいかなる 2 点でも圧力の変化は流量と抵抗の積に等しい．
>
> 　　2 点の圧較差　ΔP ＝ 流量 Flow ×抵抗 Resistance
>
> この原理は液体（毛細血管を通る血液）にも気体（肺気管支を通る空気）にも成り立ち，腎臓・心血管・呼吸器系の生理学すべてに適用できる重要な概念である．

　この毛細血管壁を介した体液の移動は，蛋白透過性がない血管にも当てはまる．この場合，蛋白が豊富な血漿と，蛋白の少ない間質の間の膠質浸透圧勾配により水の移動が起こる．次の章で，Starling の法則がどのように糸球体という特別な毛細血管床の濾過を調節するか説明する．

> **編集者のまとめ**
>
> 　心血管系で例をあげると，肺毛細血管の静水圧が上昇する疾患では，「肺水腫」をきたしやすい．「肺水腫」とは肺の間質と肺胞に水が蓄積する状態を意味する．静水圧（この場合，静水圧とは毛細血管の血圧と同義である）が上昇すると，水は毛細血管壁を越えて肺の間質へ漏出する．肺水腫により肺から血液への酸素の移動が障害され，息切れをきたす．重症例では死に至る．

❓ 思考のための問題［2-2］

高血圧患者では全身血圧が著しく上昇していても，必ずしも浮腫があるわけではない．しかし，左心不全では肺毛細血管圧はわずかに上昇しただけでもすぐに肺水腫をきたす．この違いを静水圧の変化の違いから生理学的に説明してほしい．

思考のための問題 [2-3]

高度蛋白尿をきたす腎疾患では，尿から蛋白が失われるため重症の低アルブミン血症となる．これらの患者では全身浮腫（顔面，上下肢の浮腫）をきたすが，肺水腫はきたさない．低アルブミン血症による膠質浸透圧の低下が，肺と肺以外で異なる影響をもたらすのはなぜだろうか？（ヒント：全身血管と肺血管の静水圧を比較してみよう）

4. 体液コンパートメントの変化

溶質粒子と水を加えることの違い

　われわれは毎日 Na と水をさまざまな割合で摂取している．読者の皆さんが医者になったら，点滴で Na と水を患者に投与する機会が何度もあるだろう．血管壁と細胞膜では隔壁の透過性に違いがあるため，Na と水の投与により，それぞれのコンパートメントに重要かつ特有の変化が生じる．この変化について十分理解してほしい．

　Na や水，あるいはその両方を加えた場合，各コンパートメントのサイズと組成にどのような変化が生じるかを 図2-7 に示す．

　一番上の円は，通常の体液コンパートメントの大きさを示している．つまり，5L の円が血管内の大きさ，10L の円が間質の大きさ，25L の円が細胞内の大きさを意味する．各円を隔てている「隔壁」は細胞膜と血管内皮である．したがって，血管内と間質を隔てる膜は Na，水ともに透過性があるが，間質と細胞内を隔てる膜は Na に対して不透過性だが，水には透過性である．

　まず，それぞれの円の中が正常な濃度，つまり，正常な**浸透圧**の場合から見ていこう 図2-7A．計算を簡単にするために，浸透圧 300 mOsm/kg であるとする（これは血漿浸透圧の正常値 280 mOsm/kg よりやや高めである）．すべてのコンパートメントは水に対して透過性であることを思い出してほしい．そのため，定常状態では各コンパートメントの間に濃度勾配は存在しない．つまり，浸透圧が同じになるように水が各コンパートメント間を移動する．さらに，各コンパートメントの大きさと濃度がわかっ

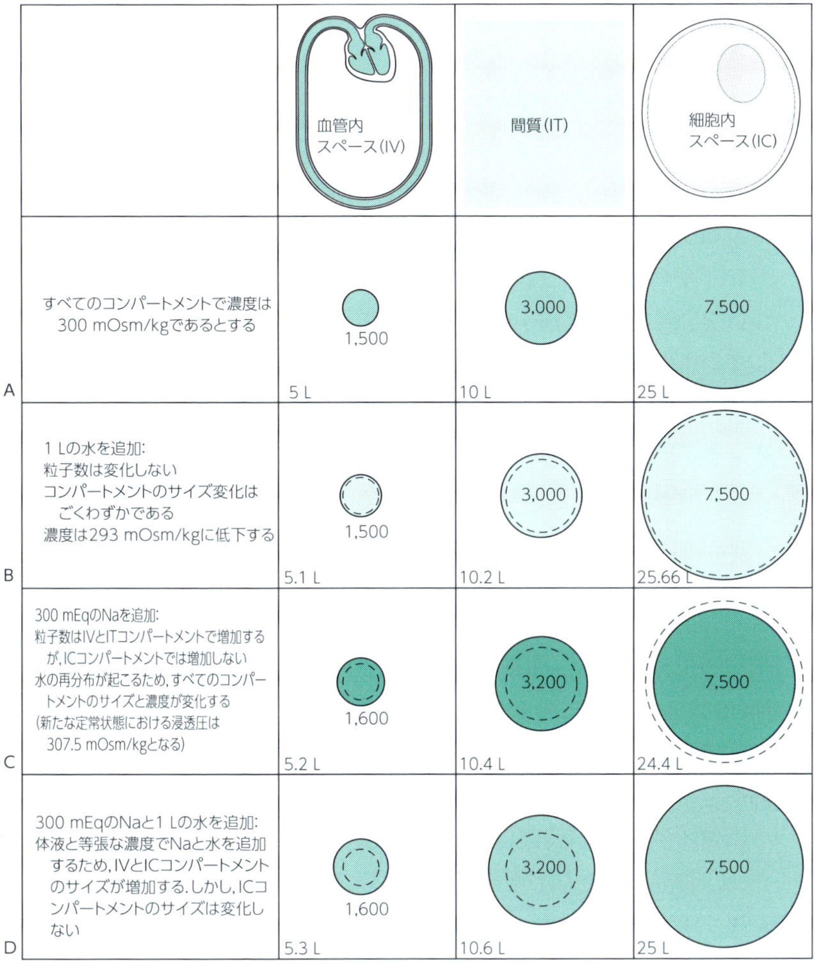

4. 体液コンパートメントの変化

	血管内スペース(IV)	間質(IT)	細胞内スペース(IC)
A	すべてのコンパートメントで濃度は300 mOsm/kgであるとする	1,500 5 L	3,000 10 L	7,500 25 L
B	1 Lの水を追加： 粒子数は変化しない コンパートメントのサイズ変化はごくわずかである 濃度は293 mOsm/kgに低下する	1,500 5.1 L	3,000 10.2 L	7,500 25.66 L
C	300 mEqのNaを追加： 粒子数はIVとITコンパートメントで増加するが，ICコンパートメントでは増加しない 水の再分布が起こるため，すべてのコンパートメントのサイズと濃度が変化する （新たな定常状態における浸透圧は307.5 mOsm/kgとなる）	1,600 5.2 L	3,200 10.4 L	7,500 24.4 L
D	300 mEqのNaと1 Lの水を追加： 体液と等張な濃度でNaと水を追加するため，IVとICコンパートメントのサイズが増加する．しかし，ICコンパートメントのサイズは変化しない	1,600 5.3 L	3,200 10.6 L	7,500 25 L

図 2-7 Naや水，あるいはその両方の追加による各コンパートメントへの体液分布の影響

ているので，各コンパートメントに存在する実際の溶質の数を簡単に計算できる．血管内には約 1,500 mOsm，間質には約 3,000 mOsm，細胞内には 7,500 mOsm の溶質が存在している．これらの溶質の組成は各コンパートメントで異なる．血管内および間質では Na，Cl が最も重要な溶質であり，細胞内では K が最も多い溶質である．では初めの実験を見てみよう．

図2-7B では，1L の水を血管内へ投与した．すべての膜は水に対して透過性であるため，3 つのコンパートメントすべてに分布する．そのため，3 つのコンパートメントで，粒子と水の割合は同じである（濃度差は生まれない）．すなわち，加えられた水の約 1/9（11％）は血管内に，2/9（22％）は間質に，2/3（66％）は細胞内に分布する．各コンパートメントで粒子の濃度は等しく低下する．血管内では 5.1 L の水の中に 1,500 個の粒子が存在し，間質には 10.2 L の水の中に 3,000 個の粒子が，細胞内には 25.66 L の水の中に 7,500 個の粒子が存在することとなる．結果として，各コンパートメントの濃度は等しく低下し，約 293 mOsm/kg となる．1L の水を血管内に加え平衡状態に達した結果，すべてのコンパートメントで*溶質濃度は低下*，一方，サイズの変化はごくわずかである．

2 つめの実験では 300 mEq の Na を投与した 図2-7C ．血管壁は Na に対し透過性があるが，細胞膜は透過性がない（Na/K ATPase が常に働いているからである）．そのため，この 300 個の溶質は血管内と間質にのみ分布し，細胞内へは移行しない．溶質は 2 つのコンパートメントの容量に従って分布する．間質の容量は血管内溶量の 2 倍なので，加えられた Na の 2/3 は間質に分布し，1/3 は血管内に分布することとなる．したがって，加えられた 300 個の Na のうち 200 個が間質へ，100 個が血管内へ分布する．細胞内への移行はない．

溶質粒子を加えると血管内と間質に存在する総溶質量が増加する．そのため，細胞膜を介して濃度勾配が生じ（もはや定常状態ではなくなる），結果，水が透過性のある細胞膜を通過して細胞外へと流出していき，最終的にすべてのコンパートメントで浸透圧が等しくなる（定常状態または平衡状態が回復する）．

それでは，どのくらいの量の水が細胞内から流出するのだろうか？　どちらの膜も水に対して透過性があるので，すべてのコンパートメントで浸透圧は等しくなる．そのため，新たな浸透圧は総粒子量によって決まる（血管内に 1,500 個，間質に 3,000 個，細胞内に 7,500 個，それに 300 個の Na 粒子が新たに加わり，総粒子量 12,300 個）．水の量は変わらない．したがって，新たな濃度は 307.5 mOsm/kg となる．この新たな濃度

から，どのくらいの量の水が細胞内から他のコンパートメントへ流出するかがわかる．

　前述したように，細胞内の総溶質量は変化しない．細胞内濃度が 307.5 mOm/kg になるためには，細胞内の容量は 24.4 L へと縮小しているはずだ（7,500/24.4 = 307.4）．したがって，600 mL の水が細胞の外へ流出し，そのうち 200 mL が血管内へ，400 mL が間質へ分布する．この実験では，Na の追加によってすべてのコンパートメントで濃度は同等に上昇する．しかし，容量に関しては，血管内および間質では増加するが，細胞内は減少する．

　われわれは，水分のみ（コーヒー，茶，ジュース，水，ビールなど）を摂取することはよくあるが，Na を単独で摂取することは稀である．たいてい，われわれが Na を摂取するときには，それに合う飲み物で流し込むことが多い．この過程がどのように調節されているかは，後の章で述べる．しかし，塩と水の両方が体に加えられた際に，どのようにコンパートメントが変化するかを簡潔に見てみよう．

　この実験では図 2-7D，300 mEq の Na と 1L の水を投与した．Na 粒子はまたもや血管内と間質に留まり，前述のようにそれぞれ 1/3，2/3 ずつ分布する．Na が血管内と間質に加えられるため，同時に加えられた水は血管内と間質に Na の分布と同様に分布する．この場合の Na と水を加えた後の正味の変化は血管内と間質の容量の等張性膨張（血管内と間質の水の割合が変化しない）で，細胞内容量は増加せず，各コンパートメントの溶質濃度の変化はない．

　要約すると，血管内皮と細胞膜は透過性が異なるため，Na 単独または，Na と水の両方を加えたときに血管内と間質の容積が増加する．溶質を含まない水のみの投与では，すべてのコンパートメントで溶質濃度が変化し，等しくなる．血管内の容量変化はわずかで，細胞内の容量変化は比較的大きい．重要な概念は，Na は血管内容量を変化させ，水は体の濃度を変化させる，ということである．

5. 腎上皮のユニークな生理

　これまで，Na，水，およびその両方が体液コンパートメントにどのように影響するかを見てきた．Naと水が体に入る経路は2つある．消化管と腎臓である．摂取した食物と水は腸の上皮細胞を通って体内に吸収される．同様に，糸球体で濾過された体液も尿細管上皮細胞を通って体内へ再吸収される．しかし，消化管と腎臓の上皮細胞は解剖学的に異なるため，この吸収過程は大きく異なり，Naと水を調節する方法もこれらの部位で全く異なる．

　われわれが摂取したNaはすべて吸収されるので，消化管で体内に吸収されるNaと水の量は，摂取したものによって決まる．食事中のNaは，腎臓でのNaの再吸収と同様，腸管の上皮細胞を通り吸収される．腸の上皮細胞に存在するNaポンプやNaチャネルによりNaの腸管管腔から門脈循環への移動が促進される．Naが吸収されると，上皮細胞の管腔側と血管側に浸透圧勾配が形成される（血管側でNa濃度がより高くなる）．消化管の上皮細胞は水に対して透過性があるため，水は濃度勾配にしたがって移動する．この現象を説明するときに，「水はNaについていく」という表現がよく使われる．この体液の吸収は等張性に行われる，すなわち，新たな平衡状態に達した際に濃度勾配は存在しない．ヒトが水分なしでNaのみを摂取することは稀なので，Naと水は同時に吸収される．

　尿細管遠位部でのNaの再吸収は，消化管でのNaの吸収と同様の方法で行われる．すなわち，ポンプ，輸送体，チャネルを用いる．しかし，腎臓と腸管の上皮細胞には重要な構造上の違いが2つある．1つめは，再吸収するNa量を変えられることである．細胞膜に存在する輸送体蛋白数を調節することで，尿細管は血中に再吸収するNa量を大きく変えることができる．2つめは，後の章で詳述するが，尿細管が特別な修飾を受け，水に対し部位によっては不透過性になっていることである．これまで，細胞と間質の間であれ，血管と間質の間であれ，コンパートメントの隔壁は本来水に対して透過性であると説明してきた．それゆえ，水は受動的に浸透圧の高いほうへ移動した．しかし，遠位尿細管は水に対して全く透過性をもたない，体の中で数少ない上皮細胞の1つである．このように，粒子

は水が「ついてくる」ことなく吸収され，濃度勾配が形成される．つまり，**尿細管の一部では「水は必ずしもNaについていかない」という現象が起こる**．

　後の章で述べるが，腎臓は水とNaをそれぞれ独立して調節できる．Naの調節は，尿細管細胞のNaチャネルとNaポンプの数と活性によって決まる．尿細管の細胞膜は独特で，水の調節は，遠位尿細管にある**アクアポリン**という特殊な水チャネルの有無によって決まる．水と溶質の調節が独立して行われるのは，腎生理学の最も重要な概念の1つである．この原理によって，腎臓は水の再吸収に影響を与えることなく粒子の再吸収を調節することができ，2つの生理学的な軸が生まれた．つまり，体の水分量の調節（7章，8章）と溶質量の調節（6章）である．

6. まとめ

　若い男性が自動車事故に巻き込まれ救急室へ搬送された．裂傷により大量出血をきたしている．到着時，脈は弱く，血圧は80/40 mmHgと低い（通常は120/80 mmHg）．患者は自分の体重を70 kgと申告した．

　あなたは血圧を改善させるため，すぐさま静脈内点滴をオーダーした．看護師はあなたに，生理食塩水か5％ブドウ糖液のどちらかと尋ねた．点滴バッグのラベルを見てみると，生理食塩水には約150 mEqのNaと150 mEqのClが含まれ，浸透圧は300 mOsm/L程度であることがわかった．一方5％ブドウ糖液にはNaもClも含まれていないが，ブドウ糖が50 g/Lで含まれ，浸透圧は278 mOsm/kg程度であった．

　患者の血圧を改善させたいのならば，どちらの輸液を選択すべきか？それぞれの輸液はどの程度血管内に留まるだろうか？

　血圧は血管内の体液量によっても決まるため，まず上記の質問から考えなければならない．各輸液1Lが3つの体液コンパートメントへどのように分布するか考えるとよい．水は各コンパートメント間を簡単に移動するので，重要なのは，輸液中の溶質がどのように分布し，各コンパートメント内の溶質濃度をどのように変化させるかである．

　生理食塩水のバッグは，1Lあたりの溶質粒子数が血清とほぼ同じなの

で，等張液である．細胞膜は Na（および Cl）に対して機能的に不透過性であるため，300 個の粒子は血管内と間質に分布する．粒子数の 1/3，つまり 50 個の Na と 50 個の Cl は血管内に留まり，残りの 200 個は間質に分布する．NaCl を溶解していた 1L の水は，溶質の分布と同様に分布する．つまり，1/3 が血管内へ，2/3 が間質へ分布する．この輸液による細胞内容量への影響は全くない．

　5%ブドウ糖液は同じ容積あたりの溶質粒子数は生理食塩水とほぼ変わらない（そのため浸透圧に大きな違いはない）が，5%ブドウ糖液に含まれるブドウ糖は速やかに代謝され（細胞に取り込まれ，エネルギー源として使われる），**自由水**（粒子の存在しない水）だけが残される．それゆえ，輸液が 278 mOsm/L であるのは一時的であり，細胞がブドウ糖を消費すると，溶質粒子は消えてなくなってしまう．各コンパートメントを分ける隔壁はすべて水に対して透過性であるため，残された自由水は体液全体に均一に分布する．こうして，5%ブドウ糖液 1L のうち，667 mL は細胞内に分布し，222 mL は間質に，わずか 111 mL のみが血管内に留まることとなる．

　したがって，生理食塩水のほうが，血管内容量を増加させ，血圧を改善させるのに優れた選択といえる．計算からわかるように，血管内に留まる自由水の量は，5%ブドウ糖 1L では 111 mL のみであるのに対し，生理食塩水 1L では 333 mL となる．

■要 点

- 人間の体は主に水からできており，水は 3 つのコンパートメント（細胞内，間質，血管内）に分布する．
- 各コンパートメント間には固有のバリア（隔壁）がある．血管壁（毛細血管内皮）は間質と血管内を分ける．細胞膜は周囲の間質と細胞内を分ける．
- それぞれのバリアには固有の特徴がある．血管壁は，水と電解質に対して透過性があるが，蛋白に対する透過性はない．細胞膜は，水に対して透過性があるが，電解質と蛋白に対しては透過性がない．
- 各コンパートメントを区切るバリアの透過性には違いがあるため，バリアを

要点

- 介してさまざまな力が生じる.
- 細胞内の陰性荷電蛋白により内向きの膠質浸透圧と電気化学的な力が形成される. 細胞膜に存在する Na/K ATPase は, 2 つの K イオンを細胞内に入れる代わりに 3 つの Na イオンを細胞外へ汲み出し, 内向きの力に拮抗する外向きの電気化学的な力を形成する. これらの力のバランス（膠質浸透圧と電気化学的な力）により細胞内容量が保たれている.
- 血管内の蛋白は内向きの膠質浸透圧を形成する. 血管内皮細胞同士の結合は, 電解質の移動の妨げとはならないので, 内向きの力に拮抗する外向きの電気化学的勾配は形成されない. そのかわり, 心収縮と血管壁の緊張によって外向きの静水圧が形成され, 膠質浸透圧とのバランスを保っている.
- 毛細血管壁を介した膠質浸透圧と静水圧のバランスは, 毛細血管に沿って変化していく. これらの変化の総和により, 血管内から間質へ水が移動するのか, それとも間質から血管へ水が移動するのか, 正味の水の移動が決まる. これを Starling の法則という.
- 溶質粒子はさまざまな機構により膜を通過する. 脂質二重層を通過するための拡散, チャネルを介した受動輸送, 能動輸送, 二次性能動輸送などがある.
- コンパートメントを分ける隔壁によって電解質に対する透過性が異なるので, Na を加えると, 各コンパートメントにそれぞれ変化が起こる. Na を血管内に加えると, 血管内と間質の容量は増加するが細胞内容量は減少する.
- 水はすべてのコンパートメントに等しく分布する. そのため, 水を血管内に加えると, すべてのコンパートメントで粒子濃度が減少するが, 血管内容量はほとんど変化しない.
- 水と Na は 2 つの経路で体内に吸収される. 消化管と尿細管である.
- 消化管での Na 吸収は等張性に行われる. つまり, Na が腸の上皮細胞で吸収されると, 水が Na についていくように吸収される.
- 尿細管は水に対して不透過性の部分があり, 管腔と間質の間に大きな濃度勾配が形成される. この尿細管上皮の特性によって, 水の吸収を伴わない Na の吸収が可能となる. 消化管とは異なり, 尿細管では, 水は必ずしも Na についていかない.
- 腎臓では水と Na の再吸収機構が異なるため, 水と Na の調節を独立して行うことが可能となる.

思考のための問題に対する解答

[2-1] 細胞膜に存在する Na/K ATPase は電気化学的に外向きの力を形成し，これが Gibbs-Donnan 平衡によって説明される細胞内の陰性荷電蛋白によって生じる内向きの力と拮抗している．この ATPase を失うと，膠質浸透圧に拮抗する外向きの力がなくなり，細胞内に水が流入してしまう．さらに，細胞内の陰性荷電蛋白により，Na 粒子の内向きの電気勾配が生じ，これも水の流入につながる（Na/K ATPase は細胞外の Na 濃度を細胞内に比べて高く維持していることを思い出してほしい）．このように，Na/K ATPase が作用しなければ，細胞内の Na 濃度は間質より高値となり，膨張しはじめ，ついには細胞破裂に至る．

[2-2] 肺とそれ以外の組織で血管の構造には違いがある．肺の毛細血管は相対的に蛋白に対する透過性が高いが，組織の毛細血管は多くの場合，蛋白に対して不透過性である．それゆえ，膠質浸透圧による内向きの力は組織の毛細血管では肺の毛細血管よりもはるかに大きい．結果として，組織の毛細血管では静水圧勾配と膠質浸透圧勾配の両方が水の移動に重要になるが，肺の毛細血管では，水の移動は主に静水圧勾配に依存する．この知識をふまえて解答してみよう．

全身性高血圧の原因はさまざまであるが，動脈の血管収縮は，実は遠位の毛細血管床が高い静水圧にさらされることから守っている（2 点の圧較差 ΔP＝流量 Flow×抵抗 Resistance を思い出してほしい．血管の収縮により抵抗が増大し，それにより遠位の血管内圧が低下する）．しかし，そのような血管収縮をもってしても，毛細血管静水圧は上昇してしまう．ここで，内向きの大きな膠質浸透圧勾配が保護的に働く．静水圧変化の影響を打ち消してくれるためだ．さらに，静水圧の上昇により間質に漏出した体液はすべて，リンパ系が吸収してくれる．

一方，肺の毛細血管で静水圧が上昇した場合は結果が全く異なる．肺の毛細血管では「バッファー」として働く膠質浸透圧勾配がほとんどないため，わずかな静水圧の上昇で体液が漏出し，肺水腫が生じる．

[2-3] 高度蛋白尿とそれによる低アルブミン血症の症例でみられるような，血清蛋白濃度の変化がもたらす影響を考えてみよう．保護的に働く内向きの膠質浸透圧が失われることによって，末梢の毛細血管は拮抗されない外向きの静水圧にさらされ，間質の浮腫をきたす．これはすべての組織の血管床でみられる．しばしば，患者は眼瞼浮腫ではじめて間質浮腫に気づく．これは**眼窩周囲には結合組織が少ないため，組織の弾力が低く，そのため間質の静水圧が低い**からである．

しかし，肺の毛細血管は相対的に蛋白に対する透過性が高いため，毛細血管内外で膠質浸透圧は同様に低下し，膠質浸透圧勾配は変化しない．その結果，肺の毛細血管は血清蛋白濃度の変化に影響を受けない．したがって，静水圧が変化しない限り，肺水腫が生じることはない．末梢血管を介した体液の移動は膠質浸透圧と静水圧のバランスによって決まるが，肺の毛細血管を介した体液の移動においては，静水圧こそが主要な決定因子となる．この重要な生理学の事実は，どれだけ強調しても強調しすぎるということはない．言い換えれば，患者が肺水腫をきたすとき，肺の静水圧は非常に高いことを意味するのだ！

章末問題

次の設問に対する答えとして適切なものはどれか．それぞれ1つ選べ．

問 2-1
動物が誤って細胞膜の Na/K ATPase を傷害するような殺虫剤を飲んでしまった．動物の細胞にはどのような変化が生じるだろうか？

- A. 細胞は縮小する
- B. 細胞は腫大する
- C. 細胞の大きさは変化しない

問 2-2
25歳の男性が，休暇から戻ってきたが，この2日間ひどい下痢をしている．下痢によって体重が3ポンド（1.4 kg）減少した．体液コンパートメ

ントのうち，変化するものはどれか？

A. 血管内
B. 細胞内
C. 間質
D. AとB
E. AとC

問 2-3
若い女性が，尿の泡立ちに気づいて受診した．多量の蛋白尿が認められた（通常，蛋白はほとんど糸球体で濾過されない）．血清蛋白濃度は著明に低下している．患者の血圧はどうなるだろうか？

A. 正常より高くなる
B. 正常より低くなる
C. 正常と変わらない

問 2-4
問 2-3 の症例では，どのような異常が胸部 X 線上，または身体所見上認められるだろうか？

A. 肺水腫
B. 胸水
C. 足関節の浮腫
D. AとB
E. BとC

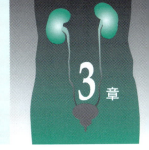

形態が機能を決定する
腎解剖のユニークさ

3章

章の概説

- はじめに
- 基本的な解剖の概要
- 腎臓の脈管構造
- 糸球体
- 尿細管
- 尿細管の不透過性 ― 細胞膜の構成と tight junction
- 尿細管の透過性 ― 粒子や水の再吸収を促進する膜蛋白
- 溶質の再吸収に要するエネルギー源 ― Na/K ATPase
- 傍糸球体装置
- 恒常性の維持 ― 摂取量と排泄量のバランス
- まとめ
- 要点

学習目標

本章の終わりまでに，以下の内容を習得すること．

- 腎臓の基本的な解剖学的特徴を説明できる．
- 腎臓を灌流する血管ネットワークや，腎臓の皮質表面から髄質にかけての血管構造を説明できる．
- 糸球体の濾過圧を調節するための，輸入細動脈の構造的特徴を説明できる．
- 顆粒細胞と，顆粒細胞が分泌するレニンの意義について説明できる．
- 傍糸球体装置（juxtaglomerular apparatus: JGA）の部位と，JGA が輸入細動脈に近接して存在する意義について説明できる．
- 糸球体濾過のために重要な毛細血管係蹄の構造的特徴について説明できる．
- 下行する直血管のヘアピン・ループ構造の重要性を説明できる．
- 腎臓の解剖における体 "内" と体 "外" という概念を説明できる．
- 糸球体の透過性を規定する糸球体基底膜と足細胞の特有の構造につい

- て説明できる.
- 尿細管上皮細胞が, 透過性をもたない重要な構造的特徴を説明できる.
- 尿細管上皮細胞の極性という概念と, 尿細管上皮細胞の管腔側（apical membrane）と血管側（basolateral membrane）に特有の構造について説明できる.
- 腎臓が体内の水や粒子のバランスをどのように感知しているか説明できる.

1. はじめに

　腎臓は, 心拍出量の約 1/4 の血流を受ける. つまり 1 分当たり約 1.0 L, 1 日当たりにすると 1,440 L の血液が腎臓を通過することになる. 血液は大動脈から腎動脈に流れ, さらに小さい血管を通過し, 最終的に「袋小路」にあたる毛細血管係蹄（ループ）にたどり着く. 通常, 血液は毛細血管係蹄から尿細管へ濾過される. 尿細管はまず, 濾過された体液を流す「排水管」として働く. 4 章で述べるが, 心臓の持続的な拍動により毛細血管係蹄内に圧が伝わり, 尿細管へ非選択的な体液の濾過が行われる（2 章で説明した Starling の法則を思い出してほしい）. 糸球体係蹄から尿細管へ濾過される量は, 正常約 120 〜 125 mL/ 分, あるいは約 180 L/ 日である. この大量に濾過する方法は, 体内の老廃物を排泄するために効率的な方法である. 一方で, この大量の濾過量がさまざまな課題を生み出すことになる.

　毛細血管係蹄から尿細管へ濾過される過程で, 体液は, 事実上, 体内から体外へ移動することになる. 尿細管は上皮細胞の並ぶ長い管であり, 毛細血管係蹄と集合管系（collecting system）をつないでいる. ここで, 尿道から膀胱, 尿管, 腎盂, 尿細管全長を小さな管で置き換えると仮定しよう. その場合, 濾過液は尿細管で再吸収されることなく, この小さな管を流れていく. そうすると, 尿細管の役割がわかるだろう. 120 mL/ 分の体液が絶えず体外へ濾過されるので, 大量の体液を再吸収しなければならない. さもなければ, 体液喪失により, ただちに死に至るだろう. この体

液再吸収の過程は尿細管全長にわたり行われる．

　尿細管には特有の構造があり，それにより，再吸収過程が統合的かつ精確に行われる．5章で述べるが，ホルモンの刺激により尿細管の溶質と水に対する透過性が変化する．尿細管は溶質と水の両方に対し完全に透過性あるいは不透過性になる能力をもっている．

　腎臓は，血行動態の変化に応じて，体液と主要な溶質とともに大量の毒素を濾過し，恒常性を維持するために必要な体液と電解質を選択的に再吸収する．本章では，こうした濾過と再吸収を可能にする腎臓の重要な解剖学的特徴を説明していく．

2. 基本的な解剖の概要

　腎臓の最も基本的な構造で，機能的な単位は**ネフロン**とよばれ，図3-1に示されている．ネフロンは濾過を担う**糸球体**と，濾過された体液の大部分を再吸収し，排泄物の除去を担う尿細管から構成される．糸球体は毛細血管係蹄の網状構造で構成される．それぞれの毛細血管は一層の内皮細胞に裏打ちされており，基底膜に支えられ，**足細胞**とよばれる特徴的な上皮細胞に覆われる．尿細管は上皮細胞が連結し，長い管状構造を呈する．尿細管が集合管系に近づくと上皮細胞層は変化し，**集合管**とよばれるものになる．集合管はその後，集合管系へと開口し，最終的に**泌尿生殖系**へとつながる．

　ネフロンの集合管より近位部は，発生学的に腎盂，泌尿生殖系とは起源が異なる．発生早期に，尿管芽は中腎管から発生し，後腎帽へと伸びていく．尿管芽は最終的に**尿管**，**腎盂**，集合管より遠位部を形成する．一方で，後腎帽はネフロン，近位尿細管を形成する．これはきわめて重要なことであり，尿管芽由来の組織には神経が豊富に分布する（損傷により痛みが生じる）が，後腎帽由来の組織ではそうではない．

　腎臓の肉眼的解剖は図3-2に示されている．外側の層を**皮質**といい，糸球体，糸球体に関連する血管，糸球体からつながる尿細管で満たされている．

　尿細管は集合管系へと進む中で，**髄質**へ向かって下行する．髄質には糸

3章 | 形態が機能を決定する

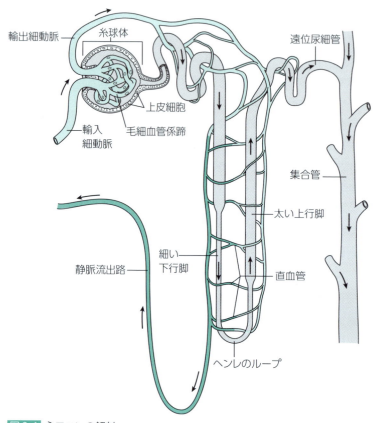

図 3-1 ネフロンの解剖
糸球体，尿細管，血管の複雑な関係に注目してほしい．

球体は存在せず，皮質とは異なる尿細管で構成される．髄質の多くは腎錐体とよばれる部位で占められる．尿細管が集合管になると，腎錐体を下行し，**腎杯**とよばれる開口した袋状構造を通過して，腎盂につながる．

腎杯は泌尿生殖系の一部で，腎錐体の遠位端を受け止めている．この腎錐体と腎杯の境界面は腎乳頭とよばれる．腎乳頭は，集合管の最も遠位の部分と，それを囲む泌尿生殖系由来の上皮層，筋層で構成される．筋層により収縮が可能となり，持続的に蠕動運動が起こる．これにより，集合管から腎盂へ濾液が少しずつ流出する．

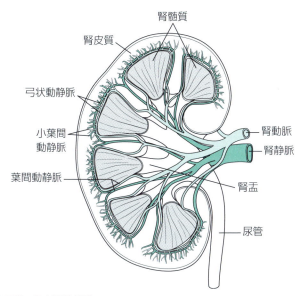

図 3-2 腎臓の解剖学的構造
腎皮質には糸球体が存在する．尿細管や集合管は，髄質とよばれる腎実質の深い部分を通過し，腎盂につながる．

3. 腎臓の脈管構造

腎血管には以下の3つの主要な機能が必須である．
1) 腎組織へ酸素と栄養を供給する．
2) 血液濾過のために糸球体毛細血管内圧を適切に維持する．
3) 腎髄質の浸透圧勾配を維持する（これは尿細管での水と電解質の再吸収に必要である）．

腎動脈は腹部大動脈の上腸間膜動脈の直下から分岐する．腎門部付近で腎動脈は何本かに分岐し，腎実質へと入り，腎葉（訳注：腎葉とは腎臓の肉眼的な構成単位で，腎錐体とその周囲の皮質領域を指す）と腎錐体の間を進んでいく．そこで弓状動脈となり，腎表面と並行に皮質と髄質の間を走行する．弓状動脈からは皮質を貫くようにして上行する小葉間動脈が伸び，糸球体へ供給する輸入細動脈へと分岐する．体内の他の細動脈と同様

に，輸入細動脈の近位部は平滑筋細胞に囲まれた薄い内皮細胞層で構成される．この筋層は交感神経支配を受けるため，輸入細動脈の収縮，拡張が可能となり，糸球体灌流圧を調節することができる（詳細は本章で後述する）．

輸入細動脈が糸球体に近づくと，平滑筋細胞は顆粒細胞（傍糸球体細胞）に置き換わる．顆粒細胞は，Na調整に重要なペプチドであるレニンの産生機構を有する．ヒトの輸入細動脈の径は約 $20\mu m$ である．

図3-1 に示すように，**輸入細動脈**は糸球体に入ると，すぐに網状の毛細血管網へと分かれる．平滑筋もしくは顆粒細胞に囲まれる輸入細動脈とは異なり，毛細血管係蹄は薄い内皮細胞からなり，周囲に構造物を有さない．この毛細血管こそが血液濾過が起こる場所であり，濾液が尿細管へ流れる入り口である．

糸球体の出口では，毛細血管係蹄は**輸出細動脈**へと流れ込む．輸出細動脈の径は腎臓の場所によって大きく異なり，比較的多くの平滑筋に囲まれる．注目すべきは，この輸入細動脈から毛細血管係蹄を経て輸出細動脈に流れる部位は人体の中でも非常に独特の構造をもつということだ．他の部位では毛細血管は静脈へと流れ込む．糸球体では，血管平滑筋細胞の裏打ちのない薄い毛細血管叢が，2つの筋性動脈の間に挟まれている．輸入細動脈および輸出細動脈の両方の血管平滑筋細胞は神経支配を受けており，さまざまな神経ホルモンの刺激に反応することができる．結果的に，両細動脈間の収縮および拡張のバランスによって，毛細血管係蹄内の圧調節が行われる．つまり，両細動脈間の相互作用により，全身血圧の変化によらず，糸球体の濾過圧を比較的一定に保つことができる．これは重要な概念であり，後に詳しく述べる．

輸出細動脈は2つめの毛細血管係蹄である**直血管**へと分岐する．この血管は，有窓構造が豊富な薄い内皮で覆われ，収縮に必要な平滑筋を欠いている．直血管は有窓構造をもち，静水圧が低いため，間質内の体液や必要な分子を吸収することができる．糸球体毛細血管係蹄と異なり，直血管は他の部位と同様低圧の毛細血管叢であり，静脈へと直接流出する．直血管にはいくつか重要な役割がある．腎実質の多くの構造に酸素や栄養を供

給する一方で，1日約180Lの濾液を再吸収するルートを供給する．

　この2つの毛細血管床の関係を理解することは重要である．電気学的用語で言うと，糸球体係蹄と直血管は「直列」の関係である．直血管は糸球体から流れてくる血流に依存する．後の章で述べるが，糸球体血流量は厳密に調整され，多くの状況で，糸球体係蹄内圧を保つために筋性の輸出細動脈が収縮する．これにより糸球体の濾過量を保つことができるが，その下流では直血管への血流が制限され，尿細管での濾過物質の再吸収にも影響を及ぼす．

　正常では，輸入細動脈の入口圧は約100 mmHgである．動脈抵抗により全身血圧は弱められ，輸入細動脈内の圧は約60 mmHgまで下げられる．輸出細動脈の圧は60から20 mmHgの間で変動し，この輸入・輸出細動脈の圧バランスによって最終的な毛細血管係蹄内圧が決まる．直血管に入ると圧は非常に低くなり，腎静脈に入る時には約10 mmHgまで低下する．

　直血管は尿細管に酸素や栄養を供給するという役割を担う．尿細管は，きわめて活動度が高く，エネルギーに依存した構造をとる．後述するが，尿細管管腔から電解質や水を再吸収するためには，かなりの量のATPを要する．輸出細動脈の収縮によって直血管の血流が低下し，かつ尿細管のエネルギー需要が増えるような状況では，「ダブルパンチ」現象が起こる．つまり，尿細管への血流や酸素運搬が減少しているのに，酸素消費が増加している状態である．これは，出血や相対的血圧低下の時にみられ，糸球体係蹄では糸球体濾過を維持しようとし，尿細管ではNaの再吸収が刺激される．そのような状況では，低血圧に対する腎臓の生理学的反応により尿細管障害をきたしうる（臨床的には急性尿細管壊死［acute tubular necrosis: ATN］とよばれる）．

　腎臓の一部では，直血管を出たあと，血管はヘアピン・ループ状に変化し，髄質のさらに深い部分まで下行する．その後，腎静脈に至り，腎臓を出ていく．この脈管構造が，腎髄質における浸透圧勾配の維持に重要となる．ヘアピン・ループの重要性については7章で詳しく述べる．

　これまで，1つのネフロン単位での血管供給について述べてきた．実際

は脈管構造には多様性があり，図3-3 に示すように直血管の方向によって大きく3つに分けられる．

　表層糸球体の輸出細動脈から出た直血管は，外側の腎被膜の方向へ向かって流れる．この部位の直血管は表層糸球体の近位尿細管や遠位曲尿細管に栄養を供給するのと同時に，同部位に到達した濾液の再吸収を行う．中皮質糸球体の輸出細動脈から出た直血管は，皮髄境界の弓状静脈の方向に下行するが，髄質まで下行することはない．この部位の直血管は，中皮質ネフロンだけでなく，表層ネフロンから下行してきた尿細管への栄養供給と濾液の再吸収を担う．3つめの直血管は，最も深い傍髄質ネフロンへ供給する．他の2つの直血管と異なり，この部位の直血管は髄質深くまで下行する．このように，髄質まで下行しループ状の曲線を描くという独特な構造によって，髄質間質液の濃度が低下するのを防ぐ（これは集合管における水の再吸収に必要である）．同時に，この直血管は腎臓の最も深い部位に血液を供給する．

　これら3つの異なる直血管の中では，表層糸球体と中皮質糸球体からの直血管が最も多い．この部位が近位尿細管の大部分が存在する場所であり，近位尿細管は糸球体で濾過された体液や電解質のほとんどを再吸収している．腎髄質まで下行する直血管ははるかに少なく，これは腎臓の血流分布を反映している．全腎血流の中で，90％近くが表層糸球体か中皮質糸球体の直血管を流れ，残りの10％が髄質へ流れる．髄質の最も深い部位に到達するのはたったの1〜2％に過ぎない．この脈管構造は髄質の濃度勾配維持に重要であるが，同時に，髄質を相対的な低酸素にさらしている．腎血管の解剖学的構造がいかに重要であるかは7章で詳しく述べる．

4．糸球体

　腎臓を灌流する血液と，「体外」に相当する尿細管管腔内の濾液との境界となるのが糸球体であり，図3-4 に示す．

　毛細血管係蹄内圧が上昇すると，静水圧勾配により，細胞や蛋白を含まない濾液が係蹄外へ流れ出す．濾液は尿腔に入るが，尿腔は一定期間濾液を貯蔵する場所として働き，尿細管システムへの入り口となる．濾液は糸

4. 糸球体

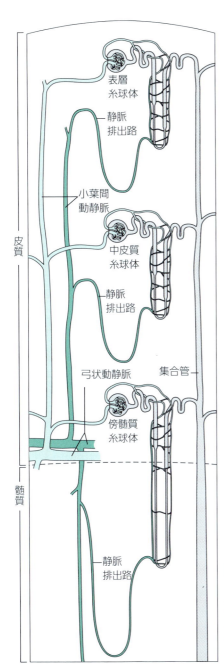

図 3-3　3 つの主要な腎臓の血液供給経路
腎血流の大部分は，表層糸球体と中皮質糸球体へ流れる．これらの糸球体の直血管は髄質内へ下行することなく腎臓を離れる．ごくわずかな血流が傍髄質糸球体へ流れる．この糸球体の直血管は腎静脈に戻る前に髄質内を下行する．

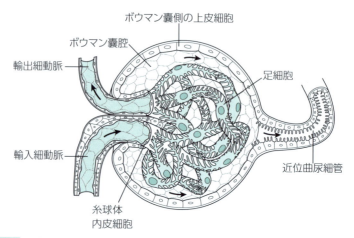

図 3-4　糸球体の解剖学的構造
糸球体は輸入細動脈から枝分かれしたループ状の毛細血管の房から構成される．毛細血管係蹄内圧により蛋白と細胞を含まない濾液がボウマン嚢腔へ押し出され，尿細管へと流れ出る．毛細血管係蹄は再集結し輸出細動脈となる．

球体から持続的に流れ出し，平均して，約 120 〜 125 mL/ 分，すなわち約 180 L/ 日の濾液が産生される．この濾液産生速度は，**糸球体濾過量（GFR）**とよばれる．

図 3-5 に示すように，血液と尿腔を分離する糸球体は，3 層から構成される．

血管内皮細胞は最内側層を，膠原線維からなる基底膜は中間層を，そして外側の足細胞とよばれる特殊な上皮細胞が 3 層目を形成する．これらの 3 層 ─ 内皮細胞，基底膜，足細胞 ─ は一体となって濾過関門を形成し，血球や蛋白は通過させずに，液体成分や小分子のみ尿腔へ通過させる．また，毛細血管係蹄同士を支える細胞も存在し，メサンギウム細胞とよばれる．メサンギウム細胞の役割ははっきりしていない．これら 3 層の相関関係は，現在，腎生理学者により研究が進められている．しかし，基本的な相関関係の理解は，腎臓の正常生理と病態を評価する際に欠かせない．

毛細血管係蹄は 1 層の内皮細胞層から構成される．1 本の輸入細動脈か

4. 糸球体

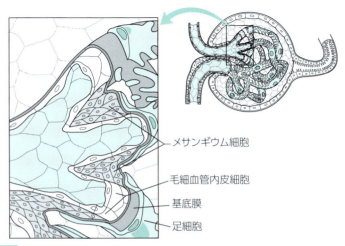

図 3-5 糸球体係蹄の 3 つの層
毛細血管係蹄の内側を内皮細胞層が裏打ちする．基底膜は内皮細胞層の上に存在する薄いコラーゲン層で，内皮細胞層と尿腔とを分けている．基底膜は腎臓の「皮膚」であり，体内（内皮と血管）と，体外（上皮細胞と尿腔）を分けている．血液は拍動様に毛細血管係蹄に流れ込み，高圧環境をもたらすが，輸入細動脈と輸出細動脈が生理的な需要に従って，収縮したり弛緩したりすることで，係蹄内圧は保たれる．柔らかいホースに高い水圧がかかった時のように，高圧下で係蹄がほぐれるのを防ぐために，足細胞が毛細血管係蹄をしっかりと固定し，その係蹄構造を保っている．

ら多数の毛細血管係蹄が分岐し，微細な網状構造が集まった糸球体係蹄を形成する．各毛細血管が細動脈と付着する係蹄の基部では，それを支持する基質や細胞が係蹄を取り囲む．この部位はメサンギウムとよばれる．注目すべきは，メサンギウムと係蹄内を隔てているのが 1 層の内皮細胞層のみということである．つまり，メサンギウムは上皮細胞層を介して隔てられるわけではないため，「体内」に存在するといえる．

　前述したように，輸入・輸出細動脈が持続的に血管の緊張度を変化させ，毛細血管係蹄内の静水圧を調節するので，効果的な濾過が維持される．通常，この圧は，他の標準的な毛細血管よりもきわめて高い．内皮は単純で繊細な構造をしているので，高圧環境下では，水を流した時に巻かれたホースが伸びるように，毛細血管係蹄もほぐれてしまうのではないかと考えるかもしれないが，その心配は無用である．係蹄の安定性を高める

ために，基底膜が毛細血管を覆い，その上に足細胞が指状の足突起を出して付着する．基底膜と足細胞は糸球体の「皮膚」として働き，濾液はこれらの層を通過するので，「体外」に存在するといえる．

基底膜は複雑な足場構造を形成する．基底膜はIV型コラーゲンから構成される．主にα3鎖，α4鎖，α5鎖から構成され，三重らせん構造に配列し，末端同士は結合している．これらはさらにジスフィルド結合でつなげられ，折りたたまれる．この構造により，基底膜は「濾紙」として働き，ある粒子は通過させず，その他の粒子や水は自由に通過させるという特徴がある．

基底膜が粒子移動の障壁としてどの程度有効に作用するかは，主に粒子の大きさと電荷によって決まる 表3-1．通常，10 nm を超える大きな粒子は，通過できない．しかし，粒子の電荷も透過性に影響を与える．例えば，陰性に荷電した粒子は基底膜を通過できない．この電荷と大きさの選択性により，細胞や大きな蛋白は毛細血管内に留まり，一方で水や小さなイオンは自由に基底膜を通過することができる．一般的に，アルブミンのような蛋白はサイズが大きく，陰性に荷電しているため基底膜を通過できないとされているが，この説に対しては異論もあり，生理学者の間でも議論が分かれるところである．

糸球体の最外層は足細胞から構成される．足細胞は，互いにかみ合って網を形成する上皮細胞である．足細胞は指状の足突起をもち，基底膜上で互いにかみ合うように伸ばすことで支持構造となる．水を出すとホースの

表3-1 粒子の直径

粒子	直径（nm）
赤血球	8,000
ヘモグロビン	6.5
アルブミン	7
Na	0.4
Cl	0.35
ブドウ糖	0.7
水	0.2

ような柔らかい管は伸びて揺れるが，端をしっかりと押さえるとそれを防ぐことができる．同様に，足細胞は高圧の毛細血管係蹄をしっかりと固定している．足突起の隙間は**濾過間隙**とよばれ，糸球体濾過液はこの隙間を通って尿腔へと流れる．足細胞は糸球体濾過関門の特性を決める重要な役割を担っているが，足細胞と基底膜の相互関係については，まだよくわかっていない．しかし，足細胞が主に傷害される疾患では，糸球体の透過性に大きく影響し，アルブミンのような大きな蛋白が通過できるようになる．そのため，基底膜と足細胞の両方ともが，蛋白に対する糸球体の最終的な透過性に大きな影響を与えることは確かである．

❓ 思考のための問題 ［3-1］

糸球体が傷害される疾患は多い．炎症性疾患には全身性エリテマトーデス（自己免疫疾患）や，腎盂腎炎（腎臓を巻き込む感染症）があるが，これらの疾患では，糸球体内に白血球が集簇する．白血球は毛細血管係蹄内やメサンギウム内に集簇し，ときに，糸球体構造の破壊をもたらす．
糸球体毛細血管に炎症が生じると，基底膜は傷害され，障壁機能が低下する．つまり，細胞や蛋白が尿腔へ漏れ出す．細胞は尿細管で再吸収されないため，これらの炎症細胞は患者の尿中に検出されることがある．炎症反応により，細胞と細胞のdebrisが係蹄内を詰まらせ，毛細血管係蹄に障害を与える．そのため，糸球体濾過量が大幅に減少することがある．これらの患者ではよく腎不全を呈するが，もっと具体的にいうと，血液濾過が適切にできなくなっている．
しかし，炎症反応とは関係なく，足細胞が直接傷害される疾患もある．これらの患者では，どのような粒子や細胞が尿中に検出されるだろうか．また，それはなぜか？

5．尿細管

前述したように，約120 cc/分（180 L/日）の濾液が糸球体から尿細管システムへと移動する．この濾液の大部分（約2 Lを除くすべて）は再吸収され，体内に戻る．そのため，尿細管では常に粒子と体液が管腔から腎

間質へ，そして間質から血管内へ移動する．

　尿細管は上皮細胞で裏打ちされた中空管である．濾液はこの管に沿って，糸球体から集合管系へと流れる．尿細管は解剖学的な構造の違いや，それにより生じる機能的な役割の違いにより全長にわたって細分化される．尿細管の最初の部分は**近位尿細管**とよばれる．ここで約 75 〜 80%の濾液が再吸収されるため，その機能を発揮するための重要な構造的特徴をもつ．基底膜に沿って存在する多くのひだは，再吸収のため表面積を増大させている．さらに，溶質の再吸収はエネルギーを要する過程であるため，近位尿細管細胞にはミトコンドリアが豊富に存在する．

　近位尿細管の後に続くのは，解剖学的にヘアピンのような構造をすることから「ループ」とよばれる**ヘンレのループ**である．ループは**細い下行脚**と**太い上行脚**から構成される．太い上行脚は浸透圧勾配に逆らってイオンを再吸収するという重要な役割を担うため，この部位の細胞にもまたミトコンドリアが豊富に存在する．7 章で述べるが，ヘンレのループは水分保持に重要な役割を担う．また，ここで約 5 〜 10%の濾液が再吸収される．後に続く尿細管は**遠位尿細管**と最終部位の**集合管**である．集合管で再吸収される濾液はごくわずかにすぎない．しかし，後の章で述べるが，集合管は多くのホルモン刺激に反応し，水や粒子の透過性を変化させる．集合管は体組成の「微調整（ファイン・チューニング）を行う部位」である．つまり，ここで体がどれだけの Na，K，水を保持し，どれだけのものを尿中に排泄するか最終決定している．

　尿細管の上皮細胞は，その機能を決定づける重要な特徴をいくつかもっている．体内の他の上皮細胞と異なり，尿細管上皮細胞は相対的に不透過性である．そのため，水や粒子は尿細管表面を自由に通過することができない．トランスポーターを介した運搬，チャネルの通過，または隣接する細胞間の通過が必要になる．この尿細管に関する 2 つの重要な概念，つまり不透過性という性質と，体液や小粒子を選択的に通過させるための工夫について，次に述べる．

尿細管の不透過性 ― 細胞膜の構成と tight junction

すべての細胞膜は，蛋白とコレステロールが埋め込まれた脂質二重層で構成される．これらの物質の割合が二重層の透過性を規定する．脂質二重層内の脂肪酸は疎水性である（「水と油」という古いことわざを思い出してほしい）．そのため，二重層に脂質が多く含まれると，水の透過性が低下する．一方，脂質二重層内部にコレステロール分子が多く含まれると逆の効果をもたらすが，これは膜の構造的統合性が損なわれるからとされる．つまり，二重層内に脂質が多いと膜の透過性が低下し，コレステロール分子が多いと透過性が亢進する．

尿細管上皮細胞は独特で，脂質二重層を豊富にもち，リン脂質を多く含む．この構成により，細胞膜は水に対して不透過性となる．もちろん，細胞膜は小粒子に対しても不透過性である．この尿細管細胞膜の特徴に加え，細胞間の接合もまた独特である．尿細管上皮細胞は枝分かれして網目状を呈した接着構造を介して結合し，これにより細胞膜同士が格子造りで密接に結合している．この **tight junction 複合体** はいくつかの蛋白から構成され，zonula occludens-1（ZO-1），occludin ファミリー，claudin ファミリーなどが含まれる．隣接細胞間でいくつも結合を作ることで，傍細胞経路を介したイオンや水の移動を防ぐ．

尿細管の細胞膜は不透過性なので，tight junction 蛋白の分布により，傍細胞経路での水の移動量が調節され尿細管各セグメントの透過性が決まる．太い上行脚と集合管には，tight junction 蛋白が最も多く分布する．一方，細い下行脚ではこの蛋白の分布が最も少ない．したがって，機能的な観点からみると，太い上行脚と集合管では傍細胞経路による水や小粒子の移動が最も生じにくい．

細胞膜の不透過性と，隣接細胞間の tight junction の組み合わせによって，尿細管は部位によっては不透過性になっている．それらの部位では，水や粒子は上皮細胞を横切ることも，その傍を通過することもできない．それでは，尿細管は糸球体濾過量のほとんどすべてをどのように効率的に再吸収できるのか？　この質問への答えは，細胞膜蛋白にある．細胞膜蛋白が，尿細管から体内への粒子や水の移動を可能にしている．

尿細管の透過性 ― 粒子や水の再吸収を促進する膜蛋白

　後の章で詳しく述べるが，尿細管上皮細胞の細胞膜には重要な蛋白が存在し，膜の透過性を変化させることができる．膜蛋白は特定の基質に対し特有の親和性を有する．**トランスポーター**は，通常，ATPをエネルギーとして必要とする蛋白で，濃度勾配に逆らって粒子を移動させる．**チャネル**は，電気化学的な勾配に従って受動的に粒子を移動させる通路を供給する．この移動にはエネルギーを必要としない．

　尿細管管腔から体内へ粒子を移動させるためには，粒子を一方向へ円滑に移動させるように輸送蛋白が組織化される必要がある．例えば，輸送蛋白がランダムに細胞の全周に挿入されれば，粒子の移動は増えるが，本当に移動してほしい方向には移動しない．決まった方向へ移動させるために，すべての輸送蛋白は「整列」し，一方向の移動のために組織化されなければならない．

　このように方向性を組織化するために，尿細管には「前と後ろ」が存在し，これは地図の方角と感覚が似ている．この概念は**極性**として知られる．さらに，細胞の両サイドの膜，つまり管腔に接している**管腔側（apical membrane）**と，間質に接している**血管側（basolateral membrane）**は，異なった特徴を有する．極性により，ある蛋白は細胞の管腔側へ，そして別の蛋白は血管側へと割り当てられる．

　輸送蛋白の機能によって細胞の極性が決定する．細胞内では，蛋白を細胞膜に発現させておくか，細胞質へ戻すかといった動的な処理が行われ，その結果，膜蛋白は適切に配置される．**エクソサイトーシス（exocytosis）**とは，合成された蛋白を核から細胞膜へと輸送する過程のことを指し，**エンドサイトーシス（endocytosis）**とは，細胞膜に発現している膜蛋白を取り込んで細胞質へ戻す過程を指し，通常，その後に細胞内で分解される．これらの過程は，合わせて**蛋白輸送（protein trafficking）**とよばれ，蛋白生物学の動的な性質を反映している．蛋白合成の全過程，つまりDNAの転写から前述の翻訳後蛋白輸送にいたるまで，あらゆるポイントにおいて調節が行われる．このように膜蛋白の発現量を調節することで，尿細管の輸送体の機能は亢進したり低下したりする．そのため，尿細管管

5. 尿細管

腔からの溶質の再吸収は大きく変動する．

　膜蛋白には大きく分けて2つのタイプが存在する．溶質の再吸収を担うものと，水の再吸収を担うものである．後の章で述べるが，蛋白は特定の粒子に対し特異的に働く．例えば，グルコーストランスポーター，Naトランスポーター，そしてリン酸トランスポーターが存在する．それぞれの蛋白は，特定の粒子に対して特有の親和性を有している．しかし，水はトランスポーターを介して移動するわけではない．尿細管管腔から水を再吸収するには，傍細胞経路か，細胞膜にある水に特異的なチャネルを介する必要がある．このチャネルは**アクアポリン**（**aquaporin**）とよばれる．5章で詳しく述べるが，アクアポリンは水分子に特異的であり，他の小分子を通過させることはない．

　要約すると，尿細管は本質的には不透過性だが，特殊な蛋白を合成して管腔に面した細胞膜に挿入することができる．これらの蛋白は，溶質粒子や水の通り道を作り出すことで非常にうまく尿細管の透過性を変化させている．後の章で述べるが，蛋白輸送の過程はさまざまな刺激によって調整を受けるため，状況に応じて，また体の需要に従って尿細管の透過性を変化させることができる．例えば，ある状況下では尿細管でのNa再吸収が亢進し，また別の状況下では，水の再吸収が亢進する．日々，尿細管には大量の濾液が運ばれるが，選択的に濾液内の成分を再吸収するという尿細管特有の能力により，最終的に体液組成が決定される．

溶質の再吸収に要するエネルギー源 ─ Na/K ATPase

　膜蛋白により，尿細管上皮の不透過性という課題は克服されたが，輸送過程の多くはエネルギーに依存している．糸球体濾過液は，毛細血管係蹄の高い静水圧が主な駆動力となり尿細管管腔へ流れこむ．反対に，尿細管管腔は非常に低圧系となっている．再吸収された濾液を受け取る腎静脈もまた低圧系であるが，濾液は尿細管管腔から上皮細胞の障壁を越えて間質へ移動しなければならない．静水圧勾配はこの動きの駆動力になりえないため，代わりのエネルギー源が必要となる．

　尿細管上皮細胞の血管側に沿って存在する細胞膜ポンプは，濾液の再吸

収に必要なエネルギーを供給する．このポンプは Na/K ATPase として知られ，全細胞膜の至るところに存在する．このポンプは，体のあらゆる場所で細胞内外の電解質平衡を保ち，細胞が膨張するのを防ぐ．しかし，腎臓では Na/K ATPase はさらに重要な役割を担う．細胞の極性に一致して，Na/K ATPase はすべての尿細管細胞の血管側に並び，溶質の移動の方向性を作りだす．これらの溶質粒子は荷電しているため，移動により細胞膜を介した電気化学的勾配が形成される．個々の細胞の影響が合わさることで，尿細管全域にわたり電気化学的勾配が形成される．この勾配は濾液再吸収の駆動力となる．

尿細管特有の構造や，再吸収過程については 5 章で述べる．

? 思考のための問題 [3-2]

患者が心臓発作を起こし，心拍出量低下，血圧低下をきたした．腎臓を含む組織への酸素供給は著しく低下する．尿細管はエネルギー依存であり，尿細管での再吸収には大量の Na/K ATPase の活性が必要となる．この時，血圧が低下したこの患者では臨床的にどのようなことが起こるだろうか？ 尿量は増えるか減るか？ また，それはなぜか？

傍糸球体装置

これまで，大量の体液がどのように糸球体で濾過され，尿細管全長にわたって再吸収されるかを述べてきた．この高流量システムは体の老廃物を除去するのに効率的ではあるが，尿細管での再吸収は綿密に調整され，統合されなければならない．尿細管機能に少しでも異常があれば，急速な体液喪失，死亡といった悲惨な結果をもたらしうる．

幸運にも，腎臓には，この過程を監視する部位があり，濾過量と再吸収量を正確に計量している．この部位は傍糸球体装置（juxtaglomerular apparatus：JGA）とよばれる細胞の集合体であり，糸球体の動脈と尿細管に挟まれて存在する．図 3-6 に示すように，JGA が輸入細動脈と尿細管の両方と構造的に近接しているため，糸球体濾過量と尿細管再吸収量の両

5. 尿細管

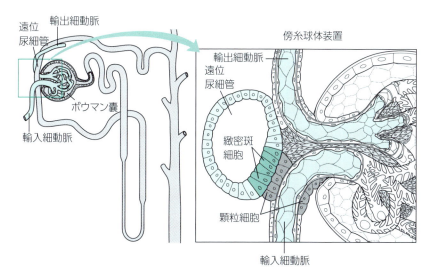

図 3-6 傍糸球体装置
傍糸球体装置（JGA）は，各ネフロンの動脈と尿細管の間に存在する．各ネフロンの尿細管は折れ曲がって，糸球体の位置まで戻り，最終的に輸入・輸出細動脈の間にはまり込む．そのため，JGA は動脈血流量と尿細管流量の両方の変化を感知し，対応することが可能であり，尿細管再吸収と糸球体濾過を調節する．この場所に 2 つの特殊な細胞が存在し，濾過の調節を行う．1 つめは，緻密斑（macula densa）という遠位尿細管の細胞で，尿細管流量を感知する．2 つめは，輸入細動脈に沿って存在する顆粒細胞で，レニンを産生する．レニンは多様な作用をもち，体液量（Na と水）を保持するように働く．

方をモニターし調節できる．
　JGA は 2 つの異なる細胞から構成される．**緻密斑（macula densa）**と，傍糸球体細胞である．6 章で詳しく述べるが，緻密斑は特殊化した尿細管上皮細胞で，尿細管管腔内の流量を感知する．顆粒細胞は輸入細動脈に沿って存在する．この細胞は，**レニン産生**と分泌を行う．レニンの役割については，5 章で詳しく述べる．差し当たり，ここで述べておきたいことは，レニン分泌により，アンジオテンシンやアルドステロンなど，他の物質の合成や分泌が起こるということである．これらは Na（つまり，総体液量）や血圧，腎血流量の調節に重要な役割を担う．顆粒細胞は緻密斑に隣接し，輸入細動脈の上に位置するため，尿細管と輸入細動脈の間の伝達

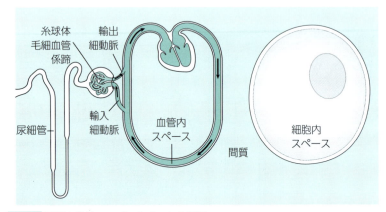

図 3-7 腎臓と体液コンパートメントの関係
2章で示した体液コンパートメントの図に腎臓での体液の動きを追加した．糸球体毛細血管係蹄は血管内コンパートメントの延長であり，輸入・輸出細動脈を介して血管内コンパートメントとつながる．この概念図では，腎臓全体ではなく，1つの糸球体とその輸入・輸出細動脈を図示していることに注意してほしい．そのため，腎臓から大動脈，下大静脈への主要な連結を担う腎動静脈は図示していない．さらに，血管内コンパートメントにおいて動脈と静脈を区別していない．毛細血管係蹄内の圧の総和により，体液は糸球体から尿細管へ濾過される．尿細管は間質コンパートメントとつながっているが，その特有の構造により，体外につながる管となり，老廃物の排泄を担う．

網となる．例えば，糸球体濾過量が低下した結果，尿細管流量が減少すれば，JGA は体液量減少を察知し，レニン分泌が刺激される．さらに，顆粒細胞に分布する神経線維は体の他の部位ともつながりがあり，交感神経系の活性化によってもレニン分泌が刺激される．このように，血圧や尿細管流量，神経系活性の変化はすべて，レニン分泌を刺激しうる．JGA は濾過量と再吸収量の感知と調節の両方を行うので，輸入細動脈と尿細管流量を同時に調節している．JGA により体液量が維持されるのである．

これまで，腎臓の主要な構造について述べてきた．2 章の 図2-1 に戻り，体液コンパートメントに関して，腎臓での体液の動きも追加してみよう．これからも，この図を何度も振り返ることになる．この図を十分に理解してほしい．

図3-7 に示すように，糸球体毛細血管係蹄は血管内コンパートメントの延長である．輸入細動脈から糸球体毛細血管係蹄へ入り，輸出細動脈に

つながる.次の章で説明するが,毛細血管係蹄内のさまざまな力によって,毛細血管係蹄から尿細管システムへ濾過される量が決まる.

6. 恒常性の維持 ― 摂取量と排泄量のバランス

　本章で,腎臓は特殊な解剖学的構造を有し,それにより,腎臓で血液を濾過し,老廃物を排泄し,体液バランスの保持に必要な粒子と水が再吸収されることを述べてきた.そのためには,体内の溶質量と水分量を感知する機構が不可欠である.すなわち,消化管からの摂取量と,さまざまな臓器からの排泄量(呼吸器系での蒸散,皮膚での発汗,消化管からの便など)のバランスの感知である.腎臓はこれらの量を評価し,適切に反応しなければならない.水分量はNaやKのようないくつかの粒子とともに,厳密に調整される(感知[センサー]機構と反応[エフェクター]機構を必要とする).クレアチニンなどの他の物質は調整されない.

　食事摂取後に起こることを例にとって考えてみよう.図3-7に消化管の図を加え,3つの例 ― 炭水化物摂取時,Na摂取時,水分摂取時 ― について考えてみる.それぞれ,図3-8A～Cで図示している.

　図3-8Aに示すように,蛋白質と炭水化物を含む食事は,消化管を介して摂取され,代謝を受け,細胞へ運ばれる.そこでエネルギーや必須アミノ酸へ異化される.蛋白の異化により窒素性老廃物が産生され,これは水溶性の尿素へ変換される.尿素はすべての細胞を自由に通過することができ,図3-8Aでは血管内皮細胞と細胞膜を尿素が自由に通過する様子を矢印で示している.さらに,尿素は糸球体から尿細管へ自由に濾過され,最終的に老廃物として排泄される(図示していないが,尿素の一部は尿細管から再吸収される).

　われわれは,空腹を感じると蛋白質と炭水化物を摂取するが,体内にそれぞれがどのくらい存在するか,どのくらい必要かを評価する感知機構は備わっていない.すなわち,これらの摂取量は食事量によって決まり,排泄量は腎臓の濾過量によってほとんど決まる.この過程(食事量と腎臓濾過量)はいずれも厳密な調節をうけていない.

　一方,図3-8Bに示すように,Na代謝は全く状況が異なる.

3章｜形態が機能を決定する

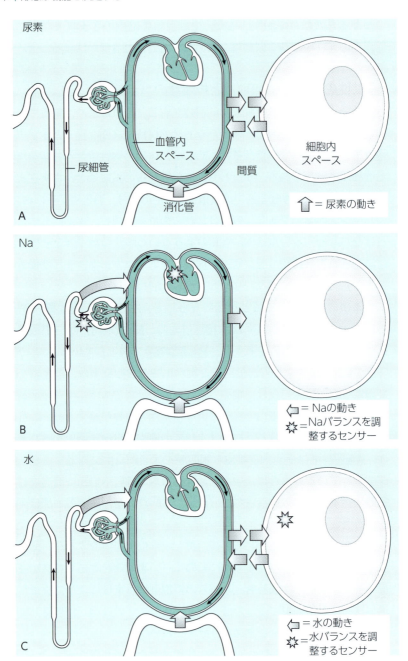

摂取した Na は腸上皮を介して，間質と血管内へ運搬される．細胞の Na/K ATPase の働きにより，Na は細胞内に入ったとしても，細胞内に留まることはない．摂取した Na がどれだけ血管内と間質の溶量を等張性に膨張させるかは，食事中の水分摂取量に依存する．もし，水分を摂取しなければ（通常，Na 摂取により口渇が起こるので，これはほとんどないが），細胞内から間質/血管内へ水が移動する．循環によって最終的に Na は腎臓に運ばれ，尿細管へ濾過される．膨大な量の Na が濾過され，その大多数が再吸収される．しかし，体内の Na の恒常性は，摂取量と汗や呼吸，消化管からの排泄量のバランスをとることで維持される．

多数の受容体と刺激を駆使して，体は腎臓に指示し，Na バランスを維持するために適切な Na 量を再吸収させる．Na 摂取によって主に影響が出るのは血管内や間質なので，Na バランスの感知機構がこれらのコンパートメント内に位置するのはもっともである．6 章で述べるが，Na 再吸収の必要量を最終的に統合するセンサーは血管内と JGA 内に存在する．

←

図 3-8 尿素，Na，水の代謝

図 3-8 では，異なる粒子の代謝の違いを示すために消化管の図を追加した．小腸から吸収されるものに関してはほとんど調節が行われない．小腸では管腔内で消化された後に，摂取されたものはほとんどすべて吸収される．

A は食事中の蛋白質の吸収を示している．摂取した蛋白質は代謝され，代謝産物である尿素を形成する．尿素はすべてのコンパートメントを自由に通過する．血清に溶解した尿素は尿細管へ濾過され，排泄される．これにより老廃物を排泄し，毒性の出現を防ぐ．この過程はほとんど調節を受けない．

B は Na の吸収を示している．摂取した Na は血管内と間質に分布するが，細胞内には入らない．Na は血清に溶解するため，尿細管へ濾過される．尿細管で再吸収される正確な Na の量は，さまざまな刺激によって規定され，消化管から吸収された Na 量と呼吸器・皮膚・消化管から喪失した Na 量をみて調節される．実際に尿細管での Na 再吸収量を決める感知受容体は，傍糸球体装置と血管内に存在する．

C は摂取した水の分布を示している．水は消化管から体内に入り，細胞内を含むすべてのコンパートメントに分布する．水も糸球体から尿細管へ濾過され，その多くが再吸収される．尿細管で再吸収される正確な水の量は，摂取した水の量と，呼吸器・皮膚・消化管から喪失した水の量のバランスによって規定される．必要な水の再吸収量を決める感知受容体（浸透圧受容体）は，細胞内コンパートメントに存在する．これは概念的に筋が通っている．水はすべてのコンパートメントに均等に行き渡るので，浸透圧はあらゆる場所で同じになるからである．1 章の冒頭で述べ，後の章でも述べるが，Na と水の調節は互いに独立して行われる．

図 3-8C に示すように，水の移動もまた異なる．

摂取した水は粒子の吸収と一緒に引っ張られ，透過性のある消化管を通り受動的に吸収される．ほとんどの細胞膜は水に対して透過性であるため，摂取された水はすべてのコンパートメントに拡散する．水は糸球体に到着すると，Starling の法則にしたがって尿細管へ濾過される．尿細管における水の運命は，尿細管の水の渇望度によって決まる．Na の場合と同様に，尿細管は水を排泄することも（水が過剰なとき），摂取した水のほとんどすべてを再吸収することも（水不足のとき）できる．しかし，この過程は Na やその他の粒子の再吸収と独立して行うことが可能であり，体は，他の粒子の恒常性に影響を及ぼすことなく，水の恒常性を調節することができる．水はすべてのコンパートメントに均等に分布するため，水の恒常性を感知する受容体は細胞内に位置する．細胞内の浸透圧の変化は体内の他の場所の浸透圧変化を反映している．この感知機構については，8 章で詳しく述べる．

7. まとめ

ジェド・ニコルソンは 70 歳のゴルフ好きだが，左手の水疱が化膿した．彼は抗菌薬を処方された．その代謝産物は腎臓で濾過されるものであった．抗菌薬が高価だったため，25 歳の孫が最近内服していた抗菌薬を服用することにした．1 週間後，いつも通り気温 32℃の中でゴルフをした後，ジェドは救急室を受診した．血圧 80/60 mmHg，脈拍 120 回/分，口腔粘膜は乾燥し，意識混濁を認めた．検査の結果，血清 Na 濃度の上昇，抗菌薬の血中濃度上昇がみられた．尿検査では，尿は非常に濃縮しており，Na が含まれていなかった．なぜ抗菌薬の血中濃度が上昇したのだろうか？ なぜ血清 Na 濃度が上昇し，尿中に Na が含まれていないのか？

年をとると，健常人でも GFR は低下する．そのため，腎臓で濾過され排泄される薬の場合，高齢者では毒性代謝物の蓄積を避けるために，投与量を減らさなければならない．体液量減少では，血圧低下と頻脈（心拍出量を増やし，血圧を回復させるための代償機構）をきたし，濾過量がさら

に減少するため問題が悪化する．この患者では，身体所見上，総体液量の減少は明らかである．さらに，血清 Na 濃度が上昇しているということは，この数日で体から Na よりも水を多く失ったことを意味している．そうすると，細胞内から血管や間質へ水が移動する．この水の移動によって細胞内容量が減少，細胞内浸透圧が上昇し，脳の活性に変化が生じ意識混濁をきたす．腎臓はこの問題を代償すべく尿細管から Na と水をできる限り再吸収するので，尿中に Na が含まれず，尿の濃縮がみられていたのである．

■ 要点

- 基本的な腎臓の単位はネフロンとよばれる．1つの糸球体と，それを支える血管系，そして流出路となる尿細管システムで構成される．
- 糸球体は毛細血管係蹄と基底膜，そして足細胞から構成される．
- 尿細管は特殊な上皮細胞で構成される．
- 尿細管上皮細胞の細胞膜は脂質を豊富に含み，隣接細胞との間には tight junction が存在するため，尿細管は不透過性である．
- 尿細管は解剖学的な位置によって名前が異なり，構造的な違いにより区別される．
- 糸球体毛細血管係蹄から尿細管への濾過速度は約 120 cc/分である．
- 尿細管内の濾液のほとんどが，尿細管全長を通過するときには再吸収される．
- 尿細管の大部分が本質的に不透過性だが，尿細管上皮細胞の細胞膜内にある重要な輸送蛋白により，特定の粒子や水が移動できる．つまり，選択透過性があり，濾液の再吸収が可能になる．
- これらの輸送蛋白の分布や機能により，最終的な尿細管での濾液再吸収量が決まる．
- アクアポリンは水チャネルであり，水の再吸収を担当する尿細管の領域に存在する．
- 尿細管上皮細胞の血管側に沿って存在する高エネルギーポンプは，不透過性の上皮細胞を介して濾液を輸送するのに必要なエネルギーを供給する．
- JGA は腎臓の統合中枢である．尿細管流量をモニターして，それに応じ輸入細動脈の圧を変え，レニン分泌を促す．いずれも糸球体濾過量を変化させる．
- 体は Na と水バランスを感知する受容体をもつことで，腎臓に対して Na や

水の排泄や保持を指示する．これら2つの物質の調整は互いに独立して行われる．

 思考のための問題に対する解答

[3-1] 毛細管係蹄内の炎症を起こす疾患とは異なり，主に足細胞を傷害させる疾患では，少なくとも初期には腎不全をきたすことはない．そのかわり，足細胞の傷害は足細胞と基底膜の間の緻密な関係を崩壊させ，足細胞という支持構造を失うことになる．結果的に，基底膜の統合性が損なわれ，サイズや電荷の選択性を失い，蛋白などの大きな分子が尿腔へ漏れてしまう．このような患者では，通常，尿に大量の蛋白が検出され，蛋白尿とよばれる．一般的に，腎臓に炎症を伴う症候群は「腎炎（nephritis）」とよばれ，一方で足細胞の障害は「ネフローゼ（nephrosis）」とよばれる．

[3-2] 低血圧により腎臓の血液は枯渇する．尿細管は2つの理由から，特に障害を受けやすい．第一に，尿細管は血液を「直列」に受けている．つまり，尿細管は糸球体を通過した後の第二の毛細血管網から血液の供給を受ける．腎臓は糸球体内圧を保つため輸出細動脈を収縮させ濾過を維持するが，尿細管への灌流が犠牲となる．第二に尿細管は濾液再吸収という役割上，エネルギーへの依存度が高い．そのため高濃度のNa/K ATPaseを要する．

　この問題は，尿細管傷害と尿細管での濾液再吸収能の関係に焦点を置いている．この症例では，尿細管は傷害を受けるが，大量の濾液喪失には至らない．それどころか，少なくとも数日間のうちに彼の尿量はなくなるだろう．この現象は非常に複雑である．考慮すべき重要な点は，尿細管傷害ではたいてい，そのネフロンの濾過喪失につながることである．つまり，尿細管傷害の結果，上流の糸球体の濾過が止まってしまう．したがって，尿細管傷害はほぼ常に糸球体濾過傷害，つまり腎不全を呈し，濾液再吸収傷害として呈することはほとんどない．

章末問題

次の設問に対する答えとして適切なものはどれか．それぞれ1つ選べ．

問 3-1
大量の消化管出血で救急受診した患者の血圧が低下した．腎臓のどの部分が最も影響を受けるだろうか？

A. 糸球体内皮細胞
B. 糸球体基底膜
C. 糸球体上皮細胞
D. 尿細管

問 3-2
若い女性が抗原抗体複合体を形成するような自己免疫疾患に罹患した．腎生検では，免疫複合体がメサンギウムと糸球体係蹄内に認められた．免疫複合体のサイズは大きく，基底膜を通過して尿細管の尿腔にまで出ていくことはない．次のうち最も起こりにくいことはどれか？

A. 腎不全
B. 蛋白尿による低アルブミン血症
C. 高血圧
D. 尿中白血球

問 3-3
がん患者がある抗がん剤の治験で，副作用により糸球体の足細胞が特異的に傷害された．次のうち患者にみられるものはどれか？

A. 腎不全
B. 蛋白尿による低アルブミン血症
C. 高血圧
D. 尿中白血球

問 3-4

患者が抗がん剤治療を受けているが，この抗がん剤で尿細管傷害が起こる．次のうち最も起こりにくいものはどれか？

A. 低 P 血症
B. 高 Na 血症
C. 蛋白尿
D. 腎不全

ごみを捨てる
糸球体濾過

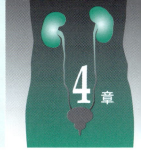

4 章

章の概説

- はじめに
- 糸球体濾過量
- GFR を規定する因子
  - 静水圧
  - 膠質浸透圧
- GFR の調節
  - 自己調節能
  - 外部からの調節
- GFR の測定
  - クリアランスと GFR の関係
  - クリアランスの至適度
  - GFR の指標としての血清クレアチニン濃度
- まとめ
- 要点

学習目標

本章の終わりまでに,以下の内容を習得すること.

- 体内で生成された老廃物を除去する腎臓の役割を説明できる.
- 糸球体濾過量(glomerular filtration rate:GFR)を定義できる.
- 毛細血管内圧を規定する糸球体独自の特徴を説明できる.
- GFR を調節する仕組みを列挙し,説明できる.
- 大規模な生理学的変化の中でも,腎血管が血管抵抗を制御し,適切な腎血流量を維持するという腎臓の自己調節能を説明できる.
- GFR を調節するアンジオテンシン II の重要性を説明できる.
- 腎臓での「クリアランス」と「効率(至適度)」の概念を定義できる.
- 血清クレアチニンと腎臓のクリアランスの関係を説明できる.

1. はじめに

　1 章では,水槽の中の魚が絶えず老廃物を生成し,それらが除去もしくは排泄されなければ,水槽内の溶質濃度が上昇していくことを説明した.

同様に，われわれの細胞は代謝の過程で尿素を代表とする老廃物を絶えず生成する．老廃物が蓄積すれば，われわれは病気になって，やがて死んでしまう．したがって，代謝によって生じる老廃物を効率的に排泄することは，恒常性の維持とわれわれの健康のために非常に重要である．

蛋白の主要な代謝産物の1つである尿素は，細胞膜や血管内皮を自由に通過する．そのため，尿素は体内の3つの体液コンパートメントすべてに速やかに広がり，体液全体に分布する．老廃物の蓄積を防ぐため，体液は1日に何度も浄化される必要がある．本章では，体液から代謝産物が除去される過程に焦点を当てる．

約120 mL/分（7.2 L/時間）の体液が糸球体毛細血管から尿腔へ流れる．この濾液には一定量の老廃物が溶解している．濾液の大部分は尿細管で再吸収されるが，老廃物の大部分は再吸収されずに排泄される．濾液の選択的再吸収の仕組みについては，5章で概説する．

2. 糸球体濾過量

糸球体毛細血管係蹄から基底膜を通過して尿細管へと流れる濾液の速度を**糸球体濾過量**（glomerular filtration rate: GFR）という．体液コンパートメントと，血液が糸球体から尿細管へと濾過される様子が 図 4-1 に示されている．GFRは速度であり，その単位は量/単位時間（mL/分またはL/日）で表現される．GFRは体液が濾過される速度を表すので，老廃物の排泄効率を予測することができる．

GFRを把握することは非常に重要である．なぜなら腎臓がどの程度働いているか把握することができるからである．濾過の過程は，内因性の老廃物の排泄だけでなく外因性の物質（摂取したKやP，薬物など）の排泄の点でも重要である．GFRの低下によってあらゆる物質が蓄積し，恒常性の維持機構が傷害される可能性がある．したがって，GFRを正常に保つことは最も重要な生理学的機能のひとつである．そのため，「腎機能」を評価するとき，われわれは通常GFRを用いる．次に述べるが，GFRはさまざまな因子で規定され，その調節にも多数の仕組みが存在する．

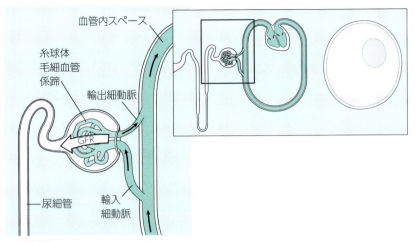

図 4-1 糸球体濾過量

糸球体濾過量とは，糸球体毛細血管から尿腔に濾過される量を表す用語である．流量は，主に毛細血管係蹄内圧によって規定される．濾過とは，摂取した食物や細胞の代謝によって蓄積する老廃物を排泄する主な方法である．

3. GFR を規定する因子

2 章で概説したように，膜を介した体液移動は膜固有の透過性と駆動力によって規定される．細胞膜では，主に細胞内外の溶質濃度勾配が駆動力になるが，血管内皮を介した体液移動は静水圧と膠質浸透圧のバランスによって規定される．この項では，糸球体毛細血管を介した体液移動が起こる仕組みについて述べる．この移動もまた，毛細血管係蹄の透過性と駆動力によって規定される．毛細血管係蹄の透過性はその独特な構造により影響を受ける．

静水圧

糸球体毛細血管の透過性は，糸球体基底膜とその支持構造である足細胞によって規定される．毛細血管の透過性は，主に粒子の大きさと電荷によって規定される．5,000 ダルトンを超えるような大分子や陰性荷電粒子は毛細血管係蹄を通過できない．つまり，水はもちろん，Na や K などの電解質，クレアチニン，尿素，グルコースなどの小分子は，毛細血管を自

由に通過することができる.

　これらの小分子に対する毛細血管の透過性は高いので，GFRは主に毛細血管と尿腔の圧勾配によって規定される．この圧勾配は静水圧と膠質浸透圧のバランスで決まり，前述した骨格筋などの末梢毛細血管での体液移動と似ている．

　GFRは以下の式で表される．

$$\text{GFR} = \text{Lp}\,(\text{S})\,(\Delta 静水圧 - \Delta 膠質浸透圧)$$

　この式では，Lpは毛細血管壁の透過性を，Sは有効濾過面積を表す．

　糸球体毛細血管には，体内の他の毛細血管と異なる独特な特徴がある．糸球体毛細血管自体は薄い内皮細胞から構成され筋層をもたないが，他の毛細血管のように細動脈と収縮能が低い細静脈に挟まれるのではなく，筋層に支持された輸入細動脈と輸出細動脈に挟まれている．したがって，輸入細動脈および輸出細動脈の筋層が収縮・弛緩することで血管が収縮あるいは拡張し，糸球体毛細血管内の静水圧を変化させることができる．輸入細動脈の拡張と輸出細動脈の収縮が同時に起こると糸球体内圧が上昇し，輸入細動脈の収縮と輸出細動脈の拡張が同時に起こると糸球体内圧は低下する．通常，輸入細動脈と輸出細動脈は毛細血管係蹄の静水圧をほぼ一定に保つために協同して働いている．

　一般的な末梢の毛細血管床では，静水圧は動脈側から静脈側に向かって40 mmHgから15 mmHg未満にまで低下するが，糸球体毛細血管係蹄においては血液が移動する間に静水圧がほとんど変化しない．輸入細動脈と輸出細動脈が毛細血管係蹄内圧を調節し，広大な毛細血管内は血管抵抗が小さいため，一定かつ高い静水圧が維持される．糸球体毛細血管係蹄内圧は平均して45 mmHg程度であり，体内の他の毛細血管と比較して著しく高い．さらに，一般的な末梢の毛細血管床では，静脈側に向かうに従って血管抵抗により静水圧が低下するが，糸球体毛細血管では全長にわたり高い静水圧が維持される．

3. GFRを規定する因子

> **編集者のまとめ**
>
> 糸球体毛細血管係蹄の血管抵抗が非常に小さいのは，毛細血管が多数の束になって並列に走行しているからである．物理学の法則によると，直列回路では合計抵抗は各抵抗の和に等しい（$R_T = R_1 + R_2 + R_3$）．一方，並列回路では，合計抵抗は各抵抗よりも小さくなる（$1/R_T = 1/R_1 + 1/R_2 + 1/R_3$）．この法則は肺にも同様に当てはまる．空気が気管（1本の管）から末梢の気管支（並列している何百万もの管）に向かうに従って，気道抵抗は減少していく．気道抵抗に関する詳細な内容は姉妹書 Respiratory physiology: a clinical approach を参照してほしい．

　毛細血管係蹄の高い静水圧によって濾過が促進される．一方，糸球体毛細血管壁の対側に位置する尿腔は非常に内圧が低く，通常10 mmHg程度である．したがって，血管内と尿腔の間には圧勾配が形成され，濾過が促進される．糸球体毛細血管を通過する体液は平均して約120 mL/分，あるいは180 L/日である．このGFRと一般的な腎血漿流量（renal plasma flow: RPF）625 mL/分を比較してほしい．腎臓に運ばれた血液の約20％が糸球体から尿腔に濾過される．血漿とは血液から細胞成分を除いた液体成分である．RPFのうちGFRの占める割合（GFR/RPF）を**濾過率（filtration fraction）**とよび下記の式で表される．

濾過率（filtration fraction）＝ GFR /｛（1 − Hct）×（腎血流量）｝

> **? 思考のための問題 [4-1]**
>
> 輸入細動脈と輸出細動脈の収縮はいずれも毛細血管叢の抵抗を増加させる．輸入細動脈が収縮すると，血管抵抗の増加により腎血流量（renal blood flow: RBF）が低下する．輸出細動脈は輸入細動脈に対し直列に並んでいる（前述した物理学の法則を思い出してほしい）．回路内で抵抗器が直列に配列していると，合計抵抗は各抵抗の総和となる．それでは，輸出細動脈の収縮によって腎灌流が低下しないのはなぜだろうか？

思考のための問題 [4-2]

腎傷害によって一部の糸球体毛細血管係蹄が傷害を受けたとき，腎血流量・糸球体内圧・糸球体濾過の関係はどのように変化するだろうか？

膠質浸透圧

　膠質浸透圧は，濾過を促進する第二の圧である．他の毛細血管床と比較して，糸球体毛細血管では膠質浸透圧の変化が，より重要な役割を果たす．その理由を以下に述べる．

　末梢血管では，静水圧が速やかに低下するため毛細血管壁を通過する体液は比較的少ない．一方，糸球体の静水圧は毛細血管係蹄全長にわたり高く，比較的一定に保たれることから，血管内皮を介して体液の喪失が起こる．腎血漿流量の約20％が糸球体毛細血管で濾過され，流出する．高い静水圧にもかかわらず，血漿蛋白（とくにアルブミン）はその大きさと陰性荷電のため濾過されない．同様に，細胞も濾過されない．多くの血漿は濾過されるが，蛋白や細胞は毛細血管内に残されるので，毛細血管内の血液は濃縮される．したがって，輸出細動脈側に向かうにつれ膠質浸透圧は上昇し，体液を再吸収する方向に働く．輸入細動脈の膠質浸透圧は約23 mmHgだが，輸出細動脈では40 mmHgまで上昇する．

　血漿蛋白による内向きの力は，最終的に外向きの力である静水圧と同じ圧まで上昇する．平衡状態に達した時点で濾過が止まる．この点を**濾過平衡（filtration equilibrium）**という．

　他の毛細血管と同様に，外向きの静水圧と内向きの膠質浸透圧のバランスによって糸球体濾過量が規定される．しかし，糸球体の構造は独特なので，このバランスは他の毛細血管と異なっている．全身血圧が変化しても，輸入細動脈と輸出細動脈の緊張度が調節されるので，糸球体毛細血管係蹄内の静水圧は，高く一定に保たれる．大量の濾液と毛細血管壁を通過できない大分子の存在により，毛細血管を通過していくに従って内向きの膠質浸透圧は劇的に上昇する．一般的な糸球体毛細血管における静水圧と膠質浸透圧のバランスは 図4-2 に示されている．

4. GFR の調節

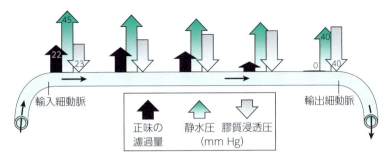

図 4-2 濾過を規定する膠質浸透圧と静水圧のバランス
心拍出量や全身血圧が変化しても，毛細血管内圧をほぼ一定に維持するために，輸入細動脈と輸出細動脈はその径を変化させている（結果，血管抵抗も変化する）．毛細血管係蹄の入り口部分の膠質浸透圧は体内の他の血管と同等であり，濾液は速やかに毛細血管係蹄から出ていく．これは静水圧が膠質浸透圧を上回っているためである．しかし，水や荷電粒子が毛細血管内から濾過されるに従って，残った細胞や蛋白は濃縮し，膠質浸透圧が上昇する．毛細血管係蹄の出口に向かうに従って，外向きの静水圧は内向きの膠質浸透圧と釣り合うようになり，濾過平衡に達する．末梢の毛細血管では，外向きの力（静水圧 − 膠質浸透圧）の減少は主に静水圧の低下に起因するが（2 章 図 2-6），糸球体毛細血管では膠質浸透圧の著しい上昇に起因する．

4. GFR の調節

　糸球体濾過は体内の老廃物を排泄するのに不可欠なので，GFR を維持することはきわめて重要である．これまで，静水圧と膠質浸透圧のバランスがどのように GFR を規定するかを述べてきた．通常，血清蛋白濃度は変動しないので，膠質浸透圧を変化させることで濾過を調節することはできない．そのかわり，われわれは主に静水圧を変化させることで GFR を調節している．腎臓における静水圧の調節方法は 2 つあり，1 つは腎臓に本来備わっている機能，もう 1 つは神経液性因子（ホルモンなど）による調節である．

　これらの調節機構がなければ，糸球体の静水圧は，容易に全身血圧の影響を受け，血圧の低下がそのまま GFR の低下を招いてしまう．しかし腎臓は，全身血圧が大きく変動しても糸球体の静水圧を維持する優れた能力をもっているのである．

自己調節能

回路内の流れは，物理学の基礎原理（オームの法則）によって規定される．流量は，駆動圧（回路の両端の圧較差）と回路内の抵抗の両者によって決まる．

流量（flow）＝ 圧（pressure）/ 抵抗（resistance）

したがって，圧と抵抗が比例して低下すれば，流量は変化しない．これは，血管が圧の変化に応じて抵抗を調節する仕組みであり，**自己調節能（autoregulation）** とよばれ，多くの血管に備わっている．血管には基準となる緊張度があり，多くの要素に影響を受ける．その中には，血管壁自体の柔軟性，交感神経系の活性，エピネフリン，アンジオテンシン，バソプレシンといったさまざまな神経液性因子が含まれる．さらに，一部の血管は圧の変化に反応する能力をもっており，これを**筋原性伸展（myogenic stretch）**という．筋原性（myogenic）という用語は，神経の電気活性やホルモンの生化学的活性などの外的刺激がなくても，動脈を取り巻く筋細胞自体が収縮（あるいは弛緩）することを意味している．

> **編集者のまとめ**
>
> 血圧の変化に特に敏感な他の臓器も，腎臓と同様に血管床で自己調節能を働かせている．例えば脳の機能は，たとえ一時的な変化であっても，全身血圧の上昇や低下によって悪影響を受ける．したがって，脳循環では分単位で抵抗・流量・圧の調節が可能である．この調節機構に関しては姉妹書 Cardiovascular physiology: a clinical approach を参照してほしい．

腎臓は，圧の変化に対し，輸入細動脈が収縮あるいは拡張することで対応している．具体的には，灌流圧が低下すると，輸入細動脈の筋肉が弛緩して血管壁の張力が低下，血管径が拡張し，抵抗が減る．これにより，血流を維持できる．逆に，灌流圧が上昇すると，輸入細動脈の筋収縮によって血管径が狭くなり抵抗が上昇する．これによって全身血圧の変化による

GFR の大幅な変動を回避している．

図 4-3 に示すように，通常，若年健常人においては，収縮期血圧が 90 mmHg 程度に低下するまで腎血流量は維持される．圧がさらに低下すると腎血流量は低下する．しかし輸入細動脈および輸出細動脈の血管活性を調節できない患者では，より高い収縮期血圧（もしくはわずかな圧の低下）であっても腎灌流が低下する可能性がある．高齢者では，動脈硬化の進行により血管が拡張しにくくなる．そのため，腎灌流は血圧低下による影響を受けやすく，若年健常人と比較して相対的に高い血圧においても腎血流量の著しい低下が起こり得る．

持続的な血圧の変化に対する筋原性伸展反応には限界がある．この筋原性伸展反応は血圧の日内変動による GFR の変化を抑えるための反応としては重要だが，より持続的な血圧の変化には対応しきれない．

外部からの調節

もともと備わっている筋原性の自己調節能に加えて，外部からの調節機構によっても糸球体内の静水圧，ひいては GFR が調節される．この機構

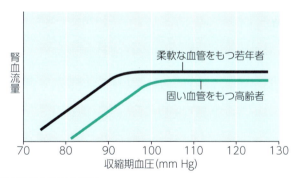

図 4-3 腎血流量と血圧の関係
多くの健常人の腎血管は柔軟で，血圧低下に反応して拡張し，糸球体抵抗を減らして腎灌流を維持するため，血圧が変化しても必ずしも腎血流量は低下しない．実際，多くの場合，収縮期血圧が 90 mmHg 程度に低下するまで腎血流量を一定に維持することができる．しかし血管のコンプライアンスが悪い場合は，わずかな血圧低下であっても腎血流量の低下を招くおそれがある．

は，より持続的な血圧の変化に対して GFR を維持するために重要である．例えば，うっ血性心不全や出血による体液量減少がこれにあたる．

　前述したように，全身血圧が低下すると，腎血流量を保つために自己調節能が働き輸入細動脈が拡張する．さらに，血圧の低下は血管の受容体を刺激し（6 章参照），交感神経系が活性化されエピネフリンやノルエピネフリンが分泌される．これらのホルモンは輸出細動脈を収縮させる（程度は弱いが輸入細動脈も収縮させる）．

　さらに，2 章で述べたように，傍糸球体装置（juxtaglomerular apparatus: JGA）は GFR の調節において重大な役割を果たす．JGA は，輸入細動脈圧の低下（全身血圧低下などに伴う）や尿細管流量の低下に反応して，**レニン**を分泌する．レニンはアンジオテンシン I の産生を刺激し，アンジオテンシン I はアンジオテンシン変換酵素によって生理活性のあるアンジオテンシン II に変換される．6 章で述べるが，アンジオテンシン II の主な働きの 1 つは，体内の Na を調節する主要なホルモンであるアルドステロン産生を促進することである．くわえて，アンジオテンシン II は腎臓だけでなく全身において重要な血管収縮作用をもつ．血管内容量の低下や左心室の収縮力低下が起こっても，全身血管が収縮することで血圧が維持される．腎臓では，アンジオテンシン II は輸入・輸出細動脈の両者を収縮させるが，輸出細動脈に対しより強く作用する．輸出細動脈がより強く収縮することによって糸球体内の静水圧が上昇する．これが全身血圧の変化にかかわらず GFR を維持する重要な仕組みである．さらに，プロスタグランジンが産生されることで輸入細動脈が拡張し，これも GFR の維持に寄与している．

4. GFRの調節

> **編集者のまとめ**
>
> 上肢で測定する血圧は，左心室の収縮力と循環全体の平均的な血管抵抗を反映する．交感神経系の刺激は，前述したように，血管収縮をもたらすが，くわえて心収縮力を増加させ（陽性変力作用といわれる現象），毎分心臓から送り出される血液（心拍出量）を増やす．血圧と心臓の関係についてのより詳細な内容は，姉妹書 Cardiovascular physiology: a clinical approach を参照してほしい．

　腎灌流圧の低下によってもレニン分泌が刺激される．例えば，血圧低下が持続すると，筋原性の自己調節能では毛細血管内圧を維持できず，一時的に糸球体の静水圧および GFR が低下する．そのため，糸球体で濾過される体液が減少し，尿細管流量も低下する．尿細管流量の低下が緻密斑で感知されると，JGA からのレニン分泌が刺激される．レニンは，アンジオテンシンⅡへの変換を促し，輸出細動脈優位の収縮を起こす．このように，血圧低下が起こっても糸球体の静水圧は再び上昇し GFR が正常に回復する．

　低血圧や心拍出量の低下が起こると輸入細動脈の拡張によって腎血流量が維持されるが，輸出細動脈が糸球体毛細血管の出口に存在することこそが GFR の維持に不可欠である．収縮期血圧が低下すると，輸入細動脈が拡張して腎血流量を維持し，輸出細動脈が収縮して糸球体毛細血管の静水圧を維持するように働く．その結果，糸球体濾過が維持される．輸出細動脈の収縮は，「瓶の口」を閉じるような効果がある．つまり，出口が狭くなり，流量が減少し，圧が上昇する．この結果，腎臓では，腎灌流圧が低下しても糸球体内圧が維持される．

　血圧低下時に GFR を維持する過程を 図 4-4 に示す．

　この図は，出血によって血圧が低下している状況を示す．血管内の受容体（6章参照）はさまざまな物質を分泌し，全身の血管収縮と輸出細動脈の収縮が起こる．JGA によって尿細管流量の低下が感知されると，レニン‐アンジオテンシン‐アルドステロン系が刺激される．前述したように，

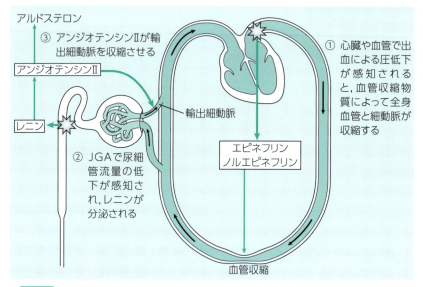

図 4-4 血圧低下時の外部からの GFR の維持機構
腎灌流が低下した時に GFR を維持する機構はいくつかある．（1）血圧が低下すると，交感神経系が活性化しエピネフリンとノルエピネフリン，他の血管収縮作用をもつペプチドを分泌する．これらの物質は全身の血管収縮を促し，血圧を安定化させる．さらに，これらの物質は輸出細動脈を優位に収縮させる（図示なし）．（2）JGAは，尿細管流量の低下（糸球体内圧低下により濾液が減少する）と輸入細動脈圧の低下に反応し，レニン-アンジオテンシン系を亢進させる．（3）レニン-アンジオテンシン系は輸出細動脈を優位に収縮させ，糸球体内圧をほぼ正常の状態に回復させようとする．（4）局所でプロスタグランジンが産生され，輸入細動脈が拡張する（図示なし）．輸入細動脈の拡張と輸出細動脈の収縮が同時に起こることによって糸球体内圧が保たれ，GFR が維持される．

アンジオテンシンは強力な血管収縮作用をもち，輸出細動脈優位に作用する．6章で述べるが，アルドステロンは尿細管からの Na 再吸収を促進し，濾液を体内に戻すように働く．

5．GFR の測定

クリアランスと GFR の関係

前項では，代謝の過程で産生される老廃物を除去する上で GFR がいかに重要であるか述べた．ここからは，除去される老廃物の量がどのように定められ，この量と GFR がどのように関係するか述べる．まず例をあげ

5. GFRの測定

てみよう.

多数の小粒子が溶け込んだ液体が入った水槽を想像してほしい. 水槽の底に小さい穴を開けて, 中の液体を排水できるようにする. 排水したときに出て行く粒子の数は, どうしたら計算できるだろうか? 答えは単純で, 出てきた粒子の数を数えればよい.

液体中の最初の粒子濃度と除去された粒子数の関係を表す用語がクリアランスである. **クリアランス**は, ある物質が完全に除去された液体の量で定義される. 実際に除去された粒子量の代わりに, 粒子を含まない液体を「鏡面像」, つまり除去量を反映するものとして使用する. 除去された粒子量ではなく, 浄化された液体の量に注目するのである. 底に小さい穴が開いている水槽を想像してほしい. 穴には粒子を除去する特殊なフィルターを張った. 図4-5 に示すように, 液体がフィルターを通過すると8個の粒子が除去され, 浄化された液体が水槽に戻される. クリアランスは浄化された液体の量であり, 除去された粒子の数(8)を最初の水槽内の濃度(4粒子/L)で割った量である. この例では, 粒子が完全に除去された液体は2Lとなる. 水槽の中の液体の総量はこの式に含まれていないことに注目してほしい. むしろ, クリアランスは除去された粒子と水槽内の最初

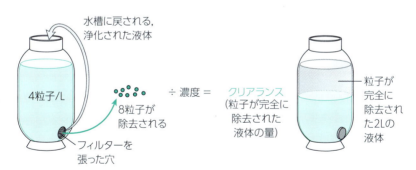

図4-5 クリアランス
クリアランスは, 粒子が完全に除去された液体の量として定義される. この例では, フィルターがついた穴が水槽の底に1つ開いている. 水槽内の液体の量はわからないが, 濃度は4粒子/Lとわかっている. 液体が穴から出て行くと, 粒子も一緒に出て行き, 濾過された液体は水槽に戻される. 除去された粒子数(8)を水槽内の最初の濃度(4粒子/L)で割ったものが, 粒子が完全に除去された液体の量(2L)となる.

の粒子の濃度の関係を表している．

いうまでもなく，粒子のクリアランスは，液体が穴をいかに速く通過するか（つまり速度や流量），粒子が穴をどの程度自由に通過できるかによって決まる．例えば，穴を通過できないほど大きい粒子であれば，ひとつも水槽から出ないのでクリアランスは 0 となる．

図 4-6 に示すように，粒子のクリアランスは，穴を通過する液体の単位時間当たりの流量（R）計算とみなすことができる．この例では，容量のわからない水槽の中に，10 粒子 /L の濃度の液体が入っている．底に小さい穴を開け，水槽内の粒子がその穴を自由に通過できるとしたら，以下の式が成り立つ．

R（L/ 分）×粒子の濃度（粒子 /L）×時間（分）
　　＝単位時間で除去される粒子量

したがって，穴を通過する単位時間流量（R）は，除去される粒子の総

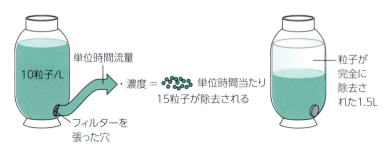

（単位時間当たりの）流量＝（単位時間当たりの）クリアランス

図 4-6 クリアランスと単位時間流量の関係
図 4-5 では穴を通過する単位時間流量は示されていなかった．粒子が自由に通過できるような状態では，粒子のクリアランスを，単位時間あたりに穴を通過する単位時間流量とみなすことができる．この例では，液体の単位時間流量は 1.5L/ 時である．1 時間，液体が水槽のフィルターを自由に通過すると仮定すると，単位時間流量と濃度の積（1.5 L/ 時× 10 粒子 /L）は 1 時間で除去された粒子の総量（15 粒子）と等しくなる．クリアランスは除去された粒子量（15）で規定されるので，開始時の水槽内の濃度（10 粒子 /L）で割ると，時間あたりのクリアランスは単位時間流量と等しくなる（どちらも 1.5 L/ 時となる）．

5. GFRの測定

量を粒子の濃度で割ったものとなる．これは，図4-5 で示したクリアランスの定義と同じである．そのため，粒子がフィルターを自由に通過するとき，フィルターを通過する単位時間流量は単位時間あたりの粒子のクリアランスと等しい．

この例では，ある単位時間内（例えば1時間）に排泄されたすべての老廃物（15粒子）を最初の濃度（10粒子/L）で割ると1.5L/時となり，クリアランス（1.5L/時）と単位時間流量（1.5L/時）は等しい．つまり，除去された粒子量を最初の粒子濃度で割ることで，水槽のフィルターを通過する液体の単位時間流量が推定できる．

図4-7 を用いて別の例を考えてみよう．ある水槽の中に，粒子Aが4粒子/L，粒子Bが4粒子/Lの濃度で入っている．先ほどと同様，小さな穴を開け，特殊なフィルターを張った．穴を通過する液体の単位時間流量を正確に測定するにはどうしたらいいだろうか？

先ほどの例と同様に，除去された粒子の総量を測定してみる．驚くべき

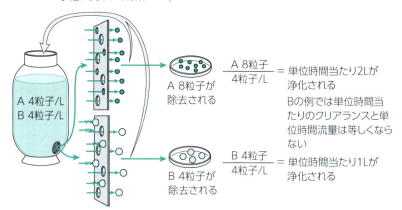

図4-7 粒子の大きさの重要性

粒子が自由に通過できない状況では，水槽のフィルターを通過する単位時間流量は単位時間あたりの粒子のクリアランスと等しくならない．この例では，液体は水槽から出ていくが，粒子Bは粒子Aよりサイズが大きいため通過しにくい．したがって，水槽の穴を通過する液体の単位時間流量が等しくても，粒子Bのクリアランスは粒子Aのクリアランスの半分である．

ことに,水槽内の濃度は同じであるにもかかわらず,除去された粒子量は粒子Bが4個,粒子Aが8個で粒子Bのほうが少ない.実はフィルターにはさまざまな大きさの穴が開いており,粒子Bのほうが大きいために,同じ単位時間流量であるにもかかわらず粒子Aの半分しか通過しなかったのである.したがって,粒子Aのクリアランスは粒子Bのクリアランスの2倍となる.粒子Aでは,(単位時間あたりの)クリアランスは穴を通過する単位時間流量と等しいが,粒子Bではこの関係は当てはまらない.したがって,粒子のクリアランスと穴を通過する液体の単位時間流量が同等とみなせるのは粒子が穴を自由に通過できる場合のみである.

同様にして,粒子のクリアランスを用いてGFRを測定することができる.図4-8に示すように,腎臓を水槽に見立てる.体液は糸球体(図の水槽の穴に該当)を介して濾過され,尿細管へ流れる.アルブミン,P,Caのように自由に濾過されない粒子もあれば,尿細管で分泌や再吸収を受ける粒子もある(Na,K,重炭酸など).

したがって,すべての粒子のクリアランスは測定できるが,その粒子が

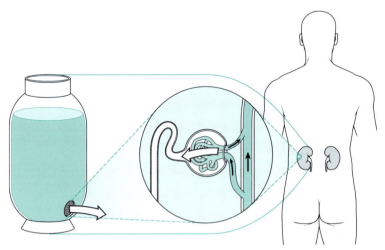

図 4-8 粒子のクリアランスを糸球体濾過の指標として用いる
クレアチニンクリアランスは,すべての糸球体を通過する濾液の単位時間当たりの流量とみなされる.クレアチニンは糸球体を自由に通過し,尿細管で分泌も吸収もされないので,クレアチニンクリアランスの測定によってGFRを推定することができる.

糸球体毛細血管をどの程度通過し，尿細管で再吸収もしくは分泌されるかどうかを正確に把握しない限り，GFR の推定に用いることはできない．クレアチニンと尿素は部分的にこの条件を満たす物質で，両者とも糸球体を自由に通過し，通常は尿細管でほとんど再吸収も分泌もされない．したがって，これらのクリアランスは GFR の測定に有用である．

　濾過されたクレアチニンの量は尿細管を通過する間に変化しないので，濾過されたクレアチニン量はある時間内に尿中に排泄されるクレアチニン量と等しい．クレアチニンは自由に濾過されるので，排泄量は GFR と血清クレアチニン濃度の積に等しい．

糸球体で濾過されるクレアチニン＝尿中に排泄されるクレアチニン
GFR ×血清クレアチニン濃度＝尿中クレアチニン濃度×尿量
GFR ＝ある物質の尿中濃度×尿量／ある物質の血中濃度

　この式は前述したクリアランスの式と等しい．自由に濾過され，かつ尿細管で再吸収も分泌もされない物質では，その物質のクリアランスと GFR は等しくなる．イヌリンは自由に濾過され尿細管で再吸収も分泌もされないため，GFR の測定に古くから用いられてきた．しかし，臨床では尿素とクレアチニンのほうがよく用いられる．これらはいずれも自由に濾過され，尿細管で多少の調節を受けるが，その量はわずかである．

　GFR を測定するためには，24 時間蓄尿が必要である．24 時間かけて尿を貯めることによって，1 日に濾過されるクレアチニンや尿素の量を計算することができる．この量を血清クレアチニン（もしくは尿素）濃度で割ることで，1 日の GFR を求めることができる．

　この計算が GFR を正確に表すためのもうひとつの条件は，その人が「定常状態」にあることである．定常状態とは，腎機能が安定し，ある物質（例えばクレアチニン）の産生量が排泄量と等しい状態である．この関係が崩れているとき（例えばクレアチニン産生量が排泄量を上回っている場合），1 日の間に血清クレアチニン濃度は上昇していく．不安定な状態でこの式を用いる場合は，血清クレアチニン濃度が蓄尿した時点での濃度を正確に

反映するように，短時間の蓄尿（日単位ではなく分単位）を行う必要がある．

? 思考のための問題 [4-3]

クレアチニンと尿素は糸球体で自由に濾過され，尿細管での調節をほとんど受けないため，GFRの指標となり得る．しかし現実はそれほど単純ではない．実際は，濾過された尿素の一部は尿細管で再吸収され，クレアチニンの一部は尿細管で分泌される．この尿細管での調節は，クレアチニンと尿素によるGFR推定の正確性にどのような影響を与えるだろうか？

編集者のまとめ

好気性代謝で産生される二酸化炭素は，肺で排泄される．組織で産生された二酸化炭素は，静脈還流によって心臓に運ばれる．その血液が肺へ到達すると，肺胞での換気によって二酸化炭素が血液から除去される（肺胞は老廃物の除去という点において糸球体と同様の役割を果たす）．肺から排泄される二酸化炭素を表す式は，腎臓におけるクレアチニンクリアランスの式と類似している．

　　肺：肺胞換気量 $\propto CO_2$ 産生量／$PaCO_2$

肺胞換気量（肺の毛細血管に灌流される肺胞を出入りする空気の量［L/分］）はクレアチニンクリアランスと類似している．二酸化炭素産生量は24時間蓄尿による尿中クレアチニン排泄量（尿中クレアチニン濃度×蓄尿量）に，動脈血二酸化炭素分圧（$PaCO_2$）は血清クレアチニン濃度に相当する．

クレアチニンクリアランスと同様，この関係は定常状態であるという前提に基づいている．肺胞換気量が減少するような病態では，$PaCO_2$ は新たな定常状態に達するまで上昇し，CO_2 排泄量は CO_2 産生量と再び等しくなる．

5. GFRの測定

クリアランスの至適度

われわれが日々産生する老廃物の量を考慮して，老廃物の排泄能力を考えることが重要である．すなわち，ある物質のクリアランスは産生量と照らし合わせて十分か？ということを考えてほしい．例えば，GFR 180 L/日，つまり尿素を含む体液を1日に180L浄化する人が2人いるとする．1人めは体重135kgの男性で1日160gの蛋白質を摂取し，2人めは体重68kgの高齢女性でほとんど蛋白質を摂らない．尿素は蛋白質の代謝産物であり，1人めの大柄の男性は2人めの高齢女性よりもはるかに多くの尿素を産生する．したがって，体格が小さく尿素産生も少ない高齢女性と比べると，日々大量の尿素を産生し，総体液量も多い大柄の男性にとっては，180Lのクリアランスははるかに少ない．

この違いを説明するために，除去物質の分布容積を考慮してクリアランスについて論じることがある．ヒトの生理学では，尿素のクリアランスを例にとることが多い．尿素は非荷電の粒子で，すべての細胞膜を自由に通過するので，分布容積は総体液量と等しい．先ほどの例では，尿素の分布容積は135kgの男性では81L，高齢女性では41Lである．したがって，両者のクリアランスが180L/日であれば，男性は尿素の分布容積と等しい体液を1日約2回浄化し，女性は約4回浄化することになる．総体液量を考慮すると，同じクリアランスであるにもかかわらず女性のほうがより効率的に浄化していることになる．

健常人は尿素の分布容積分を1日に平均4回浄化する．尿素の分布容積は総体液量に等しく，総体液が1日に4回腎臓を通過し，濾過され，再吸収されると言い換えることができる．体液は常に再循環し，効率的に1日4回浄化される．細胞は（1章で例にあげた魚のように），絶えず老廃物を産生するので，この絶え間ない循環は重要である．また，老廃物の濃度を低く保つために，腎臓で常に老廃物を濾過して取り除く必要がある．

測定したクリアランスの「相対的効率」という考え方は**クリアランスの至適度**（訳注：adequacyを「至適度」と和訳した）という概念で具体的に示される．クリアランスの至適度とはクリアランスを分布容積で割った

もの, 以下の単純な式で計算できる.

クリアランスの至適度＝クリアランス／分布容積

この用語は, 透析患者におけるクリアランスを表現するときにしばしば用いられる. 透析患者の場合, 自身の腎臓が働かないので, 老廃物の除去は人工のダイアライザーによって行われる. したがって, この場合クリアランスはGFRではなく, 透析における濾過効率を表す. Kt/V (Kはダイアライザーの濾過効率, tは透析時間, vは分布容積を示す) は, その患者の体液量に対して浄化された体液量が至適かどうかを表している.

GFRの指標としての血清クレアチニン濃度

これまで, 老廃物の排泄量からGFRを計算してきた. 単位時間あたりに除去される老廃物の総量 (老廃物の尿中濃度×単位時間あたりの尿量) を老廃物の血中濃度 (P) で割ったものがクリアランスである. 尿素とクレアチニンは糸球体で自由に濾過され, 尿細管でほとんど分泌や再吸収を受けないので, これらの物質のクリアランスはGFRのよい指標となる. しかし, この測定には24時間蓄尿が必要で, 臨床的には使いづらい.

GFRを推定する際, 24時間蓄尿に代わる簡便な方法として, 血清クレアチニン濃度を用いる方法がある. 定量的にGFRを測定する方法ではないが, 直接測定しなくてもGFRの推定が可能である. 血清クレアチニン濃度とGFRの関係を調査した大規模研究におけるデータをもとに, 血清クレアチニン濃度からGFRを推定する式が母集団ごとに提示された. この式により24時間蓄尿は必須ではなくなり, 血清クレアチニン濃度がGFRの予測に広く臨床応用されるようになった.

ある老廃物の血中濃度は産生速度と除去速度のバランスで決まる. もし1日に水槽に入れる量と除去する量が同じであれば, 出入りする物質の量にかかわらず血中濃度は変わらない. しかし, 入れる量が一定で, 除去する量が減少すれば, 血中濃度は上昇するだろう.

これをより詳しく説明しよう. 1粒子/Lの濃度の液体が入った大きな水槽があるとする 図4-9A . 水槽に小さな穴を開け, 液体が2L/日で流出

5. GFRの測定

するようにし，濾過された粒子を捨てて「浄化された」液体を水槽内に戻す．もしその液体の濃度が1粒子/Lであれば，1日で2粒子が除去される．単位時間流量に濃度をかけたものが，除去された粒子の総量となる．水槽内に1日2粒子加えると，2粒子が除去され加えられたことになるので，定常状態が維持される．濃度は変化しない．

次に1日に1Lだけ液体が流出するように穴を小さくしてみる 図4-9B．すると，今度は1日で1粒子だけ除去される．水槽に入れる粒子の数を変えなければ（2粒子/日），水槽内の濃度は上昇し始める（もはや定常状態とはいえない）．実際，水槽に入れる粒子の数と除去される数が等しくなるまで水槽内の濃度は上昇しつづける 図4-9C．除去される

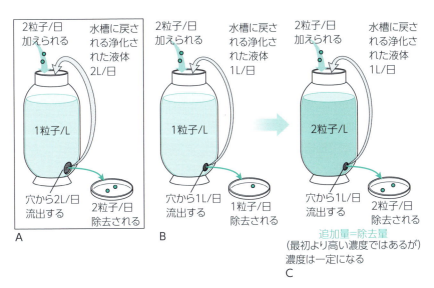

図4-9 平衡状態——物質の濃度を規定する出入りのバランス
Aでは，1日に水槽内に入る粒子の数は除去される数と等しく，濃度は変化しない．Bでは，水槽の下のほうに開いた穴の大きさが半分になっており，出て行く液体の単位時間流量も半分である．したがって，除去される量（1粒子/L × 1L/日 = 1粒子/日）は水槽内に加わる量の半分となり，水槽内の濃度は上昇する．そして，濃度はいずれ2粒子/Lに達する（C）．このとき，液体の濃度は2粒子/Lなので，穴を通過する量は1L/日のままだが，除去される粒子の総数は2粒子/日となる．つまり，新たな平衡状態に達し，水槽内の濃度はそれ以上上昇しない．水槽内の粒子濃度が上昇している間は定常状態とはいえないが，新たな平衡状態に達したとき，定常状態が再び形成される．

量は液体の流量に物質の濃度をかけたものであり，（穴を小さくすることで）液体の流量は半分に減っているので，水槽内の物質の濃度は2倍になる．水槽内の粒子の濃度が2倍になっているとき，穴を通過する流量はもともとの50％であるにもかかわらず1日で2つの粒子が除去される．言い換えれば，流量は半分であるのに，濃度が2倍なので同じ量の粒子が排泄される．新たな定常状態が形成され，加えられる量と除去される量が等しくなる．

　同様に，尿素やクレアチニンの血清濃度の絶対値は実際のGFRをほとんど反映しない．筋肉質な人（尿素産生が多い）の血清クレアチニン濃度1 mg/dLはGFR 180 L/日を意味するかもしれないが，小柄で悪液質な患者（筋肉量が少なく尿素の産生も少ない）の血清クレアチニン濃度1 mg/dLは重篤な腎機能障害を意味するかもしれない．しかし，筋肉量や蛋白摂取量が変化しないと思われる状況であれば血清クレアチニン濃度は同じ患者におけるGFRの経時的変化を追うのに非常に有用で，経時的な腎機能の評価には便利な指標となる．

　この例から，腎臓のクリアランスの指標として血清クレアチニン濃度（または血中尿素窒素）を用いる際に考慮すべき問題が浮き彫りになる．体重が一定で筋肉の損傷がなければ，通常は筋肉でのクレアチニン産生量は一定である．つまり，毎日同じ量が体内に加わっている．クレアチニンの除去量は，GFRに血清クレアチニン濃度をかけたもの（単位時間流量×濃度）と等しい．GFRが半分になれば，新たな定常状態を形成するために血清クレアチニン濃度は2倍になる．

　クレアチニン産生量がある期間一定であると仮定すれば，血清クレアチニン濃度の変化をGFRの変化とみなすことができる．しかし，クレアチニン産生量が増加するような横紋筋融解症や，逆に減少するような悪液質などの病態ではこの関係は成立しない．同様に，高蛋白食摂取後など，尿素窒素の産生量が予想以上に増加した場合も血中の尿素濃度は正確なGFRを反映しない．

　図4-10は血清クレアチニン濃度とGFRの関係を示している．筋肉量が多い人はよりクレアチニン産生が多いため，筋肉量が少ない人と比較する

5. GFRの測定

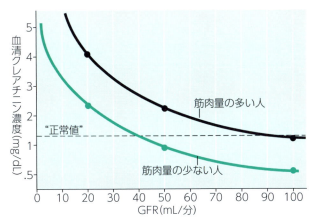

図 4-10 GFRと血清クレアチニン濃度の数学的な関係
体内のクレアチニン産生量は一定なので，GFRが半分に低下すると血清クレアチニン濃度は2倍になる．しかし，血清クレアチニン濃度の「正常値」は個人が産生するクレアチニンの量に依存するので，個人差が大きい．

と腎機能が同程度であっても血清クレアチニン濃度が高値になる．

　しかし，いずれの場合も，腎機能の低下に伴い血清クレアチニン濃度は上昇する．血清クレアチニン濃度の「正常値」は多くの場合1.2 mg/dL未満と考えられている．しかし，1.2 mg/dLという数値は，非常に筋肉質であれば正常かもしれないが小柄な人にとっては大幅なGFR低下を意味する（50％以上のGFR低下の場合もある）．血清クレアチニン濃度の「正常値」には個人差が大きく，個々の定常状態におけるベースライン値と常に比較して解釈すべきである．

? 思考のための問題 [4-4]

筋肉質の人に24時間蓄尿を実施したところ，1日2gのクレアチニン排泄があったとする．血清クレアチニン濃度が連日一定であれば，筋肉から放出されるクレアチニン産生量は腎排泄量と等しいはずである．
1カ月後，彼は腎機能障害をきたし，腎機能がちょうど半分に低下した．

その時,クレアチニン排泄量は産生量より少なく,血清クレアチニン濃度は上昇する.血清クレアチニン上昇はどの時点で止まるだろうか.彼の血清クレアチニン濃度が新たな値で安定したときに24時間蓄尿を再度行うと,1日にどれだけのクレアチニンが排泄されているだろうか?

❓ 思考のための問題 [4-5]

GFRを調節できる実験的なモデルを想像してほしい.若い筋肉質の男性と高齢で虚弱な女性がこの実験に参加するとしよう.両者の開始時のGFRは正常で120cc/分もしくは180L/日である.筋肉質の男性は1日約1.8gのクレアチニンを産生し,開始時の血清クレアチニン濃度は1mg/dLである.高齢で虚弱な女性は1日約0.9gしかクレアチニンを産生せず,開始時の血清クレアチニン濃度は0.5mg/dLである.この状態で実験を開始する.
　　1週目,GFRを半分の60cc/分にする.
　　2週目,GFR 30cc/分に減らす.
　　3週目,GFR 15cc/分に減らす.
GFRが変化するごとに各段階で定常状態に達すると仮定すると,2人の血清クレアチニン濃度は週毎にどのように変化するだろうか?

6. まとめ

　高血圧の患者にアンジオテンシン変換酵素を阻害する薬剤を開始する(この種類の薬剤は「ACE阻害薬」とよばれる).この薬剤はアンジオテンシンIIの産生を阻害する.患者から「この薬は腎機能に影響するか?」と尋ねられた.この質問に対してどのように考えればよいだろうか? この疑問にはどのような生理学的な原則が関連しているだろうか?

　強力な血管収縮作用をもつアンジオテンシンIIを阻害することによって,ACE阻害薬は血圧を下げる.腎臓においては,ACE阻害薬は輸入細動脈よりも輸出細動脈により強く影響するので,糸球体内圧を低下させる.

　これはACE阻害薬によるもう1つの治療効果である.高血圧患者の糸球体内圧を下げることは長期的な腎保護につながるからだ.しかし,糸球

体の静水圧の低下は糸球体濾過の低下にもつながる．筋肉量が一定で1日のクレアチニン産生量も一定であれば，GFRの低下とそれに伴うクレアチニン排泄量の低下により，血清クレアチニン濃度は上昇する．しかし，クレアチニン排泄量はGFR×血清クレアチニン濃度で求められるので，GFRの低下はやがて血清クレアチニン濃度の上昇で相殺され，排泄量と産生量が再び等しくなる．その時点で，血清クレアチニン濃度は内服開始前より上昇してはいるが，新たな定常状態が形成されている．

要点

- われわれの細胞は，主に尿素の形で老廃物を産生しつづけている．尿素は体液全体に分布する．
- 老廃物の体内への蓄積を防ぐために，腎臓は毛細血管係蹄を通過する血液から老廃物を濾過する．この濾液は尿腔に流れる．その後，老廃物を含まない濾液は再吸収され，残った老廃物は尿中に排泄される．結果的に代謝産物は排泄され，身体にとって重要な電解質と体液が保持される．
- GFRは，毛細血管係蹄から尿腔に入る濾液の流量（mL/分）と等しい．
- GFRは，糸球体毛細血管内の外向きの静水圧と内向きの膠質浸透圧のバランスによって規定される．
- 体内の他の毛細血管と異なり，糸球体毛細血管は高圧・低抵抗系であり，毛細血管全長にわたって外向きの力が維持される．その結果，毛細血管から体液が濾過される．
- 濾液は蛋白を含まず（蛋白は糸球体毛細血管を通過できないため），濾過率が高いので，輸出細動脈側に近づくと内向きの膠質浸透圧が大きくなり，濾過平衡に達する．
- 筋原性伸展反応によって，腎臓は腎血流を自己調節する．これは，全身血圧の変化が起こってもGFRを比較的一定に保つ保護的な機構として働く．
- レニン-アンジオテンシン系はGFRの重要な調節機構である．この系の活性化は主に輸出細動脈を収縮させ，低血圧の状況でも適切な糸球体内圧を維持する．
- クリアランスは，ある特定の物質が完全に除去された液体の量を表す．
- クリアランスは，濾過された物質の量とその物質の最初の濃度の比として求

められる．クリアランス測定の基本式は，クリアランス＝ UV/P で表される．
- 老廃物の分布容積あたりのクリアランスの量は，クリアランスの「至適度」とよばれ，腎臓で代謝産物が除去される際の相対的効率を表す．
- 糸球体を自由に濾過でき，尿細管で吸収も分泌もされないとき，その粒子の単位時間あたりのクリアランスは GFR に等しい．
- 血清クレアチニン濃度は GFR の指標として臨床的に有用である．

 思考のための問題に対する解答

[4-1] 実際，輸入細動脈と輸出細動脈は直列に配列した抵抗器として働くが，輸出細動脈が収縮しても輸入細動脈の流れが大幅に減ることはない．それには1つ重大な理由がある．これには，回路が閉鎖式ではなく，開放していることが関係している．つまり，輸出細動脈の収縮による圧は，糸球体毛細血管係蹄に伝わって濾過を促進し，静水圧の変化を分散させる．糸球体では濾過抵抗は低いため，糸球体が圧力調節弁のように働く．毛細血管内圧の変化は濾液の生成により「帳消し」になる．

[4-2] 一部の糸球体係蹄が傷害を受けると，並列に配列した毛細血管の総数も減少する．そのため，回路内の容量が減少して毛細血管叢の抵抗が上昇する．その結果，残った糸球体係蹄にかかる圧が上昇する．

これにより起こり得ることは2つある．1つは毛細血管抵抗の上昇による腎血流量の減少であり，もう1つは糸球体内圧の上昇による GFR の上昇である．

一般的に，多くの病態では後者が起こる．濾過できるネフロンが減少するにもかかわらず，残った毛細血管係蹄で静水圧が上昇することによって，濾過量が増加する．Hyperfiltration（過剰濾過）は腎疾患の初期にしばしば起こる．これにより GFR は保たれるが，この代償機構により糸球体内圧が上昇してしまう．糸球体内圧の上昇が長く続くと，糸球体にさらなる損傷が加わり，永続的な腎障害となる．したがって，早期の腎障害では，機能しているネフロンが減少しているにもかかわらず，糸球体内圧が上昇し，全体として GFR は維持される．腎血流量はおそらく変化しない．しかし損傷が持続すれば，GFR はいずれ低下する．

[4-3]　GFRの計算では，単に濾過された物質の量を血清濃度で割ることにより，濾過速度を計算する．濾過された物質の総量は尿中濃度と尿量をかけて求める．この関係は，尿細管内で濾過された物質の量が変化しないとき，つまり尿細管で物質が再吸収も分泌もされないときに限って成り立つ．

　ある状況では，尿素は尿細管で再吸収される．このとき，尿細管内の尿素量が少なくなり，濾過された尿素が「見かけ上」少なくなるため，GFRを過小評価してしまう．逆に，ある状況で，クレアチニンは尿細管で分泌されるので，実際よりも「見かけ上」多く濾過されているようにみえてしまう．したがって，尿素をもとにした式ではGFRを過小評価する傾向があり，クレアチニンをもとにした式ではGFRを過大評価する傾向がある．一般的に，腎障害が重度であるほどこの誤差は大きくなる．このような場合は，尿素とクレアチニンをもとにして求めたGFRの平均を用いると，両者の誤差が相殺される．

[4-4]　男性の腎機能は半分に低下している．まず，クレアチニン排泄量は，単にGFRと血清クレアチニン濃度をかけたものであるから，半分に低下する．その時点では，腎排泄によるクレアチニン排泄量よりも，筋肉の代謝によるクレアチニン産生量のほうが上回っている．その結果，血清クレアチニン濃度は上昇する．しかしクレアチニン濃度が上昇するにつれて，腎排泄（GFR×血清クレアチニン濃度）が増加し，いずれクレアチニンの排泄量は産生量と再び等しくなる．

　この例では，GFRは半分に低下しているので，血清クレアチニン濃度は最終的に2倍になる．その時点では，クレアチニン産生量は排泄量と等しい．したがって，想定外の筋肉量減少がなければ，2回目の24時間蓄尿でも1日2gのクレアチニン排泄がみられる．

[4-5]　GFRが半分になるたびに，両者のクレアチニンは2倍になる 表4-1．この問題は，血清クレアチニン濃度を推定GFRとして用いることの難しさを物語っている．臨床の場では筋肉量が不明であることが多く，1回の血清クレアチニン濃度の測定で実際のGFRを評価することはできない．この問題の例では，筋肉質な男性の血清クレアチニン濃度1mg/dLは正常だ

が，虚弱な女性で同じ値であれば高度の腎機能低下を意味する．多くの検査室で定義される「正常な」クレアチニン値は，大規模研究をもとにしている．そのため，クレアチニンが 0.5 mg/dL から 1.0 mg/dL に増加し，実際は腎機能が半分に低下していても「正常」と報告される．したがって，血清クレアチニン濃度を解釈する際には，絶対値だけでは不十分なことがあり，特に臨床情報がない場合は注意深く検討する必要がある．

表 4-1

		開始時	1 週目	2 週目	3 週目
血清クレアチニン濃度 (mg/dL)	男性	1	2	4	8
	女性	0.5	1	2	4

章末問題

次の設問に対する答えとして適切なものはどれか．それぞれ 1 つ選べ．

問 4-1
広く用いられている NSAIDs（非ステロイド性抗炎症薬）は，輸入細動脈を収縮させる．ある患者が NSAIDs を 1 週間内服すると，クレアチニンはどのように変化すると予測されるだろうか？

　A．増加する
　B．減少する
　C．変化しない

問 4-2
降圧薬の一種であるアンジオテンシン変換酵素（ACE）阻害薬は，輸出細動脈を拡張させる．ACE 阻害薬を内服中の患者の血清クレアチニンはどのように変化するだろうか？

　A．増加する
　B．減少する

C. 変化しない

問 4-3
NSAIDs と ACE 阻害薬を内服している患者が海外渡航後に下痢を発症した．これらの内服薬の組み合わせにより腎障害のリスクはどのように変化するか？

　A. より高い
　B. より低い
　C. 変化しない

問 4-4
クレアチニンは糸球体で自由に濾過され，尿細管で分泌も再吸収もされないので，GFR を推定するために用いられる．一般的に用いられる薬の中で，クレアチニンの尿細管への分泌を起こすものがある．これらの薬を内服した場合，クレアチニン排泄量を用いた GFR の推定は正確といえるだろうか？

　A. 正確である
　B. 正確でない．真の GFR を過小評価する
　C. 正確でない．真の GFR を過大評価する

必要なものを再吸収する
尿細管機能

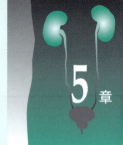

5章

章の概説

- はじめに
- 尿細管を介した水の移動
- 尿細管を介した溶質の移動
  - Na/K ATPase — 尿細管の働き者
  - 尿細管における電気化学的勾配
- 近位尿細管
  - Na/H 交換体
  - Cl の傍細胞移動と Cl 交換体
  - グルコース輸送体
  - リン酸輸送体
  - 近位尿細管における濾液組成の変化：まとめ
- ヘンレのループの下行脚
- ヘンレのループの上行脚
  - NK2Cl 共輸送体
- 遠位曲尿細管
- 集合管
- K 恒常性
- まとめ
- 要点

学習目標

本章の終わりまでに，以下の内容を習得すること．

- 尿細管の基本的な構造的特徴を説明できる．
- 尿細管上皮細胞を介して水がどのように移動するか説明できる．
- 尿細管のどの部位に tight junction 蛋白とアクアポリンが分布するか説明できる．
- 尿細管上皮細胞を介して溶質がどのように移動するか説明できる．
- 電気化学的勾配を形成するという Na/K ATPase の重要性について説明できる．
- Na，重炭酸，Cl，リン酸，グルコースの再吸収を担う各蛋白について説明できる．
- 尿細管の各部位の概要を説明し，各部位にどの輸送蛋白が存在するか説明できる．

1. はじめに

2章では，血管の内皮層と同様，体内のほとんどの細胞膜が半透過性の隔壁となるため，水や特定の粒子のみが細胞膜を通過できるということを説明した．一方，3章で説明したように，尿細管上皮の細胞膜は全く異なり，完全な不透過性膜になりうる．ある条件下では，小粒子や水でさえも尿細管を通過することができない．

この不透過性を実現するために，尿細管はいくつかの重要な構造的特徴をもっている．1つめとして，尿細管を裏打ちする個々の細胞の細胞膜は，「防水加工」されている．膜二重層内の特殊な脂質により，小粒子ですら細胞膜を越えて移動することができない．これに加えて，隣接する細胞間の液体の移動を防ぐために，細胞と細胞を連結する蛋白は，上皮細胞間の「防水扉」として働く tight junction を形成している．細胞膜内の脂質と，細胞間の tight junction 蛋白が組み合わさって，独特の不透過性隔壁が形成される．

不透過性の上皮層は，体の他部位にもあり，なかでも顕著なのは膀胱と皮膚である．膀胱が主に尿を貯める入れ物である一方で，皮膚は蒸発による体液喪失を防いでいる．どちらも液体の移動を妨げる隔壁となる．しかし，尿細管は細胞膜を介して1日に180Lもの液体を再吸収するという重大な役割を担う．毒性代謝産物や，過剰な水と電解質を排泄するために，糸球体は大量の体液を濾過する．しかし，生存のためには，毒素や過剰な水，粒子のみ排泄し，その他大部分を尿細管で再吸収しなければならない．糸球体濾過液のほとんどが尿細管管腔から尿細管上皮細胞を通じて，間質液に移動する．そのため，本来尿細管は不透過性だが，水と粒子の両方を効率的に輸送する機構をもつ必要がある．さらに，この機構は日々変化する体の需要に応じて調節可能でなければならない．

尿細管上皮のいくつかの重要な構造的特徴により輸送が促進される．上皮細胞の細胞膜内にある輸送蛋白により，細胞膜を介して分子の経細胞移動（transcellular movement）が可能となる．さらに，細胞間に存在する特殊な蛋白により，分子の傍細胞移動（paracellular movement）が調節される．つまり tight junction 蛋白の存在と立体構造により，隣接細胞の

脇を通る分子の移動が調節される．濾液が尿細管を流れると，これらの蛋白は協調して働き，粒子は経細胞経路あるいは傍細胞経路を通じて，尿細管管腔から体内へ戻っていく．本章で述べるが，輸送蛋白にはいくつかの異なるファミリーがあり，それぞれ決まった分子を輸送することで，尿細管内で特定の機能を果たしている．これらの蛋白の発現や活性によって，最終的な各尿細管の機能が決まる．

これから，各尿細管に発現する重要な輸送蛋白に注目しながら，各部位の機能を説明していこう．各部位は相補的に輸送蛋白を発現しているので，それぞれ異なった方法で水や溶質を輸送する．尿細管での最終的な目的は，体内での Na，グルコース，K，他の溶質と水とのバランスを最適な状況にすることである．ぜひ尿細管の基本的な分子機構を知り，糸球体濾過液の大部分が再吸収される過程を理解してほしい．これらの概念を十分に理解すると，多くの疾患とその治療薬についての理解が深まる．尿細管各部位が尿の産生のためにどのように協調しているかを理解したうえで，輸送蛋白を調節するしくみや，それによる尿組成と体液組成の調整について，後の章で説明する．

2. 尿細管を介した水の移動

腎臓は血漿浸透圧（285 mOsm/kg）よりも濃縮した尿（最大 1200 mOsm/kg）や，希釈した尿（最低 50 mOsm/kg）を作ることができる．そのために，尿細管の一部では水を伴わない Na の輸送や，Na を伴わない水の輸送を行っている．その他の部位では Na と水が輸送され，上皮の管腔側（apical membrane）と血管側（basolateral membrane）の両側の液体の浸透圧が等しくなる．Na と水の移動を分けるために，尿細管には水の透過性が極端に低い部位と，水の透過性が極端に高い部位がある．前者では水を伴わない Na の再吸収が可能となり，後者では Na の移動に付随した水の移動が可能となる．

どのように尿細管上皮は水の移動を制限しているのだろうか？　尿細管での正味の水の移動は，傍細胞移動と経細胞移動により決まるので，それぞれの経路に注目する必要がある．経細胞移動は，上皮細胞の管腔側にあ

る独特な構造によって妨げられる．上皮細胞の細胞膜は脂質を多く含むため，水は脂質二重層を通ることができない．傍細胞移動は細胞間のtight junctionの有無によって規定され，水の移動が制限される．例えば，細い下行脚では，相対的にtight junction蛋白が少ないため水の傍細胞移動が自由に行われる．しかし，太い上行脚と集合管にはtight junction蛋白が豊富に存在するため，水の傍細胞移動は起こらない．

　尿細管上皮細胞は，本来水に対して不透過性であり，水の経細胞移動のためには特殊な水輸送体が必要となる．これらの水輸送体は**アクアポリン**とよばれ，水を特異的に通過させるが，粒子は通過させない．アクアポリンには多くのクラスがあり，いくつかの異なる種類が発見されている．アクアポリンは細胞膜内に存在する．以前は，細胞膜に存在する小「孔」を介して水の経細胞移動が受動的に起こると考えられていたが，現在，水の移動はさらに複雑であることがわかっている．アクアポリンが発現すると，水分子の通過速度，効率が飛躍的に高まり，すべての膜において水に対する透過性が著明に亢進する．最初に発見されたアクアポリンはアクアポリンⅠで，赤血球膜に発現している．またアクアポリンⅠは近位尿細管と細い下行脚の尿細管細胞膜にも発現している．アクアポリンⅡは集合管の管腔側に発現し，アクアポリンⅢとアクアポリンⅣは集合管の血管側に発現している．

　要約すると，図5-1に示すように，尿細管の正味の水透過性は2つの因子によって規定される．1つはtight junctionの有無（傍細胞移動の調節）で，もう1つは，アクアポリンの存在である．このアクアポリンが水に対して不透過性という尿細管細胞の固有の性質を変化させる（経細胞移動の調節）．水チャネルの分布とtight junctionの分布を組み合わせて考えると，尿細管での水透過性を十分に理解することができる．近位尿細管にはtight junction蛋白が多く，アクアポリンⅠも多いので，水に対し透過性である．一方，上行脚にはtight junctionが最も密に存在し，アクアポリンが存在しないので，水に対し完全に不透過性である．

　集合管での水の透過性は，他の部位と異なり，アクアポリンⅡの有無によって規定される．他のアクアポリンと異なり，アクアポリンⅡの発現は

5章 | 必要なものを再吸収する

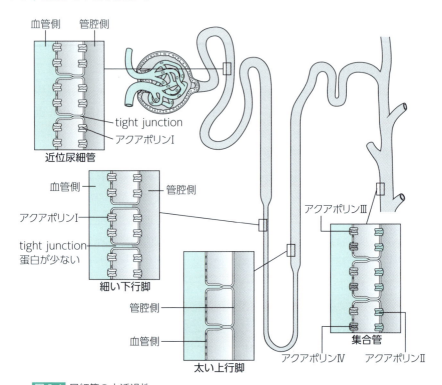

図 5-1 尿細管の水透過性
尿細管の管腔側は，水に対して不透過性という重要な構造的特徴をもつので，細胞膜内に挿入されたアクアポリンという特殊な水チャネルがなければ，水は細胞膜を通過できない．隣接した細胞間の水の移動（傍細胞移動）は，tight junction が存在しない場合に限られる．そのため，尿細管の水に対する透過性はアクアポリンと tight junction の両方の有無により規定される．近位尿細管はアクアポリンが存在するため水に対し透過性である．太い上行脚にはアクアポリンがなく，tight junction が存在するため，水に対し不透過性である．アクアポリンⅡは発現が調節されるという点で独特である（他のアクアポリンは常に発現している）．集合管ではアクアポリンⅡの有無により水透過性が規定される．

調節を受ける．つまり，体液の需要に応じて集合管の透過性は変化する．アクアポリンⅡは**抗利尿ホルモン**，または **ADH**（血管の緊張度を調整するという二次的な役割があるため，バソプレシンともよばれる）によって調節される．

　ある特定の刺激により，ADH が脳から分泌され，腎臓に到達すると，集合管管腔側へのアクアポリンⅡの発現が促進される（7 章で詳述する）．

アクアポリンは，細胞核から小胞体，そして最終的にゴルジ体に移動し，細胞膜への輸送のための内包化が行われる．このようにアクアポリンの製造工程は，複雑で多段階にわたる．

　tight junction とアクアポリン I，アクアポリン III，アクアポリン IVの発現は調節を受けず，増減しないので，尿細管のほとんどの部位では水透過性を予測することができる．近位尿細管，細い下行脚，遠位曲尿細管は水に対し透過性で，太い上行脚は水に対し不透過性である．しかし，前述したように，集合管の透過性はアクアポリン II の存在に依存し，これは ADH によって調節される．この集合管における水の透過性の調節は重要であり，後の章で詳述する．

　アクアポリンは，膜を介した水の移動（経細胞移動）のための通路を提供するが，水の移動に必要な力を提供するわけではない．腎臓では，この力は浸透圧勾配にあたる．溶質の濃度勾配により浸透圧勾配が形成され，開口しているアクアポリンを通じて水を引き込み，水の再吸収が起こる．尿細管の各部位では，溶質が再吸収されるとわずかに濃度勾配が形成され，水の移動が起こる．一方，集合管では，異なる種類の濃度勾配が作られる．この尿細管を介した溶質の移動について次に詳しく述べる．集合管で濃度勾配が形成される機構については 7 章で説明する．

3. 尿細管を介した溶質の移動

　これまで，尿細管固有の構造により水の透過性がどのように規定されるかを述べてきた．腎臓における溶質再吸収の調節を次に述べる．小さな荷電溶質粒子は（溶媒である血清と同様に）糸球体を自由に通過するため，尿細管に入った直後の小粒子の濃度は血清濃度と同じになる．そのため，尿細管への濾液量が 1 日 180 L で，その Na 濃度が血清濃度と同じ 140 mEq/L と仮定すれば，1 日に約 25,000 mEq の Na が尿細管に流入することになる．さらに，尿細管に流入する濾液には約 18,000 mEq の Cl，4,500 mEq の重炭酸，900 mmol のグルコース，720 mEq の K も含まれる．これらの溶質すべてを再吸収するのは実に大変である！　さらに，2 章で述べたように，濾液は糸球体毛細血管内の高圧系（静水圧による）から，尿

細管の低圧系へと流れる．溶質の再吸収（つまり尿細管から腎間質への分子の移動）を引き起こすような静水圧勾配は存在しない．

　尿細管は日常的に何千もの Na, Cl, K, Ca，そして他の小さな電解質を再吸収する過程によって陽性または陰性に荷電している．本来尿細管は不透過性であり，圧勾配という再吸収に有利な駆動力がないにもかかわらず，再吸収が行われる．この再吸収過程を次に述べる．まず，再吸収における駆動力を生み出す，尿細管の主役である Na/K ATPase から述べる．それから，尿細管の各部位に存在する固有の輸送蛋白について説明し，これらの蛋白が各部位の機能をどのように決定するか概説する．Na/K ATPase やその他の膜蛋白により，各部位に電気化学的勾配が形成され，溶質の再吸収が促進される．

Na/K ATPase ─ 尿細管の働き者

　Na/K ATPase は 2 つのサブユニット（α と β）からなり，ほとんどすべての哺乳類の細胞に発現している．Na/K ATPase は電気化学的勾配を形成し，細胞内のイオン濃度の維持において重要な役割を担っている．細胞の静止膜電位を規定するだけでなく，細胞の主要な機構と機能の調整も行う．α サブユニットは 10 回膜貫通部位で構成され，Na ポンプとして作用する．α サブユニットが ATP と結合すると，3 つの細胞内 Na と結合する．つづく ATP 分子の加水分解により細胞質内のループ構造がリン酸化すると，構造変化が起こり，3 つの Na を細胞内から細胞外へとくみ出す．それと引き換えに，2 つの細胞外 K が細胞内へ移動する．K の内向きの流れにより，細胞質内のループ構造が脱リン酸化し，ポンプの活性が失われる．β サブユニットは分子シャペロンとして作用する．外部刺激との相互作用により，α サブユニットが細胞膜内にどのように組み込まれるか調整する．要約すると，Na/K ATPase は陽イオンである Na 3 つと K 2 つを交換する．3 つの Na が 2 つの K と交換に細胞外に出ることで，細胞内の電荷は相対的に細胞外よりも陰性となり，細胞内の K 濃度は 150 mEq/L，Na 濃度は 10 から 30 mEq/L となる．対照的に，細胞外は K 濃度 4 mEq/L，Na 濃度 140 mEq/L となる．

3. 尿細管を介した溶質の移動

尿細管における電気化学的勾配

　ほとんどの細胞で，Na/K ATPase は細胞膜表面に発現し，細胞内と細胞外のイオンの移動を司る．細胞は均一な細胞表面をもつ．つまり，Na/K ATPase は細胞表面にくまなく分布する．対照的に，尿細管上皮細胞は極性をもつ．つまり，「外界」に接する細胞表面は，体内環境に接する細胞表面とは異なる特徴をもつ．尿細管では，Na/K ATPase は細胞の血管側にのみ発現し，細胞の管腔側には決して発現しない．Na/K ATPase は細胞内の Na 濃度を低くし，陰性に荷電することで，電気（細胞内陰性荷電）化学（細胞内低 Na 濃度）的勾配を形成する．これにより Na は管腔から細胞内へ移動する．この時，Na の移動と対になって他の溶質の輸送が起こる．Na/K ATPase によって形成される電気化学的勾配が，他の溶質の輸送の駆動力として利用されるのである．図 5-2 に示すように，この駆動力は上皮細胞を横切る形となる．つまり，尿細管管腔から間質へ輸送を促す一方向性の電気化学的駆動力となる．

　Na/K ATPase のエネルギー源となる ATP は，ミトコンドリアによって産生される．ミトコンドリアは尿細管上皮細胞の血管側に沿って，Na/K

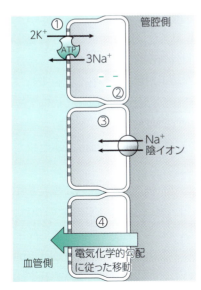

図 5-2 Na/K ATPase ─ 尿細管の働き者
Na/K ATPase は尿細管上皮細胞の血管側に存在する．3つの Na と2つの K を交換するため，細胞内の Na 濃度は低くなり，陰性に荷電する．これにより，上皮細胞を横切り管腔から間質へ向かう電気化学的な力が形成される．管腔側に輸送体が発現するため，Na は電気化学的勾配に従って管腔から細胞内に流入する．多くの陰イオンの移動は Na の移動と対になって起こる．

ATPase分子に隣接して存在する．Na/K ATPaseが最も密に存在し，活性が高いのは近位尿細管，太い上行脚，そして遠位曲尿細管である．したがって，腎臓の重量当たりの酸素消費量が非常に多いということはなんら不思議ではない．腎臓の重量は体重の0.5％にすぎないが，体内に取り込んだ酸素の約7％を腎臓が消費している．心拍出量の約20％が腎臓を灌流するため，腎組織の酸素濃度は比較的高く維持される．これにより酸化的代謝が促進され，尿細管での粒子の再吸収に必要なエネルギーが供給される．腎臓への血流や酸素供給が少しでも低下すると，即座に近位尿細管や太い上行脚が傷害され，急性腎不全に至る．

4. 近位尿細管

近位尿細管には糸球体から溶質を含んだ濾液が大量に流入する．そのうち，近位尿細管では60〜80％が再吸収される．糸球体を通過した1日約180Lの濾液のうち，近位尿細管より遠位に到達するのは約50Lのみとなる．つまり，近位尿細管は1日約130Lを再吸収する．図5-3に示すように，近位尿細管にはいくつかの独特な構造的特徴があり，大量の再吸収を可能にしている．

近位尿細管は尿細管各部位のうち，最長の部位である．全長は12〜24mmで，通常，直径は50〜65μmであり，蛇行が激しく，螺旋状に絡み合うという特徴をもつ．近位尿細管は腎皮質の大部分を占める．さらに，尿細管を裏打ちする上皮細胞には微絨毛が豊富に存在し，再吸収のための表面積を増やしている．一方，上皮細胞の血管側には多くの陥入構造があり，これにより表面積が増え，多くのNa/K ATPaseを発現させることができる．また，細胞内容量も増えるのでNa/K ATPaseに必要なミトコンドリアを大量に収容することができる．

近位尿細管では主にNa，Cl，重炭酸，リン酸，グルコースが吸収され，Kの吸収はより遠位の尿細管で行われる．濾過された$NaHCO_3$の80％と$NaCl$の50％が近位尿細管で吸収される．Na/K ATPaseによって形成された電気化学的勾配が，尿細管での再吸収の駆動力となる．次に述べるが，管腔側に存在する特殊な蛋白が，個々の溶質の通り道となる．それぞれの

4. 近位尿細管

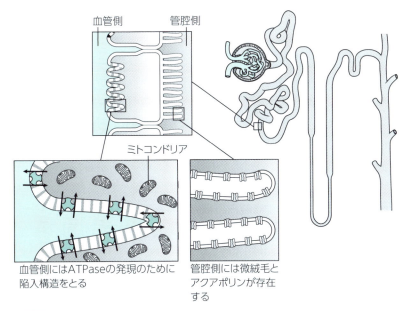

図 5-3 近位尿細管
近位尿細管は尿細管の中で最長の部位であり，多くの陥入構造をもっている．血管側には，Na/K ATPase が多く存在し，粒子再吸収のための駆動力を形成する．Na/K ATPase の活性のために，近位尿細管の上皮細胞にはミトコンドリアが豊富に存在する．その上，管腔側には微絨毛があり，表面積を増やしている．こうした構造的特徴により，近位尿細管で濾液の大部分を再吸収することができる．

輸送蛋白は，特定の溶質に対して構造的特異性をもっているが，いずれも Na と K の交換によって形成された電気化学的勾配を利用し，粒子を尿細管管腔内から間質へ移動させる．一部の輸送体は Na と特定の粒子を対にして移動させる．**共輸送体（cotransporter）** はある分子を Na イオンと対にして移動させる蛋白である．**交換体（exchanger あるいは counter transporter）** はある分子と Na を反対方向に移動させる蛋白である．共輸送体と交換体はチャネルとは異なる．チャネルは Na の動きに関係なく，濃度勾配に従って粒子を移動させる．いずれにせよ，これらの蛋白はすべて，Na/K ATPase によって形成された電気化学的勾配を利用する．本書ではすべての図で，ATPase，チャネル，共輸送体，交換体は 凡例 5-1 で

示すマークで書き分けている．

Na/H 交換体

Na/H 交換体（NHE）は近位尿細管の管腔側に存在する蛋白で，H^+（プロトン）1つと交換に管腔から Na 1 つを再吸収する．Na と H^+ の交換には2つの重要な役割がある．図 5-4 で示すように，Na の再吸収と重炭酸の再吸収である．この交換過程は Na の再吸収のために繰り返し行われる必要があるので，2つの問題が生じる．1つめは，交換に必要な量の細胞内 H^+ をどのように供給するかという点，2つめは，交換された H^+ すべてが管腔に出ることで管腔内にどのような影響を与えるかという点である．H^+ によって管腔内が酸性になるので，H^+ は他の分子に形を変えるか，他の分子によって中和される必要がある．

炭酸脱水酵素がこれら2つの問題を解決してくれる．炭酸脱水酵素は近位尿細管内と刷子縁沿いの両方に存在する．下記の反応に示すように，炭酸脱水酵素は，二酸化炭素と水が重炭酸と H^+ に転換する反応の触媒として機能する．

$$CO_2 + H_2O \longleftrightarrow H_2CO_3 \longleftrightarrow HCO_3^- + H^+$$

触媒反応速度は非常に速く，その速度は通常 10^5 反応/秒である．そのため，管腔内に押し出された H^+ は濾過された重炭酸と結合し，二酸化炭素と水に変換される．二酸化炭素は揮発性ガスであり，速やかに管腔側

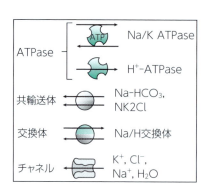

凡例 5-1
ATPase: Na/K ATPase など
共輸送体: イオンは同じ方向に移動する．NK2Cl，NaCl，Na-HCO₃ 共輸送体など
交換体: イオンは反対方向に移動する．NHE など
チャネル: 水チャネル，Na チャネル，K チャネルなど

4. 近位尿細管

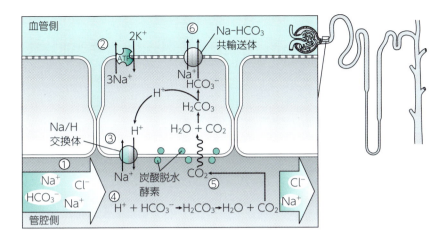

図 5-4 Na/H 交換体（NHE）
(1) 糸球体を通過し，近位尿細管に流入する濾液中の Na，Cl，重炭酸濃度は血清の濃度に近い．(2) 血管側の Na/K ATPase により形成された電気的勾配により粒子の再吸収が可能となる．(3) 管腔側の NHE は Na と H^+ を交換する．(4) 管腔内に分泌された H^+ はすぐに重炭酸と結合するが，その反応は炭酸脱水酵素によって触媒される．(5) これにより二酸化炭素が形成され，濃度勾配に従って管腔から細胞内へ移動し，水と結合して炭酸となる．細胞内にも炭酸脱水酵素が存在するため，炭酸は H^+ と重炭酸に変換される．H^+ は NHE を介して管腔へ再循環する．(6) 重炭酸は Na-HCO_3 共輸送体によって血管側から細胞外へ出ていく．正味の効果は管腔からの Na と重炭酸の再吸収である．

を通って細胞内に拡散し，水と結合し炭酸（H_2CO_3）に変換される．ここで再度，炭酸脱水酵素によって，重炭酸と H^+ に変換される．H^+ は NHE を通って再利用され，重炭酸は Na-HCO_3 共輸送体を通って細胞から間質へと出ていく．

　この正味の効果は，重炭酸の（体外の）尿細管管腔から（体内の）間質への回収と，同時に NHE の周囲に存在する H^+ の再利用である．そのため，図 5-4 で示すように，管腔側にある NHE，炭酸脱水酵素と，血管側の Na-HCO_3 共輸送体の組み合わせにより，Na と重炭酸の再吸収が行われる．

5章 | 必要なものを再吸収する

? 思考のための問題 [5-1]

炭酸飲料の蓋を開けると，飲料に溶けていた二酸化炭素が出てくるのでシューッと音がする．しかし，一口飲むと，たちまち口の中で泡立ちは消えてしまう．これはなぜだろうか？ 唾液中の炭酸脱水酵素はどのような役割を果たしているのだろうか？

? 思考のための問題 [5-2]

もし尿細管細胞の炭酸脱水酵素がなければ，Naと重炭酸の再吸収にどのような影響を及ぼすだろうか？

Cl の傍細胞移動と Cl 交換体

近位尿細管に沿って NHE が存在するため，$NaHCO_3$ は十分に吸収される．近位尿細管の前半部には Cl 輸送体が存在しないため，濾液が近位尿細管を通過するにつれて，Cl 濃度は上昇していく．Cl は自由に糸球体で濾過されるので，最初に尿細管に到達した時の Cl 濃度は血清濃度と同じであり，通常約 100 mEq/L である．濾液が近位尿細管の遠位部に到達すると，すでに Na と水が再吸収された後なので，Cl 濃度は約 20% 上昇し 120 mEq/L となる．

管腔内の Cl 濃度の上昇により化学的勾配が形成され，これは Cl が「受動的に」移動する駆動力となる．つまり，この Cl の移動は，エネルギーを必要としない，濃度勾配に従った傍細胞移動である．傍細胞移動が Cl の再吸収において主要な経路である．しかし，近位尿細管の遠位部には特殊な Cl 輸送蛋白が存在し，Cl の経細胞移動を担っている．Cl の経細胞移動は傍細胞移動を補完している．Cl 輸送蛋白には多くの種類が存在するが，通常陰イオン交換体の形をとる．Pat-1（Slc26a6 遺伝子に由来する）とよばれる Cl 交換体は，1つの Cl と，1つの陰イオン（蟻酸やシュウ酸など）を交換する．

グルコース輸送体

　グルコースは代謝に必要不可欠な物質であるため，尿細管でのグルコースの再吸収はきわめて重要である．グルコースは好気性代謝のエネルギー源であり，あらゆる細胞に輸送されなければならない．グルコースの輸送は**グルコース輸送体（glucose transporter facilitator：GLUT）**とよばれる特殊な形態の輸送体によるものが最も一般的であり，この輸送体のおかげで濃度勾配に従ったグルコースの移動が可能となる．インスリンが存在すると，グルコースは細胞膜を通過することができる．グルコースは糸球体で自由に濾過されるので，管腔内のグルコース濃度は間質や血液中の濃度と同じである．つまり，グルコースの再吸収において，濃度勾配による駆動力を利用することはできない．そのかわり，尿中へのグルコースの喪失を防ぐため，能動的な再吸収が必要となる．

　尿細管には特殊なグルコース輸送蛋白が存在し，能動的な Na 輸送と，グルコース輸送が対になっている．Na/K ATPase によって形成された細胞内陰性荷電と細胞内低 Na 濃度は強い電気化学的勾配となり，管腔から細胞内への Na 流入を促す．濾過されたグルコースの再吸収のために，**Na 共役型グルコース輸送体（Na^+-coupled glucose transporter：SGLT）**は，電気化学的勾配に従った Na の移動とグルコースの再吸収を対にして行う．これにより濃度勾配に逆らったグルコースの移動が可能であり，細胞内のグルコース濃度が管腔内の濃度より高い場合でも，グルコースの再吸収が可能である．再吸収されたグルコースは，細胞で能動輸送のエネルギー源として利用されるか，GLUT を通じて細胞内から間質へ輸送される．同様の経路が尿細管でアミノ酸や他の有機分子を再吸収する時に機能する．

　SGLT 蛋白にはいくつかの異なるアイソフォームが同定されている．近位尿細管の前半部では主に SGLT2 が存在する．SGLT2 は，親和性は低いが，高い輸送能をもった低親和性・高容量共輸送体である．言い換えると，グルコース分子との結合は強くないが，大量のグルコースを輸送することができる．反対に，近位尿細管の後半部には，別の SGLT（SGLT1 とよばれる）が存在する．SGLT1 は高い選択性をもち，グルコース親和性

は近位尿細管の前半部に存在する SGLT2 より 10 倍高い．しかし，輸送能は低く，低容量である．この高親和性・低容量という性質により，前半部で吸収しきれなかったわずかなグルコースの再吸収を補うことができる．これらの輸送体が組み合わさり，グルコースの再吸収は効率的に完全に行われる．近位尿細管より遠位の尿細管の管腔側にはグルコース輸送体は存在しない．

　健常人では 1 分間に約 95 mg のグルコースを糸球体で濾過し，濾過されたほとんどすべてのグルコースが近位尿細管で再吸収される．もし近位尿細管で再吸収されないグルコースがあると尿中にブドウ糖が排泄され，この状態は**尿糖**とよばれる．近位尿細管での再吸収は非常に効率的に行われるため，健常人で尿糖がみられることはほとんどない．グルコースが尿中に出現するのは，グルコースの濾過速度が近位尿細管のグルコース再吸収能力を超えた場合だけなので，尿糖は通常，糖尿病のように血清グルコース濃度が高い時にのみみられる．このように近位尿細管でのグルコース再吸収は完全に行われるので，尿中のグルコースの有無は糖尿病のスクリーニング検査として利用される．

❓ 思考のための問題 [5-3]

糖尿病患者がインスリンを打ち忘れ，血清グルコース濃度が 400 mg/dL まで上昇した．高血糖の直後の尿量は普段よりも多いか少ないか？　またその理由は？

　一般的な尿検査では，尿糖の有無も評価される．通常，試験紙（特別に処理された紙）を尿検体に入れると，グルコースの検出量に応じて色が変化する．正常の尿にはほとんどグルコースは存在しないので，色の変化があれば異常とみなすことができる．前述したように，尿糖の最も多い原因は糖尿病である．高血糖によりグルコースの濾過量が増加し，近位尿細管の再吸収能を上回る．尿糖は妊娠中にもみられることがあり，これは妊娠中にインスリン抵抗性が増大するからである．これは妊娠糖尿病とよばれ

4. 近位尿細管

る.

 しかし,いくつかの重要な病態では,尿糖が近位尿細管での再吸収能の低下によって生じる.近位尿細管でのグルコース再吸収能が減少(最大50%まで減少)する病態では,血清グルコース濃度が正常にもかかわらず尿糖がみられる(腎性糖尿).また,近位尿細管の障害がグルコースの再吸収にとどまらず,他の溶質も含めて再吸収障害をきたすことがある(Fanconi 症候群).この場合,グルコース,リン酸,他の溶質が不適切に失われる.さらに,腎のグルコース輸送体の変異によっても,グルコースに対する親和性の変化や,輸送体の数が減少し,尿糖がみられる.

❓ 思考のための問題 [5-4]

糖尿病に対する新しい治療として,近位尿細管でのグルコース再吸収を阻害する薬が開発されている.この薬による尿糖増加は,血清グルコース濃度の改善につながるかもしれない.もし,SGLT 共輸送体と GLUT 輸送体のどちらを阻害すべきか意見を求められれば,あなたはどちらを選択するか? そしてその理由は? また,それぞれを阻害した場合の副作用にはどのようなものがあるだろうか?

リン酸輸送体

 多くの代謝経路において重要な役割を担っているリン酸は,糸球体で自由に濾過され,主に近位尿細管で再吸収される.グルコースと同様,近位尿細管細胞での管腔側のリン酸の移動は電気化学的勾配に従った Na の輸送と共役している.細胞の管腔側には **NaPi IIa** とよばれる特殊な **Na リン酸共輸送体**が発現している.骨代謝におけるホルモン調節を学ぶとわかるように,副甲状腺は血清遊離 Ca 値をモニターしている.リン酸値が上昇すると,リン酸は Ca と結合し,遊離 Ca 値が低下する.血清遊離 Ca 値の低下により,副甲状腺から副甲状腺ホルモン(PTH)の放出が促進される.遊離 Ca 値を回復させるための1つの方法として,PTH は近位尿細管の管腔側にある NaPi IIa 共輸送体の数を減少させる.この共輸送体の減

少により，近位尿細管でのリン酸の再吸収が減少し，尿へのリン酸排泄が促され，血清リン酸値の低下につながる．

> **編集者のまとめ**
>
> 腎臓は体内の Ca とリン酸の調節に関与し，骨代謝において重要な役割を果たしている．近位尿細管は PTH の標的臓器であり，また，腎臓は腸管からの Ca 吸収に必要な活性型ビタミン D の産生も行っている．

❓ 思考のための問題 [5-5]

NaPi IIa 蛋白をコードする遺伝子は SLC34A1 とよばれる．この遺伝子の変異によって，リン酸の再吸収を効率的に行えない蛋白が産生される．この遺伝子変異により，どのような問題が生じるであろうか？

近位尿細管における濾液組成の変化：まとめ

前述したような管腔側にあるさまざまな輸送体の作用によって，最終的な近位尿細管での濾液組成と管腔内の電荷が規定される．近位尿細管に NHE，Na リン酸共輸送体，Na グルコース共輸送体が豊富に存在することにより，Na，重炭酸，グルコース，リン酸，そしてクエン酸・アミノ酸・他の有機酸のような分子の再吸収が行われる．

近位尿細管の前半部では Cl は再吸収されず，水や重炭酸のような他の溶質が再吸収されるので，近位尿細管を通過するにつれて濾液の Cl 濃度は上昇する．しかし，いったん濾液が近位尿細管の後半部に到達すると，Cl/陰イオン交換体が存在するので，Cl はその濃度勾配に従って，管腔から間質に移動する．これらの陰性に荷電した Cl が，管腔から傍尿細管間質液に移動するため，管腔内はわずかに陽性に荷電し（約＋4 mV），これは陽イオンの傍細胞移動にとって重要な駆動力となる．濾過された K の 50％，Ca の 60％，Mg の 15％程度が，この電気的な駆動力によって近位尿細管の後半部で再吸収される．

近位尿細管の終末部までに，糸球体濾過量の約67％が再吸収される．この過程に寄与しているのは主にNaHCO₃，次いでNaClの移動である．近位尿細管内では，毎日およそ17,000 mEqのNa，13,300 mEqのCl，3,000 mEqの重炭酸が再吸収されている．近位尿細管にはアクアポリンチャネルが存在するので，溶質の移動に伴い水の移動が起こる．そのため近位尿細管の管腔と周囲の間質の間には浸透圧勾配は形成されない．つまり近位尿細管を通過する濾液の浸透圧は約300 mOsm/kgのままである．したがって，濾過された溶質の67％が再吸収されるが，同時に濾過された水の67％も再吸収され，その量は約121 L/日となる．再吸収されずに残された濾液は腎組織のより深部に移動し，ヘンレのループの下行脚を髄質に向かって下っていき，ヘアピン・ループを回って，上行脚を通って皮質に向かって上っていく．

　濾液が近位尿細管を通過すると，次は溶質と水が独立して調整される重要な部位に入っていく．これらの部位について次に述べる．

5. ヘンレのループの下行脚

　ネフロンは糸球体濾過量の99％以上を再吸収している．近位尿細管でその2/3が再吸収されるので，近位尿細管より遠位のネフロンで残りの1/3（60 L/日）を再吸収しなければならない．近位尿細管のすぐ後に続く部位はヘンレのループの下行脚で，ミトコンドリアとNa/K ATPaseをわずかにしかもたない．そのため，この部位の細胞は能動的な再吸収を得意とせず，濾液を再吸収するために別の機構が必要である．下行脚は腎髄質の深部にまで到達する．後で述べるが，髄質間質のNa，尿素の濃度は高く，その結果，間質浸透圧は600 mOsm/kg以上に上昇する．下行脚は水と尿素に対して非常に高い透過性をもつ．細胞間の結合は疎で，細胞膜には豊富に水チャネル（アクアポリンⅠ）が発現している．濾液が下行脚を進んでいくと，水は迅速に上皮を横切って移動し，ついには管腔と間質の間に浸透圧勾配がなくなる．その結果，細い下行脚に到達した60 Lの等張性の濾液のうち，約30 Lの水が間質へ再吸収され，残された約30 Lの高張性の濾液がヘンレのループの上行脚を上り始める．

6. ヘンレのループの上行脚

　溶質の移動を伴わずに水のみが再吸収される下行脚とは対照的に，上行脚では水を伴わずに溶質のみが再吸収される．毎日，浸透圧 600 mOsm/kg の濾液 30 L が上行脚に流入する（合計約 18,000 mOsm）．近位尿細管で Na，Cl，重炭酸の 67％が再吸収されるが，細い下行脚では溶質の再吸収が行われないので，毎日上行脚に到達するのは約 8,250 mEq の Na，6,500 mEq の Cl，1,500 mEq の重炭酸（合計 16,250 mEq）である．その他の溶質には K，Ca，Mg，尿素が含まれる．

　太い上行脚は非常に多くの溶質を管腔から間質に移動させる．水を濾過させず効果的に溶質を移動させることで，太い上行脚は濾液を「希釈」しており，そのため「希釈部位（diluting segment）」ともよばれる．上行脚に流入する溶質の 75％近くが，この部位で再吸収される．その結果，濾液が上行脚よりも遠位部に到達するころには，濾液の浸透圧は劇的に低下し，通常 50 m Osm/L 程度にまで低下する．この浸透圧は，上行脚に流入した時の 10％未満に相当する．毎日，上行脚では 13,500 mOsm 近くの溶質が再吸収されている．この大量の溶質を再吸収するために，上行脚の血管側には非常に高密度の Na/K ATPase が存在する．したがって，太い上行脚では，重量当たりのエネルギー消費量が腎臓の他のどの部位よりも多いということはなんら不思議ではない．太い上行脚が腎の低灌流や低酸素状態で特に傷害を受けやすいのは，このエネルギー需要の多さが理由の 1 つである．つまり細胞機能の維持に必要な酸素や基質がなければ，結果的に尿細管障害に陥る．

NK2Cl 共輸送体

　太い上行脚の管腔側には NK2Cl 共輸送体蛋白が存在し，電気化学的勾配に従って起こる Na の再吸収が，2 つの Cl と 1 つの K の再吸収と共役して行われる 図 5-5．

　この蛋白は，Cl と陽イオンの移動を共役させる種類の輸送体ファミリーの 1 つである．2 つの陽イオンと 2 つの陰イオンが共に移動するので，この共輸送体は電気的中性を保ったまま粒子を移動させることになる．血

6. ヘンレのループの上行脚

管側の Na/K ATPase は，細胞内陰性荷電と細胞内の低 Na 濃度をもたらす．NK2Cl によって Na 1 つ，K 1 つ，そして Cl 2 つが上皮細胞の管腔側を通過する．細胞内に入った K は管腔側のチャネルを通じて細胞から出ていき（K の「再利用」），一方で Cl は血管側の Cl チャネルを通じて，Na は血管側の Na/K ATPase を通じて，それぞれ細胞から出ていく．結局，1 つの陽性荷電粒子（Na）と 2 つの陰性荷電粒子（Cl）が管腔から再吸収されたことになる．これにより，上皮細胞を介して管腔側が間質よりも相対的に陽性に荷電する（＋3～＋10 mV）．この管腔内陽性荷電は Na，

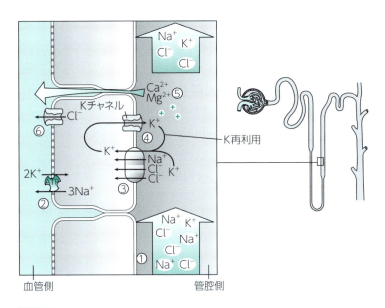

図 5-5 太い上行脚
NK2Cl 共輸送体はヘンレのループの太い上行脚の管腔側に発現している．
(1) 上行脚に到達した濾液の Na，Cl 濃度は非常に高いが，K 濃度は相対的に低い．(2) Na/K ATPase により電気的勾配が形成される（細胞は間質と比較して陰性に荷電する）．(3) NK2Cl 共輸送体は 1 つの Na と K を 2 つの Cl と共役して移動させる．移動する陽性荷電粒子数と陰性荷電粒子数は等しいので，この移動は電気的中性を保つ．(4) K は K チャネルを通って管腔内に戻り再利用される．尿管腔内では K 濃度が Na 濃度に比べ相対的に低いため，この K 再利用は重要な役割を果たし，NK2Cl 共輸送体が機能しつづけるための十分な K を供給する．(5) 管腔内に戻った K により，細胞や間質と比較して管腔内は陽性に荷電する．この陽性荷電は重要な陽イオン（Ca，Mg，K）の傍細胞移動による再吸収の駆動力となる．
(6) 再吸収された Cl は血管側の Cl チャネルを通って上皮細胞から出ていく．

Ca，Mgなどの陽イオンも管腔から血管側へ移動させる駆動力となる．これらの陽イオンはclaudinとよばれる特殊なtight junction蛋白を通じて移動する．Kの一部は管腔側で再利用されずに血管側のKチャネルを通じて再吸収される．

太い上行脚でのCa，Mgの再吸収は，これら二価の陽イオンの血清濃度や体内での貯蔵量の調整において重要な役割を果たしている．さらに，太い上行脚でのNaの再吸収は他の部位と比べ非常に効率的に行われる．他の部位と同様，Na/K ATPaseによって形成された細胞内陰性荷電と細胞内低Na濃度により，管腔側から血管側へNaが移動するが，上行脚ではその倍量のNaが再吸収される．これは，管腔内陽性荷電によって，Naの能動輸送だけでなく受動的な再吸収も行われるからである．

NK2Clが機能するためには，Na，K，Clを1：1：2の割合で受け取る必要がある．前述したように，毎日およそ8,250 mEqのNaと6,500 mEqのClが上行脚に到達するが，Kはわずか240 mEqにすぎない．このため，管腔側でのKの持続的な再利用が，共輸送体を持続的に機能させるために重要である．

管腔内陽性荷電の形成がCa，Mgの傍細胞移動の駆動力となるため，NK2Cl共輸送体，K再利用，血管側のClチャネルのいずれが傷害されても，これら二価の陽イオンの再吸収が抑制される．

またNK2Clはいくつかの特徴をもっている．管腔内のNaとK濃度が非常に低い状態でも活性を維持できるが，比較的高いCl濃度がなければ活性を維持できない．したがって，Na，Kではなく，Cl濃度が共輸送体の活性において律速段階となる．ループ利尿薬は（作用部位がヘンレのループであるためこのようによばれる），NK2Cl共輸送体を阻害することで，太い上行脚のNa，Cl，そしてKの再吸収能を妨げる．

7. 遠位曲尿細管

遠位曲尿細管は緻密斑の直後から始まり，上行脚と集合管の間に位置する．水に対する透過性がほとんどなく，濾過されたNaの約5％を再吸収する．ヘンレのループの太い上行脚と同様，遠位曲尿細管でも水を伴わな

い溶質の再吸収が尿の希釈に寄与する．遠位曲尿細管の管腔側にある，電気的に中性な NaCl 共輸送体が Na の再吸収を行う．その駆動力は血管側の Na/K ATPase によって供給され，Cl は血管側の Cl チャネルによって細胞外へ出ていく．よく処方されるサイアザイドとよばれる利尿薬は，管腔側の NaCl 共輸送体上の Cl 結合部位に競合することで，Na，Cl の再吸収を阻害する．Na の再吸収を阻害することで，サイアザイドは濾液の希釈を阻害し，浸透圧勾配によって起こる集合管での水の再吸収を減少させる（詳しくは本章の「集合管」の項で述べる）．

遠位尿細管は Ca 再吸収の主要部位でもある．Ca の再吸収に関する正確な機構はまだ解明途中だが，血管側の Na/Ca 交換体により Ca が間質に移動し，それにより管腔側の Ca チャネルを通じて Ca が管腔から細胞内に移動するとされている．

8. 集合管

集合管は濾液の「微調整（ファイン・チューニング）を行う部位」である．集合管は，ホルモンを含むさまざまな外部からの信号や刺激に対して反応するという特徴をもつ．多くの点で集合管は，尿細管と体内の他の部位との間を橋渡しする存在である．つまり，集合管の機能は体の需要に応じて変化する．さまざまな刺激に反応して，集合管は最終的な尿の組成を決定し，それに基づき，何を残し，何を排泄するかの最終決定を行う．結果的に，集合管は体組成の決定において非常に大きな役割を担っている．

集合管にはいくつかの異なる部位がある．集合 "尿細管"（collecting "tubule"）には皮質成分と髄質成分があり，集合 "管"（collecting "duct"）に合流する．それぞれの部位には機能が異なるところもあるが，相違点より類似点のほうが多い．ここでは単純化のために，collecting tubule と collecting duct をまとめて集合管とよぶこととする．

集合管には主細胞と介在細胞とよばれる2種類の上皮細胞がある．主細胞は Na の再吸収において重要な役割を果たす一方，介在細胞は酸分泌に関与する．介在細胞については9章で述べる．

主細胞にはいくつかの重要な構造的特徴があり，体が必要とする総 Na

量に対応できるように，Naの再吸収を調節する．この統合された応答システムについては6章で詳しく述べるが，本章では主細胞に存在する蛋白について述べる 図5-6．これまでみてきた尿細管と同様，血管側のNa/K ATPaseが，細胞内の陰性荷電や低Na濃度をもたらし，Na再吸収の駆動力となる．Naは**上皮型Naチャネル（ENaC）**を通じて，電気化学的勾配に従って管腔側を通過する．ENaCは主細胞の管腔側に位置する固有の蛋白で，Naへの親和性をもつ．Naの流入が他のイオンや溶質の流入と共役して起こる輸送体蛋白とは異なり，ENaCではNaが単独で移動する．管腔からNaが単独で流入することで，管腔内陰性荷電（$-50\,mV$にも達する）が形成され，管腔側のチャネルを通じて管腔へのK分泌が刺激される．さらに，管腔内陰性荷電は，隣接する介在細胞でのH^+の分泌を促進する．6章で述べるが，アルドステロンのような体液量調節ホルモンはENaCの活性を刺激し，Naの再吸収だけでなく，Kと酸の排泄も促進する．

　太い上行脚と同様（近位尿細管とは異なるが），集合管は本来水に対する透過性をもたない．Naが管腔から細胞，周囲の間質へと移動する時に，水は必ずしも移動しない．しかし，太い上行脚とは違い，体が水を保持しなければならない時には，集合管は水に対して透過性をもつようになる．7章で述べるが，アクアポリンチャネルが尿細管細胞の管腔側に挿入されれば，水は溶質に付随して移動する．つまり，集合管は水に対して透過性となる．アクアポリンがなければ，集合管で水が溶質に付随して移動することはない．

　集合管における電気化学的勾配の形成方法は，集合管に到達するまでの部位とは異なる．近位尿細管では，Na/K ATPaseによって形成された電気化学的勾配は，管腔から間質への電気的中性なイオンの移動を刺激する．例えば，Naは重炭酸やClと一緒に再吸収される．そのためイオンの移動による管腔内の荷電はほとんど変化しない．同様に，太い上行脚では，1つのNaと1つのKが2つのClと一緒に再吸収される．Kの再利用によって管腔内は軽度陽性に荷電するが，管腔内の正味の荷電の変化は小さい．対照的に，集合管でのNaの再吸収は，管腔側の共輸送体ではな

8. 集合管

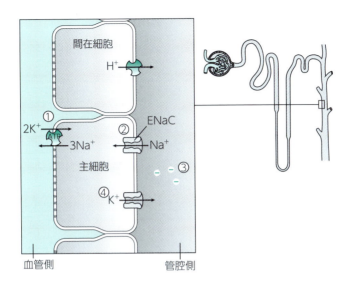

図 5-6 集合管
上皮型 Na チャネル（ENaC）は，集合管主細胞の管腔側に存在する．
(1) Na/K ATPase により電気化学的勾配が形成される（細胞内は間質よりも陰性に荷電し，Na 濃度は低くなる）．(2) Na は ENaC を介して，管腔から細胞内へと通過する．(3) Na の移動は他のイオンの移動と共役していない（陽イオンである Na のみが移動する）ので，管腔内は陰性に荷電する．(4) この管腔内陰性荷電により，尿細管主細胞から管腔への K の分泌が起こる．介在細胞に関しては 9 章で詳しく述べる．

くイオンチャネルを通じて行われる．そのため，Na は陰イオンを伴わずに単独で流入する．陽イオンが管腔から細胞に流入するため管腔は陰性に荷電し，電荷は $-50\,mV$ にも達する．この管腔内陰性荷電は，特に K のような溶質の移動に重要な影響を及ぼす．

? 思考のための問題 [5-6]

尿細管蛋白の変異によって起こる病態についてこれまで解明が行われてきた．Bartter 症候群, Gitelman 症候群 とよばれる疾患は，それぞれ，NK2Cl 蛋白と NaCl 蛋白の活性低下が原因である．Liddle 症候群は ENaC の活性亢進が原因である（訳注：ENaC イオン共輸送体と原文にはあるが，ENaC は

Naチャネルであり,誤り).尿細管の生理学を基に,各疾患で起こりうる臨床所見(特に血圧とK値)について説明してほしい.

 思考のための問題 [5-7]

すべての尿細管細胞の血管側に存在するNa/K ATPaseは,電気化学的勾配を形成し,濾過された溶質の尿細管での再吸収を促進する.管腔側に存在する輸送体やチャネルの種類の違いが,管腔側の透過性にどのように影響するか? それにより,管腔内の荷電やイオン濃度にどのように影響するだろうか? 近位尿細管から集合管まで順を追って説明してほしい.

9. K恒常性

　本章では主に,尿細管での濾液の再吸収を促す分子機構について説明してきた.この最後のセクションでは,集合管でKがどのように排泄されるか説明する.

　Kは人の代謝に不可欠なイオンである.その血清濃度は3.5〜5 mEq/Lという非常に狭い範囲で維持される.高K血症は心臓の細胞膜の分極を妨げ,危険な不整脈を引き起こすため致死的になりうる.低K血症は深刻な筋力低下をきたす.そのため,体は血清K濃度を非常に厳密に調節する.平均的なアメリカの食事には,1日約100〜200 mEqのKが含まれているが,体内のKのほとんどが細胞内に蓄えられるので,血清K濃度は低く保たれる.Kの摂取量にかかわらず,血清K濃度は,Kの細胞内外の移動(体内バランス)と,尿と消化管からのK排泄(体外バランス)によって最終的に規定される.

　血清から細胞内へのKの移動は,インスリン濃度,体内pH,交感神経系の活性により影響を受ける.Kの細胞内移動が障害されると,血清K濃度に深刻な影響をもたらしうる.例えば,毎日インスリンを投与する必要がある糖尿病患者で,1回もしくはそれ以上インスリンの投与を忘れると,高K血症になる可能性がある.

　Kは細胞内に貯蔵されているため,腎臓でのK排泄は容易ではない.当

9. K恒常性

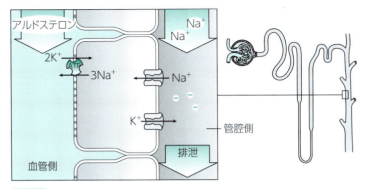

図 5-7 K分泌
K分泌は2つの因子によって規定される．1つは，アルドステロンというホルモンの存在である．アルドステロンは血管側のNa/K ATPaseの活性を亢進し，Naが管腔から細胞内へ移動するための勾配を形成する．2つめは，集合管に十分量のNaが到達することである．十分なNaが到達すれば，ENaCへNaを供給し，管腔内の陰性荷電を形成することができる．この管腔内陰性荷電は，管腔側のKチャネルを介したK分泌のための駆動力となる．

然，細胞内のイオンは濾過されず，血清に溶解しているKのみが糸球体を通過して濾過される．Naは1日に25,000 mEq濾過されるが，Kは1日にわずか600 mEqしか濾過されない（糸球体濾過量180 L/日×血清K 3.5 mEq/L）．腎臓病によって糸球体濾過量が減少すると，Kの摂取量は，Kの濾過量を簡単に上回る．そのため，高K血症にならないように，腎臓は糸球体濾過以外にKを排泄するための方法を必要とする．この他の機構が，集合管尿細管上皮細胞でのK分泌である．

K分泌を促すための重要な因子を図5-7に示している．主細胞の血管側にNa/K ATPaseが存在し，細胞内陰性荷電が形成される．これらのNa/K ATPaseは，アルドステロンというホルモンに反応するという点で他の部位と異なる．レニン-アンジオテンシン-アルドステロン系が活性化するとアルドステロンが分泌されるが，アルドステロンは血管側のNa/K ATPaseの数を増加させ，活性を亢進させる．さらに，管腔側にはNaとKチャネルの両方が存在する．アルドステロンが分泌されると，Na/K ATPaseの活性が亢進し，Naチャネルを介して管腔から細胞内へNaが移動し，管腔内陰性荷電を形成する．この管腔内陰性荷電により，Kチャネル

を介して，電気化学的勾配に従った K の受動的な分泌が促進される．

　要約すると，K 分泌のためには 2 つの重要な要素がある．1 つめは，アルドステロンの存在であり，管腔から陽イオンである Na の移動（再吸収）を起こす．その結果，管腔内陰性荷電が形成され，陽イオンである K の分泌に必要な駆動力となる．2 つめは，十分な量の Na が管腔内に存在していることである．言い換えると，もし，そもそも管腔内に Na が存在していなければ，Na の移動によって生じる電気的勾配を形成することができない．この状況は GFR が低下し，Na 濾過量が減少した時にみられる．

❓ 思考のための問題 [5-8]

暑い夏にジョギングを行った後，体の正常な反応として，Na を再吸収するためにアルドステロンが産生される．前述したように，アルドステロンは K の分泌も引き起こす．ジョギングの後に低 K 血症にならないのはなぜだろうか？

10. まとめ

　尿細管機能を阻害する薬物を摂取した患者がいる．摂取後，次の週まで，尿量が増え，起立時のひどいめまいが持続した．さらに，脱力が著明であり，下肢筋力低下のため階段を登ることさえ困難となった．来院時，血圧低下が認められた．血液検査では血清リン濃度と重炭酸濃度が高度に低下しており，尿中にグルコースが検出された．この所見はなぜ起こったのか？　尿細管のどの部位が薬物によって障害されたのか？　尿細管の他の部位で起こる代償作用はどのようなものがあるか？　血清 K 値はどうなっているだろうか？

　近位尿細管はリン酸，グルコース，重炭酸の再吸収と併せて Na と水の再吸収を行っている．そのため，近位尿細管の障害により，これらの溶質が尿中に排泄される．リン酸は筋肉の働きに重要であり，低リン血症は筋力低下の原因となる．Na と水の喪失は血圧低下を引き起こし，しばしば立ち上がると悪化する（起立性低血圧）．これは血液が重力の影響で下肢

静脈にプールされることで，右室，左室の前負荷が減少するためである．近位尿細管障害には，遺伝性のものと後天性のものがあり，幅広い病態で起こりうる．

　低血圧の状態では，レニン-アンジオテンシン-アルドステロン系が刺激され，ENaC が活性化されることで，遠位の尿細管での Na 再吸収が促進される．しかし，これは近位尿細管での Na 喪失を補完するに至らない（Na の大半が近位尿細管で再吸収されることを思い出してほしい）．一方，この ENaC を介した Na の再吸収の亢進により集合管で過剰な K 喪失が起こる．その結果，高度の低 K 血症を引き起こす．

要点

- 1 日に約 180 L の糸球体濾過液が尿細管に流入し，そのほとんどすべてが再吸収される．
- 尿細管細胞間の tight junction の存在と，細胞膜の脂質二重膜という構造により，尿細管は本来，水と溶質の両方に対して不透過性である．
- 尿細管細胞の管腔側に重要な蛋白が存在し，上皮の透過性を大きく変化させるため，溶質や水が管腔から間質へ移動できるようになる．
- 血管側に存在する Na/K ATPase は，溶質が管腔から細胞へ移動するための電気化学的勾配を形成する．この勾配は，濾液を再吸収するための駆動力となる．
- アクアポリンは，尿細管が水を透過できるようにするための特殊な水チャネルで，いくつかのアイソフォームが存在する．
- NHE は近位尿細管の前半部に存在し，Na と重炭酸の再吸収を促す．
- Cl は，主に近位尿細管の後半部で再吸収される．
- 特殊なグルコース共輸送体（SGLT）は，グルコースの再吸収を能動的な Na の再吸収と対にして行っている．
- リン酸の再吸収は，NaPi Ⅱa 共輸送体を介して行われる．NaPi Ⅱa は PTH による調節を受ける．
- ヘンレのループの下行脚では，溶質はほとんど再吸収されない．しかし，約 30 L の水がこの部位で再吸収される．
- 太い上行脚では，Na と K の再吸収が効率的に行われる．

- 濾液（尿）の最終的な微調整は集合管で行われる．集合管の管腔側蛋白の多くは厳密に調節され，各蛋白により各溶質の再吸収の程度も調節される．
- 集合管は，体内の水と溶質のバランスを微調整する重要な役割を果たす．

 思考のための問題に対する解答

[5-1] 炭酸飲料の「シューッという音」は，炭酸が二酸化炭素に緩徐に変換され放出されるからである．これは，ソーダの缶を開けた時に泡立ちがしばらく続くことからも明らかである．しかし，唾液には炭酸脱水酵素が含まれ，二酸化炭素への変換反応を触媒し，炭酸飲料でみられた反応より迅速に二酸化炭素を放出する．そのため，炭酸飲料を口に含むとすぐに，二酸化炭素が消えてしまうのである．

[5-2] 炭酸脱水酵素のおかげで，持続的に細胞内でH^+を再生することができ，NHEにH^+を供給しつづけることができる．その結果，Naと重炭酸を再吸収することができる．この酵素が欠乏すると，近位尿細管でNaと重炭酸という重要な溶質を再吸収できなくなる．炭酸脱水酵素阻害薬は，利尿薬の1つであり，特にNa（と重炭酸）の再吸収を阻害する．炭酸脱水酵素阻害薬は，腎臓でのNa再吸収が亢進している患者にとって有用である．

[5-3] 高度高血糖では，グルコースの濾過量（これは単純にGFRと血清グルコール濃度をかけたものである）が近位尿細管での再吸収能を上回る．近位尿細管より遠位部の尿細管にはグルコース共輸送体（SGLT）が存在しないので，近位尿細管で再吸収されなかったグルコースは尿細管内にとどまり，管腔内の浸透圧を上昇させ，水の受動的な再吸収に不利に働く．その結果，高血糖は1日尿量を増加させる．尿量が増加すると膀胱が膨張し，尿意切迫感が出現するため，こうした患者は通常，頻尿を訴える．膀胱炎など，他にも頻尿を起こす病態はあるため，頻尿の訴えがあれば，尿の回数ではなく，1日尿量を評価する必要がある．多尿とは1日尿量の増加を表す用語であり，1日尿量が3L以上と定義される．

[5-4] グルコースは細胞の代謝に不可欠な燃料であり，すべての細胞に常に供給されなければならない．GLUT はほとんどすべての細胞膜に見られ，細胞へのグルコースの取り込みを促している．そのため，GLUT を阻害する薬は近位尿細管でのグルコース再吸収だけでなく，他の細胞でのグルコースの取り込みも阻害してしまうことは想像に難くない．

　例えば，アイソフォームである GLUT1 は脳の毛細血管内皮内に発現し，血液脳関門を介し，血清から脳脊髄液へのグルコースの移動を促進する．GLUT1 の変異によりこの移動が抑制されると，脳脊髄液のグルコース濃度が低下する．そのため，この変異をもつ患者は，生後数カ月でてんかん発作を起こし，進行性の経過をたどり，重度の神経障害をきたす．これは非常に稀な疾患で，これまでに 100 症例未満の報告しかない．しかし，この疾患は GLUT がいかに重要かを示している．

　あらゆる細胞膜に存在する GLUT と異なり，SGLT は，主に腸管と近位尿細管の管腔側に発現し，主な機能はそれぞれの管腔からグルコースを再吸収することである．そのため，SGLT の阻害は，グルコースの再吸収のみに影響し，細胞から他の組織へグルコースを移動させることには影響しない．もし，細胞から他の組織へのグルコース移動に影響があれば，低血糖をきたし，好気性代謝を障害してしまうだろう．SGLT を阻害する薬の副作用には，グルコースの吸収不良による重度の下痢が考えられる（尿細管で過剰なグルコースが水を引き込み，尿量を増やすのと同様，腸管内の大量のグルコースによる浸透圧増加が水を引き込み下痢を起こす）．近位尿細管の SGLT の阻害は，グルコースの再吸収を阻害し，グルコースの尿への排泄を促す．尿中のグルコース増加により，尿路感染症が増加し，女性では膣の真菌感染が増加する可能性がある．

[5-5] NaPi Ⅱa 共輸送体の機能低下により，リン酸が再吸収されず，リン酸の排泄が起こる．このような患者は，摂取した量よりも多くのリン酸を尿中に排泄し，正味のリン酸バランスは負となる．その結果，血液中のリン酸値は低下する．リン酸は骨の維持に重要な成分であり，このような患者では骨の菲薄化や脆弱化をきたし，骨折につながる（くる病・骨軟化症）．さらに，リン酸は鉱物なので，尿中に大量に持続的に存在すると溶解しきれず石灰化し，腎結石の形成につながる．

[5-6]　Bartter症候群とGitelman症候群はそれぞれ蛋白の活性低下により，Na，Cl，Kの排泄が起こる病態である．これらの溶質が尿細管管腔に存在することで，管腔内に水を留める浸透圧を形成し，尿量が増加するため，軽度の体液量欠乏をきたす．これらの患者ではNaとClの喪失のために低血圧となり，血清K値の低下をきたす（低K血症）．

　Liddle症候群はENaCの活性亢進によって起こり，Naの貯留をきたし，アクアポリンが存在する時は水の再吸収が増加する．そのため，高血圧をきたすことが多い．しかし，ENaCはNaに特異的なチャネルなので，この活性亢進によるKの再吸収は生じない．むしろ，Na単独の再吸収によって管腔内陰性荷電を形成し，KとH$^+$の両方の排泄を促進する．このように，Liddle症候群の患者では，高血圧，低K血症，H$^+$の喪失による代謝性アルカローシスをきたす．

[5-7]　血管側にあるNa/K ATPaseは，尿細管上皮細胞内の陰性荷電（約－70 mV）を形成し，細胞内のNa濃度を非常に低くする．水やさまざまなイオンに対する尿細管の透過性を変えることで，尿細管内の電荷と溶質濃度の両方が変化し，再吸収過程を促進する．それぞれの尿細管部位の詳細な分析を以下に述べる．

　濾液が近位尿細管に流入した時の溶質濃度は，血清濃度（Na 140 mEq/L，重炭酸25 mEq/L，Cl 100 mEq/L）を反映している．近位尿細管の前半部ではNa，重炭酸，水は通過できるが，Clは通過できない．そのため，重炭酸ナトリウムと水が再吸収されるにつれて，管腔内のCl濃度は上昇し，約120 mEq/Lに達する．その結果，近位尿細管の後半部では，Clは濃度勾配に従って，近位尿細管の細胞内に流入し，最終的に間質に移動する．これら陰イオンの間質への移動は，細胞内の陰性荷電によっても促進される．したがって，溶質移動の主な駆動力がエネルギー依存型のNa/K ATPaseであることは間違いないが，近位尿細管は部位別に重炭酸とClに対する透過性を変えることで，その結果生じた電気化学的勾配を利用している．この濃度勾配に従ったClの受動的な再吸収によって，尿細管の再吸収効率が高まり，ひいては尿細管全体のエネルギー需要が減少する．

　さらに，管腔からClが出ていくことで，管腔内はわずかに陽性に荷電する．この管腔内陽性荷電によって，陽性荷電イオンは追い出されるように

して傍細胞経路を介して管腔から間質へ移動する．その結果，K，Ca，Mg の再吸収が促進される．

　太い上行脚では，管腔側の K チャネルにより（いったん NK2Cl 共輸送体によって再吸収された）K が管腔内に分泌され再利用される．このため，Na と Cl が NK2Cl によって再吸収されると，管腔内陽性荷電が形成される．この管腔内陽性荷電により，陽性荷電イオンの再吸収が促進される．

　最後に，皮質集合管では，血管側の Na/K ATPase に応じて，Na が Na チャネルを通って管腔から再吸収され，管腔内を－50 mV 近くまで陰性に荷電する．この管腔内陰性荷電により，電気的勾配に従った Cl の受動的な再吸収と，K の管腔への分泌が促進される．

　要約すると，尿細管がさまざまな溶質に対する透過性を変えることで，Na/K ATPase によって形成された最初の勾配（細胞内陰性荷電，細胞内低 Na 濃度）が，電気化学的勾配に従った各溶質の受動的な再吸収に活用されている．尿細管によってさまざまなイオンに対する透過性が異なる．各部位の輸送機構の違いを知ると，この理解が深まる．

[5-8]　K を分泌するために，主細胞は 2 つの因子を必要とする．アルドステロンの存在と十分な量の Na が尿細管に存在することである．ジョギングの後，アルドステロン値は上昇し，集合管に到達した Na を保持しようとする．しかし，ジョギング後には体液量も欠乏し，GFR が低下するため，Na の濾過量が減少する．くわえて，体液量が欠乏しているので，濾過された Na の大部分は，すでに尿細管のより近位部で再吸収されている．そのため，アルドステロン値が高値であっても，主細胞に到達する Na が少ないため K 分泌が起こらない．

章末問題

次の設問に対する答えとして適切なものはどれか．それぞれ 1 つ選べ．

問 5-1

近位尿細管の前半部を通過する間に，尿細管内の Na 濃度はどうなるか？

A. 上昇する
B. 低下する
C. 変化しない

問 5-2
近位尿細管の前半部を通過する間に，尿細管内の Cl 濃度はどうなるか？

A. 上昇する
B. 低下する
C. 変化しない

問 5-3
がん患者に対してある薬剤が実験的に投与されている．副作用の 1 つに，ヘンレのループの太い上行脚の管腔側に発現する K チャネルの傷害がある．患者の血清電解質の中で以下のどれが異常値になるか？

A. P
B. Cl
C. Mg
D. 重炭酸

問 5-4
次の中で共輸送体ではなくイオンチャネルであるのはどれか？

A. 近位尿細管にある NHE
B. 太い上行脚にある NK2Cl
C. 遠位曲尿細管にある NaCl 輸送体
D. ENaC

問 5-5
高血圧の診断でアルドステロンを阻害する薬剤を投与された患者では，血清 K 値はどのように変化するか？

要点

A. 変化しない
B. 上昇する
C. 低下する

体液量を維持する
Na バランス

6章

章の概説

- はじめに
- 体液の内的センサー
  - 圧受容体
  - 流量（フロー）受容体
- 感知された体液量の変化に対する反応
  - レニン - アンジオテンシン - アルドステロン系
- Na 利尿ペプチド
- Na ハンドリング
- 体液量の維持 ― Na 恒常性
- Na 恒常性の限界
- Na 過剰と Na 欠乏の臨床所見
- まとめ
- 要点

学習目標

本章の終わりまでに，以下の内容を習得すること．

- 体での体液量調節機構を説明できる．
- 体液量感知機構の複雑性について説明できる．
- 体液量の内的センサーをあげ，その機能を説明できる．
- 体液量センサーが，どのように圧変化，流量（フロー）変化を体液量のサロゲートマーカーとして用いているかを説明できる．
- 圧受容体や流量受容体が，どのように腎臓での Na ハンドリングを調節しているかを説明できる．
- 尿細管糸球体フィードバックが血圧の変化に応じて，どのようにして体からの Na 喪失を防いでいるかを説明できる．
- 体液量の維持における Na 利尿ホルモンやレニン - アンジオテンシン - アルドステロン（RAA）系の重要性を説明できる．
- Na バランスの変化によって，体液の濃度が変化せず，総体液量が変化する機序について説明できる．
- Na 量の調節により総体液量が変化することを理解する．

- Na 恒常性の維持における腎臓の役割，特に尿細管での Na 再吸収について説明できる．
- 流量および圧受容体による制御システムの限界を説明し，血行動態の安定性を維持するうえで感知された体液量がいかに重要であるかを説明できる．
- 体液量を規定する因子と体液の濃度に影響を及ぼす因子を説明できる．

1. はじめに

　今日の体重は何 kg でしたか？　昨日は？　先週は？　といっても，多くの場合，体重はほとんど変化することはないし，1 週間後に体重を測っても，体重の変化はみられないだろう．ヒトの体重は脂肪と筋肉量の変動に合わせて増減するが，より短期間での体重の増減は総体液量の変化を反映している．食事内容は日々大きく異なるが基礎疾患がなければ体液量は比較的一定に保たれる．自宅の体重計を用いれば，体重は簡単に測定できる．しかし，食事や活動量，環境（寒暖の差）などの変化が予測できないなかで，体液量はどのようにして一定に維持されるのだろうか．体液量は体重計で間接的に推測できる．体内には，総体液量を直接監視する内的な機構が必要であるが，これはどのように行われるのだろうか．

　実は，総体液量を直接測定する方法は体内には存在しない．体重計にあたるものは体内には存在せず，代わりの機構が体液量を感知している．しかし，これらのセンサーは体液量を直接測定するのではなく，他の因子を体液量の指標として用いている．

　本章では，体内での体液量の感知および調節機構について説明する．感知された体液量の変化によりいくつかのホルモン系が活性化され，体内での Na 動態が変化するが，これについても説明する．Na イオンの再吸収量を制御することで体液量は調節される．Na 保持は血清 Na 濃度に影響するようにみえるが，それは間違いである．実際，体の Na 濃度調節と総体液量調節の間に関連は認めるものの，そのメカニズムは全く異なる．

2. 体液の内的センサー

圧受容体

　前述したように，体内には3つのコンパートメントが存在する 図6-1．生きていくためには，血管内に水分を保持し，組織灌流を維持することが必要である．主要臓器では，短時間の低灌流ですら致命的となりうる．迷走神経反射（簡単にいうと失神）では，突然の動静脈拡張により血圧が一時的に低下するが，これは血管内容量を突然失うのと似た状況が起きている．つまり，血管内容量の厳密な調節が非常に重要である．

　体液を風船に見立てて考えてみる．水に満たされた大きな風船の中に密閉された5Lの風船が入っているとしよう 図6-2．内側の風船は密閉されているので，この時点では内側の風船内の水は5Lのままである．もし内側の風船にいくつか穴を開けると，水分は自由に移動できるようになるが，内側の風船にはどの程度の水分が残るだろうか．

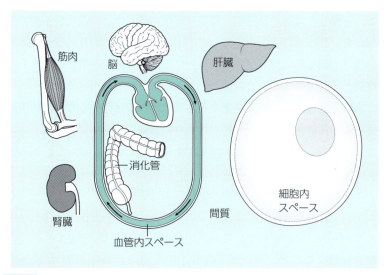

図6-1 血管内コンパートメントと主要臓器の関係
この図は血管内コンパートメントの重要性を強調するための概念的な図である．心臓はポンプのような働きにより血液を血管へ送り出し，主要臓器へと灌流させる．この図では示していないが，細胞内コンパートメントには臓器内の細胞も含まれる．

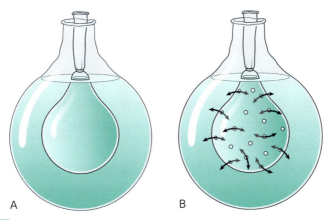

図 6-2 体液を風船に見立てた例
Aでは，ある風船の中に不透過性のもう1つの風船が沈められている．内側の風船は不透過性であるため，水分の移動は起こらず，2つの風船に入っている液体に浸透圧の違いがあっても，風船の中の水分量は全く変化しない．それぞれの風船内の水分量には一定の値がある．しかし，Bのように，内側の風船に穴をあけると，水分は自由に内側と外側の風船の間を移動する．したがって，内側の風船の中にある水分量は変動し，一定の値は存在しなくなる．つまり，風船の特徴や風船の中の水分の特徴によって，内側の風船内の水分量は変化する．

　この疑問に即答することはできない．なぜなら，水分は小さい風船の内外を自由に行き来するので，固定された容量は存在しないからだ．この小さい風船は血管内の状況と似ている．水とNaは血管内皮細胞を自由に透過する．つまり，血管内と間質の間には水分の移動を隔てる壁はなく，血管内と間質の水分は混ざり合う．そのため，体内で血管内容量を直接測定することはできない．

　そのかわり，体には別の機構が備わっている．血管内容量は測定できないが，血管内圧は簡単に測定できる．血圧は体液量によってほぼ規定されることから，血圧から血管内容量を推定することができる．**圧受容体**は主要な動脈に存在し，動脈内圧を感知している．この圧は，血管内容量以外に，心収縮力や血管壁の弾性，透過性，血管抵抗，心拍数といったさまざまな要素の影響を受ける．このように動脈内圧を規定する要素が複数あり，複雑に影響し合うため，いずれか1つの要素が変化するだけでも動脈内圧は変化する．例えば，動脈内の体液量増加により圧受容体は活性化

されるが，体液量が変化しなくても血管収縮力が変化するだけで圧受容体は活性化される．

大動脈弓，頸動脈洞（外頸動脈と内頸動脈の分岐部）には重要な圧受容体が存在する 図6-3．圧受容体からのシグナルは脳幹の血管運動中枢へ伝達される．大動脈弓からのシグナルは大動脈神経を介し，迷走神経と合流し延髄の脳幹孤束核（NTS）に伝達される．頸動脈洞からのシグナルは舌咽神経の枝を介して脳へ伝達される．

圧受容体から伝達を受けると，脳は交感神経系を介して遠心性の刺激を出し，血圧を正常化しようとする．出力された刺激は，数秒以内に心拍数，末梢血管緊張，心拍出量を変化させ，これらはすべて血圧を正常化させる

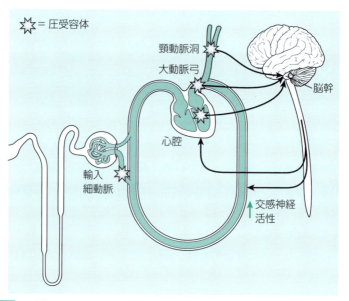

図6-3 圧受容体
心腔，大動脈，頸動脈洞に存在する受容体は，圧の変化を感知する．圧受容体からのシグナルは，神経を介して脳へ伝えられ，交感神経系を刺激する．圧が低下すると，圧受容体は心拍数，心収縮力，血管緊張を亢進させ，これらはすべて，血管内圧が回復する方向に働く．Na利尿ペプチドは心腔の伸展刺激により分泌され，腎臓でのNa再吸収に影響を及ぼす．もう1つの圧受容体は腎臓の輸入細動脈に存在し，中枢神経系とは独立して働き，レニン分泌を直接刺激する．レニンには重要な副次的な作用があり，尿細管でのNa再吸収を増加させる．

方向に働く．しかし，動脈の圧受容体から刺激が持続する場合，つまり血圧を正常化させるための反応が不十分な場合は，交感神経系を介したシグナルは腎臓にも影響を及ぼす．後述するが，腎臓に存在する特殊な細胞により**レニン**分泌が刺激される．レニンはNa恒常性と血圧調整において最も重要なホルモンの1つである．

　大動脈弓と頸動脈洞に加え，腎臓の輸入細動脈にも特殊な圧受容体が存在する．この受容体は細動脈内の圧変化を感知する．しかし，大動脈弓や頸動脈洞の圧受容体と異なり，輸入細動脈の圧受容体は脳幹を介さずに，直接顆粒細胞からのレニン分泌を刺激する．このようにレニン分泌の調節は交感神経系とは独立して行われる．

　圧受容体は心腔内にも存在する．心腔内圧が上昇すると，これらの圧受容体が活性化され，後述するように，圧を低下させる方向に作用する．他の圧受容体と同様に，心機能や弁膜の状態，心筋伸展性といったさまざまな要素により心腔内圧は変化する．つまり，血管内容量の変化がなくても心腔内圧は変化しうる．

　要約すると，血圧低下に対し，圧受容体は心拍出量と末梢血管抵抗を増加させることで，主要臓器への組織灌流を維持する．この反応は速やかに生じるが，血圧低下に対する根本的な解決策とはならない．血圧低下という問題に対しては，腎臓が中長期的な解決策をもたらす．圧受容体はレニン分泌を刺激し**アルドステロン**を産生させることで，交感神経系を介さずに腎臓におけるNa保持を刺激し，体液量と圧を増加させる．このレニン-アンジオテンシン-アルドステロン（RAA）系については，本章の後半で説明する．

流量（フロー）受容体

　前述した圧受容体以外に，体液量をモニターする受容体がもう1つ存在する．この受容体は腎臓に存在し，尿細管の流量をモニターしている．緻密斑はヘンレのループの太い上行脚にある特殊な上皮細胞であり，傍糸球体装置（JGA）の構成成分の一部である．3章で述べた通り，JGAは緻密斑，隣接する輸入細動脈（緻密斑を形成する尿細管の上流の糸球体へ灌

流する),顆粒細胞(レニンを産生する)から構成される.緻密斑が刺激を受けると,輸入細動脈は2つの作用を及ぼす.すなわち尿細管流量の変化とレニン産生である 図6-4.

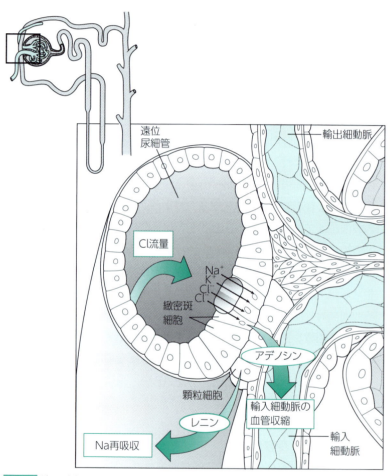

図6-4 流量受容体
緻密斑は,遠位尿細管と隣接する輸入細動脈の間に存在し,尿細管内の流量(特に濾液のCl流量)を感知する.尿細管流量が増加すると,緻密斑からアデノシンが分泌され,輸入細動脈の血管収縮が生じる.これにより糸球体での濾過が抑制され,尿細管流量の低下につながる.より持続的な尿細管流量の変化は,緻密斑の顆粒細胞からのレニン分泌に影響を与える.レニンは腎臓でのNaハンドリングにおいて鍵となる調整因子である.

緻密斑が尿細管流量を感知するメカニズムは正確にはわかっておらず，現在研究が活発に行われている．管腔側の NK2Cl 共輸送体が尿細管内の Cl により活性化され，細胞の構成成分や膜の極性，細胞内 Na と Cl 濃度，pH が変化するとされている．しかし，これらの変化がどのように輸入細動脈へのシグナルになるのかは未解明である．分かっていることは，緻密斑が尿細管流量の変化を感知し反応しているということである．

緻密斑は刺激に対して 2 通りの反応をする．緻密斑は糸球体濾過量（GFR）の調整を担う輸入細動脈に近接している．緻密斑は輸入細動脈に作用して糸球体灌流量を抑制することで，尿細管への濾過量も抑制することができる．この調整機構は**尿細管糸球体フィードバック（tubuloglomerular feedback）**とよばれる．尿細管流量の増加を感知すると，緻密斑はアデノシンを放出し，輸入細動脈を収縮させる．これにより GFR は低下し，糸球体から流出する濾液量および尿細管流量が減少する．

尿細管糸球体フィードバックには重要な保護効果がある．GFR を制御することで糸球体灌流量の増加により起こりうる致命的な体液喪失を防いでいる．GFR の正常値は 120 mL/ 分，または 180 L/ 日であるため，GFR がわずかに上昇するだけでも尿細管流量に大きな影響を与える．緻密斑は制御機構として作用し，血圧や GFR 変動による体液喪失を防いでいる．

尿細管糸球体フィードバックは速やかに反応するフィードバック系で，主に血圧変化に伴う瞬間的な GFR 変動に対応する．より持続的な GFR 変化，すなわち尿細管流量の変化に対しては異なる反応が起こる．尿細管糸球体フィードバックの速やかな反応は緻密斑に貯留されているアデノシン放出により生じる．一方，体液量を調整する持続的な機構は，緻密斑による RAA 系の刺激により生じる．後述するが，RAA 系により最終的に尿細管での Na 再吸収が亢進する．

要約すると，われわれの体は圧受容体と流量受容体（緻密斑）の 2 種類の受容体により血管内容量を感知している．しかし，どちらの受容体も直接体液量を測定するのではなく，あくまでも体液量の指標を感知する．圧受容体は血管内の圧を感知し，緻密斑は尿細管管腔内の流量を感知する．

3. 感知された体液量の変化に対する反応

レニン-アンジオテンシン-アルドステロン系

前述したように，尿細管流量の持続的な（数分以上）変化を感知すると，緻密斑が反応し，レニン分泌の調節が行われる．レニンは体内のNaをコントロールする重要なシグナルペプチドである．尿細管流量が低下すると，レニン分泌が刺激される．逆に尿細管流量が増加すると，レニン産生は抑制される 図6-5．

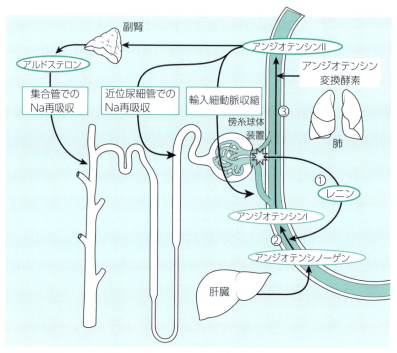

図6-5 レニン-アンジオテンシン-アルドステロン系（RAA系）
(1) レニンは緻密斑の顆粒細胞から分泌され，全身血流を循環する．(2) レニンは，肝臓で産生されるアンジオテンシノーゲンからアンジオテンシンIへの変換を触媒する．(3) アンジオテンシンIは肺に到達し，アンジオテンシン変換酵素（ACE）により生理的活性をもつアンジオテンシンIIに変換される．アンジオテンシンIIは，全身の血管収縮，輸入細動脈の収縮，近位尿細管でのNa再吸収などの作用を発揮する．さらにアンジオテンシンIIは副腎でのアルドステロン産生を刺激する．アルドステロンも腎臓でのNaハンドリングにおいて鍵となる調整因子である．

3. 感知された体液量の変化に対する反応

　レニンはプレプロレニンとして産生され，修飾，輸送を受け，最終的に分泌される．レニンは分泌顆粒内に貯留され，刺激により速やかに放出できる状況となる．レニンは血中を循環し，(肝臓で産生される)アンジオテンシノーゲンを活性の高いアンジオテンシンIに変換する．アンジオテンシンIはさらに肺で，アンジオテンシン変換酵素（ACE）により**アンジオテンシンII**に変換される．

　アンジオテンシンIIはいくつかの重要な作用を持っている．4章で説明したように，アンジオテンシンIIは輸入細動脈の緊張を調節することでGFRを変化させる．さらに，アンジオテンシンIIは全身の血管収縮と腎臓でのNa再吸収も亢進させる．これらの作用にはすべて，全身の血圧を維持するという共通の目的がある．アンジオテンシンIIは，輸入細動脈を収縮させることでGFRを低下させ，Na濾過量を減少させる（一方，ほぼ同時に輸出細動脈でも収縮が起こりうるため，この作用は減弱する）．全体として，アンジオテンシンIIは毒性物質を除去できる程度の糸球体濾過量を維持しつつ，体内の塩分・水分を貯留する方向に働き，血圧を維持する．

　アンジオテンシンIIによるNa保持作用には，少なくとも2つの機構が関わっている．近位尿細管では，アンジオテンシンIIによりNHE（Na/H交換体）が活性化し，Na再吸収が亢進する．さらに，アンジオテンシンIIは副腎での**アルドステロン**産生を増加させ，アルドステロンもまた腎臓でのNa再吸収を促進させる．

　アルドステロンの主な作用部位は集合管の主細胞である．アルドステロンが主細胞内の受容体に結合すると，いくつかの作用をもたらし，これらはすべて尿細管でのNa再吸収を促進させる．図6-6に示すように，アルドステロンの刺激によりすでに産生されていたENaCは管腔側へ輸送され細胞膜上に発現する．

　5章で説明したように，ENaCは集合管の管腔側に発現する重要なチャネルであり，尿細管からのNa再吸収を行う．さらに，ENaCの発現数とチャネル開口時間を増やすことで，アルドステロンは主細胞の膜上にあるENaCを安定化させる．それにより，ENaCがエンドサイトーシスにより

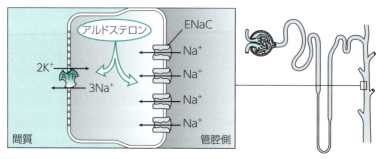

図 6-6 アルドステロンによる尿細管の Na ハンドリング
アルドステロンは集合管主細胞に対し重要な作用をもつ．まず，アルドステロンは血管側の Na/K ATPase を活性化することで，外向きの電気的勾配を形成し，管腔側から間質への Na 移動を促進させる．さらに，アルドステロンは管腔側に発現する ENaC の数も増加させ，尿細管からの Na 流出経路を形成する．

細胞質内へ戻るのを抑制し，Na 再吸収が維持される．細胞質のユビキチンリガーゼ（Nedd4-2）がリン酸化され不活化されることによって，ENaC が分解から免れ，持続的に発現することができる．

ENaC に対する作用だけでなく，アルドステロンは主細胞の血管側に存在する Na/K ATPase も活性化させる．この作用により主細胞と尿細管管腔との間で Na の電気的勾配が増強し，尿細管管腔からの Na 再吸収が促進される．

要約すると，緻密斑が尿細管流量の変化を感知すると，RAA 系活性の調節が起こる．尿細管流量が低下すると，RAA 系は活性化し Na 再吸収が促進される．尿細管流量が上昇すると，RAA 系は抑制され Na 利尿が促進される．

Na 利尿ペプチド

腎臓の緻密斑では尿細管流量の変化に反応して RAA 系の調節を行うのに対し，圧受容体は圧変化に対してさまざまな神経液性因子の分泌を刺激する．

体液量増加を感知すると，Na 利尿，つまり Na 排泄が生じるが，その反応において重要な役割をもつペプチドのグループがある．この Na 利尿

ペプチドには**心房性 Na 利尿ペプチド（ANP）**，**脳性 Na 利尿ペプチド（BNP）**が含まれる．ANP は主に両心房の心筋細胞で産生される．一方 BNP は，その名前にもかかわらず，主に心室の心筋細胞で産生される（もともと，豚の脳で同定されたため BNP と名づけられた）．これらの Na 利尿ペプチドは，それぞれ心房，心室の伸展刺激に反応して産生される．心臓内の容量もしくは圧の増加により壁伸展が起こり，ANP，BNP が分泌される．Na 利尿ペプチドは血中を循環し，標的細胞の細胞膜上に存在する高親和性の受容体に結合する．これらの受容体は cGMP 依存性シグナルカスケードと共役している．つまり，受容体の活性化により細胞内 cGMP が増加し，ペプチドの作用が発揮される．Na 利尿ペプチドの受容体は血管や副腎，腎臓などの多くの臓器に存在するため，ペプチドはさまざまな作用を発揮することができる．

　Na 利尿ペプチドは，GFR と尿細管での Na 再吸収の両方を調節することで，Na 排泄を促す．Na 利尿ペプチドは末梢血管の交感神経緊張を減弱させることで，全身の血管抵抗を減少させる．その結果，心拍出量が増加し，腎灌流が改善する．さらに，Na 利尿ペプチドは糸球体輸入細動脈の拡張と同時に，輸出細動脈を収縮させる．これにより，糸球体内圧が上昇し，GFR が上昇し Na 濾過が増加する．

　Na 利尿ペプチドは尿細管に直接作用し，Na 再吸収を減少させる．RAA 系には Na 保持作用があることは前述したが，Na 利尿ペプチドは，前述したとおり，強力な Na 貯留作用をもつ RAA 系に拮抗する．要約すると，尿細管で Na 再吸収を減少させること，および Na 濾過を増加させることで，Na 利尿ペプチドは腎臓での Na 排泄を促進させる．

6章 | 体液量を維持する

> **編集者のまとめ**
>
> 血圧調節のしくみを完全に理解するためには，腎生理と心血管生理の両方の視点が必要である．心血管生理の観点からは，血圧は心拍出量（心臓により毎分拍出される血液量）と全身血管抵抗（体全体の血管抵抗の合計）を反映するものである．腎臓はNaと水の再吸収を通して血管内容量を増加させ，心拍出量の増加をもたらす．さらに，腎臓はアンジオテンシン分泌により血管を収縮させ，全身血管抵抗の増加をもたらす．心血管系による血圧調節に関する詳細な内容は姉妹書 Cardiovascular physiology: a clinical approach を参照してほしい．

Na ハンドリング

前述のNa利尿ペプチドやRAA系といったホルモンによる調節には，Naハンドリングという共通の最終目標がある．尿細管でのNa再吸収量を調節し，体内に戻すNaの量を増減させている．

体液量欠乏が感知されると，動脈圧低下と尿細管流量の低下が起こり，結果として，それぞれNa利尿ペプチドのdown regulation，RAA系のup regulationを起こす．尿細管でのNa再吸収が亢進し，糸球体で濾過されたNaはほとんど再吸収される．では，このNa再吸収により，高Na血症を発症するだろうか．つまり，血清Na濃度（または血漿浸透圧）は変化するだろうか．

「血清Na濃度は変化しない」というのが答えである．この概念は腎臓病学で最も重要な問題の1つだ．遠位尿細管と集合管でNaが再吸収されても，体内のNa濃度は変化しない．これは直観的に理解しづらいので，これから説明を加えていく．

「Naは水を伴って移動する」という格言から，Naが管腔側から間質へ移動するときは水も伴って移動する，と考えるかもしれないが，これは正しいだろうか．集合管でもNaは水を伴って移動するのだろうか．

近位尿細管では水とNaは同時に再吸収されるが，遠位尿細管と集合管ではNaに伴う水の再吸収は自動的には起こらない．5章で述べたように，集合管の上皮細胞は，脂質を多く含む細胞膜と，細胞間のtight junc-

3. 感知された体液量の変化に対する反応

tionの存在により，Naと水に対し不透過性である．RAA系の活性化により，尿細管細胞壁に発現するポンプと輸送蛋白を増やすことで，Na再吸収を増加させる．つまり，尿細管はNaに対しては透過性となる．しかし，水分子はNa輸送蛋白を通過できないため，尿細管は水に対して不透過性のままである．では，遠位尿細管で水がNaに付随して再吸収されないのであれば，「Na再吸収により高Na血症を発症しないのはなぜか」という疑問にどのように答えればよいだろうか．

その答えは，**浸透圧受容体**の活性化にある．浸透圧受容体には濃度を感知する働きがある．8章で詳細は述べるが，ここでも簡単に述べておく．RAA系が活性化されNa再吸収が起きると，血清Na濃度はごくわずかに，おそらく1mEq/L程度上昇する．このごくわずかな濃度の上昇を，脳の浸透圧受容体細胞は感知する．浸透圧受容体は脳に存在する特殊な細胞であり，わずかな濃度変化を感知する．体内のNa濃度が上昇すると，浸透圧受容体が反応し，下垂体後葉からの**抗利尿ホルモン（ADH）**分泌が刺激される．つづいてADHによりアクアポリン産生が促される．5章の尿細管の項で述べたように，アクアポリンは重要な水チャネルであり，これにより水が細胞膜を自由に通過できるようになる．アクアポリンは集合管の管腔側に発現し，この部位の尿細管の水透過性を亢進させる．尿細管髄質間質の溶質濃度が高いため（600～1,200 mOsm），水は管腔側から間質へ移動し，最終的に血管内へ戻る．

要約すると，体液量欠乏を感知すると，圧受容体とJGAが反応し，RAA系を介してNaの再吸収が刺激される．Naが体内に戻ることで，血清Na濃度がわずかに上昇し，浸透圧受容体が活性化され，ADH分泌が起こり，結果として尿細管を介した水の移動が起こる．その結果，血清Na濃度は変化することなく，体液量は等張性に増加する．

? 思考のための問題 [6-1]

10gの食塩を毎日摂取した場合，どの程度Naを摂取していることになるだろうか？　このNa負荷に対し，体はどう対処するだろうか？

4. 体液量の維持 — Na 恒常性

　前述したように，Na ハンドリングにより体液量全体が規定される．Na 保持による Na 量増加で総体液量は等張性に増加し，Na 喪失による Na 量減少で総体液量は等張性に減少することとなる．

　Na 恒常性の維持は体液量を維持する上で重要である．Na 摂取の経路はただ1つ，食事由来である．一方，Na 喪失の経路は，発汗，排便，（そして最も重要である）腎臓など，複数あげられる．気候への順応には個人差があり，環境因子にも影響を受けるが，一般的に発汗による塩分喪失量は少ない．1日の排便量は比較的少ないため，腸管蠕動が正常であれば排便による塩分喪失は主要な経路とはならない．しかし，大量の下痢便をきたす消化管疾患では，状況は一変する．一般的なウイルス性腸炎では，腸での分泌亢進と吸収不良の両方が起こり，便中の Na 濃度は約 35 〜 45 mEq/L となる．一方，コレラなどの分泌性下痢では，水様性下痢をきたし，その Na 濃度は 140 mEq/L にも上る．こういった疾患での排便による塩分喪失量は非常に多いが，健常人では最小限の塩分しか失われない．

　もし 250 mEq/日の Na を摂取し，発汗や排便からの Na 喪失が通常通り少量であるならば，Na バランスを維持するために，摂取した Na 量を腎臓で排泄しなければならない．さらに翌日に 500 mEq の Na を摂取したとすると，体液量を一定に維持するために，腎臓はその過剰な Na 摂取分も排泄しなければならない．最終的に，腎臓でのハンドリングが体の正味の Na バランス，そして総体液量を規定する．

　腎臓での正味の Na 排泄は，糸球体での Na 濾過量と尿細管での Na 再吸収量の2つの要素により規定される．Na 濾過量から尿細管での Na 再吸収量を引いたものが Na 排泄量となる．Na 濾過量は主に GFR により規定される．健常人における平均的な GFR は 180 L/日，血清 Na 濃度は 140 mEq/L であることから約 25,000 mEq の Na が1日に濾過される．この濾過された Na の大部分が尿細管で再吸収されなければならない．さもなくば，数分以内に致死量の体液が失われるからだ．Na 再吸収は尿細管の最も重要な働きの1つであり，重度の尿細管障害があっても維持される．実際，尿細管から大量の Na が失われるような状況は非常に稀である．

尿細管でのNa再吸収の調節範囲は非常に大きい．最低限の食塩しか摂取していない場合，尿細管でのNa再吸収量はほぼ100％に達し，濾過されたNaをすべて再吸収することができる．平均的な食事ではNaを250 mEq/日摂取するため，尿細管でのNa再吸収量は，Na濾過量の約99％に減少する．前述したように，250 mEqのNaを摂取した場合，恒常性を維持するために250 mEqのNaを排泄しなければならない．GFRが正常で25,000 mEq/日のNaが濾過される場合は，その約1％にあたるNa量を排泄する必要がある．

糸球体でのNa濾過量と尿細管でのNa再吸収量との関係は**Na排泄分画**（fractional excretion of Na：FENa）で表される．平均的なアメリカ人の食事で，腎機能が正常であればFENaは1％である．食事からのNa摂取が500 mEq/日に増えると，恒常性を維持するためにFENaは2％に上昇する．

? 思考のための問題 [6-2]

体液過剰にならないぎりぎりの最大Na摂取量はどのくらいか？ 理由と合わせて説明せよ．

要約すると，尿細管でのNa再吸収の調節は，体内の総Na量，総体液量，恒常性の維持にとって非常に重要である．正常な腎臓は食事からのNa摂取の変化に対して臨機応変に対応し，Na過剰時には再吸収率を減らし，Na欠乏時には再吸収率を増加させる．この生理的な反応によりNaバランスが維持される．

5. Na恒常性の限界

ここまで総体液量を調節する機構について説明してきた．次は，この機構を総括することで，その限界と弱点を述べる．

体は2種類の異なるセンサーによって，血管内の体液量をモニターしている（そして間質は血管内と均衡状態にあるため，ほとんどの場合，こ

れらのセンサーは細胞外液量を評価することになる）．頸動脈小体と心腔内に存在する受容体は，それぞれ圧と心筋細胞の伸展の変化を感知し総体液量を推定する．遠位尿細管の受容体は，尿細管流量を体液量の指標として用いる．それぞれの受容体は刺激を受けると，Na保持作用を変化させる．血清Na濃度が上昇すると，浸透圧受容体が活性化され，口喝感やADH分泌が起こる．ほとんどの人は飲水できるので，Na保持の後には必ず十分量の水摂取と水保持が起こり，血清Na濃度は変化しない．したがって，生理学的な観点からは，Na貯留により圧受容体と流量受容体が反応し，その正味の効果は総体液量の等張性膨張ということになる．

血行動態（血流の動態）によって，血管内の圧と流量が規定され，圧受容体と流量受容体が直接刺激される．オームの法則に基づいて簡単に説明すると，流量は圧の変化を抵抗で割ったものに比例するので，血流の動態が受容体に送るシグナルを規定する．

例えば，急性出血では，血管内容量は減少し，血圧，腎血流，糸球体濾過量も同様に減少する．結果として圧受容体と緻密斑は，それぞれ圧と尿細管流量の減少を感知し，体はNaを保持することで代償しようとする．重要なことは，腎臓で新たにNaを産生することはできないということだ．つまり出血により失われた体液量を回復させることはできない．その代わり，腎臓はNa排泄をほとんど0に減らすことで，食事や点滴で投与されたNaをすべて体内に留めようとする．このように，センサーの作用により糸球体で濾過されたNaをすべて保持することで，体液量をこれ以上減らさないようにしている．

> **編集者のまとめ**
>
> 低血圧の時には，圧受容体が活性化され，血圧を回復させるために心血管系で代償性の反応が生じる．圧受容体シグナルにより交感神経系が活性化され，血管収縮（体全体の血管抵抗上昇）や心収縮力増加が起こり，心拍出量を増加させる（血流量の増加）．

別の例を考えてみよう．心臓発作により心機能が急激に低下した．心臓は十分な血液量を拍出できず，心収縮後でも心腔内には血液が多く残存し，静脈血が絶え間なく心臓へ灌流するため心腔内は拡張し始める．これにより心腔内（心房・心室）の圧と容量が上昇し，伸展受容体が活性化される．心臓発作の前後で総体液量は変化しないが，心臓の圧受容体は圧負荷を感知し，Na 利尿ペプチドの分泌が刺激され，腎臓での Na 排泄が促進される．

しかし，心臓だけでなく体全体の反応を予測したとき，状況は複雑化する．心臓の受容体は圧上昇と感知するが，頸動脈の圧受容体と緻密斑は心拍出量低下により underfilling（体液量減少）と感知する．心拍出量が低下すると，血圧は低下し，圧受容体は「血管内の underfilling」と感知するからだ．さらに，心拍出量の低下によって腎灌流が低下し，糸球体濾過量，尿細管流量も減少する．心拍出量低下による GFR 低下のため，総体液量の変化がなくても，体液量欠乏があるとセンサーは「騙される」．その結果，頸動脈の圧受容体と緻密斑は，それぞれ圧と流量の低下を感知し，Na 再吸収を促進させる方向に働く．

この例では，心臓の受容体は圧上昇を感知（＝体液過剰）するが，頸動脈の圧受容体と緻密斑はそれぞれ圧と流量の低下を感知（＝体液減少）する．体内の代償機構に真逆のシグナルが存在するとき，正味の効果はどうなるだろうか．一般的に，Na 利尿ペプチドによる Na 排泄の力よりも，RAA 系による Na 保持の力のほうが強い．そのため，心機能が改善しない限り，Na 保持傾向は持続し，食事で摂取した Na は蓄積していく．その結果，体液過剰傾向となる．もし，この過剰な体液のうち一部が血管内に留まり，心血行動態が改善すれば，GFR は改善し，尿細管流量も増加し，Na 保持を促すシグナルは減弱する．つまり総体液量が増加した状態で新しい定常状態が確立される．しかし，心機能が著しく低下した状況では，実際には体液量の増加により心血行動態は悪化し，その結果 GFR が低下し，尿細管流量も低下する．そうするとセンサーは働きつづけ，さらに塩分貯留傾向となり，悪循環に陥ってしまう．

6章｜体液量を維持する

> **編集者のまとめ**
>
> 　上記の例で使用した，センサーは「騙される」という表現は，心筋梗塞で心収縮能が低下したときに，血管内容量が保たれているにもかかわらず，Naを保持するようにセンサーが活性化される状況でもあてはまる．実際，Naと水の再吸収は，突然の心機能低下に対する重要な代償機構である．心拍出量は，心収縮直前の心室内血液量により一部規定されており，これは「前負荷」とよばれる．Naと水を保持することで，前負荷は増加する．前負荷と1回心拍出量の関係はFrank-Starlingの法則により規定される（詳細な内容は姉妹書 Cardiovascular physiology: a clinical approach の7章を参照してほしい）．

　注目すべきは，この例では，そもそも体液量欠乏が起こっていないということだ．つまり，頸動脈小体と緻密斑の受容体が，体液が減少していると感知することが，一次性の変化である．したがって，体液を増加させるための代償性変化は，直接的な問題解決とはならない．Naバランスを再構築するためには，受容体への刺激を変えることが重要で，それは心血行動態を改善させること，すなわち薬物治療によって心腔内圧を減らし，緻密斑への流量を増やすことが必要である．

　もう1つの例を考えてみよう．若い男性が高熱と血圧低下で救急室に搬送され，肺炎球菌性肺炎による敗血症と診断された．敗血症では，感染により強い炎症反応と急速なサイトカイン分泌を引き起こす．この化学物質により血管透過性が亢進し，肝臓でのアルブミン産生が減少し，多くの末梢，四肢の細動脈が拡張する．この変化（内皮細胞の透過性亢進と，血管内膠質浸透圧の低下）により，血管から水分が漏出し，全体として血管内から間質への体液移動が起こる．このように総体液量の変化がなくても，コンパートメント間の体液分布が変化し，血管内容量を犠牲にして間質の容量が満たされる．体液分布の変化以外に血管拡張も起こるので，結果的に血圧低下が生じる．

　血行動態を改善させるために，治療として生理食塩水の静脈内投与が行われる．敗血症の程度にもよるが，生理食塩水の多くは間質へ漏れつづ

け，血管内容量は増加しない．その結果，総体液量は過剰であるにもかかわらず，心臓と頸動脈，その他の受容体は underfilling と感知し，Na 保持の方向に作用する．もし患者が軽快すれば，輸液投与により血圧は上昇するだろうし，敗血症は改善し，血管透過性も改善するだろう．この時，圧受容体と流量受容体への刺激は終息する．

　最後にもう1つ別の例を考えてみよう．ある患者で腎動脈が強く結紮され，腎血流が低下した．腎灌流低下により GFR は低下する．緻密斑への尿細管流量も低下し RAA 系が刺激され，Na 保持の方向に作用する．全体としては等張性膨張と同じ効果がもたらされる．患者の心機能は正常であり毛細血管の異常もないので，この増加容量の 1/3 は血管内に留まり血圧を上昇させる．これにより圧受容体による Na 利尿ペプチドの分泌が刺激されるが，心不全の例で述べたように，Na 利尿ペプチドによる Na 排泄の力よりも，緻密斑からの RAA 系刺激による Na 保持の力のほうが大きい．健常人ではこの細胞外液量増加により血圧が上昇する，つまり高血圧となる．前述した他の疾患（心不全，敗血症）では，それぞれ心機能低下や毛細血管の透過性亢進により血圧は低下している．腎動脈が細くなるような状況（腎動脈狭窄症）では，腎臓低灌流により Na 保持傾向となり，高血圧となる．これは臨床的に重要な特徴である．

　ここまであげた例の基本となっている概念を再度述べる．圧受容体と流量受容体は最終的に体液量を調節するが，体液量を直接測定しているわけではない．受容体は圧もしくは流量を感知し，総体液量の指標として用いている．これら複数のシグナルを合わせて使用することで「感知された体液量」が決定される．この「感知された体液量」という用語は，圧受容体や流量受容体によって感知された容量を示している．これらの受容体の活性は，感知された体液量により刺激を受けるため，真の体液量とは相関しないことが多い．この概念は Na バランスを理解するうえで非常に重要である．

　要約すると，体内には Na 量と水分量を直接評価する機構はない．つまり，内因性の測定系というものはない．そのかわり，体液量の指標として圧や流量を利用している．これらの受容体により「感知された体液量」が

決定される．真の体液量測定をできないこと以外にこの感知機構にはもう1つ限界がある．動脈系と腎尿細管系という体内の2つの小さな区画しかモニターしないのだ．その結果，大量の水分を間質に貯留してしまうことになっても（浮腫），これを圧受容体と流量受容体のどちらも感知できない．

6. Na過剰とNa欠乏の臨床所見

　総体液量の変化は体重の変化により簡単に気づくことができる．実際，Naが貯留している患者は，体重が数kg増えたと訴えることが多い．その他のNa貯留の臨床所見は，Naが分布するコンパートメントと関係してくる．1章で述べたように，Naは主に細胞外に存在し，間質と血管内に分布する．その結果，Na貯留により，重力の影響を受けやすい部位（つまり静水圧が高い部位）の浮腫形成が起こる．患者は，足がむくんでいる，靴を履くのが大変だ，靴下の跡が足に残るなどと訴えることが多い．

　皮下組織体液量の評価，つまり皮膚ツルゴールの評価は，臨床において重要な診察技術の1つである．一般的には皮膚と皮下支持組織の結合はそれほど強くないため，指でつまんで引っ張ることができる．しかし軟部組織に浮腫が貯留すると，皮下組織がむくむため皮膚をつまむことができなくなる．浮腫がひどくなると，見た目にも浮腫がわかるようになり，患者の下肢を押すと圧痕が残る．きわめて主観的な評価法であるが，診察した部位がどの程度へこむかによって，浮腫は1＋から3＋で表されることが多い．一方，間質の体液量が欠乏しているときは，皮膚をつまむとすぐには元に戻らず「テント状」の形を維持する．

　Naは間質を拡大させるだけでなく，血管内にも貯留し，臨床的には高血圧を呈する．伸縮性のある動脈の血管内容量が相対的に増加すると血圧が上昇するためである．Na貯留は高血圧の原因の中でも最も重要な原因の1つである．

　ここまでは体液過剰の身体所見を説明してきたが，Na貯留による自覚症状も存在する．最も初期に表れる症状の1つに**夜間頻尿**がある．仰臥位で寝ている時には下肢静脈の静水圧は低下する．浮腫が存在すると組織の静水圧は静脈の静水圧よりも大きくなるため，水分は血管内へ移動す

る．これにより，腎灌流は増加，GFR も上昇するため，尿量が増加する．一般的に，患者は就寝後 3 〜 4 時間で尿意をもよおす．つまり，この時間こそが，尿が産生され，膀胱に貯留し，排尿刺激となるまでにかかる時間である．

> **? 思考のための問題 [6-3]**
> これまでに経験した人もいるかもしれないが，スイミングプールから出た後に尿意を感じ，真っ先にトイレに行きたくなるのは，なぜだろうか？

　これまで，塩分保持が全身循環に及ぼす影響について述べてきた．血管内容量の増加は肺血管の容量と圧にも影響を及ぼす．肺の間質に体液が貯留することを**肺水腫**という．肺水腫は夜間頻尿と同様に，患者が夜間に仰向けで寝ている間に起こる．就寝後 3 〜 4 時間で患者は息苦しさにより目が覚める．この症状は**発作性夜間呼吸困難**とよばれる．一般的に，咳と呼吸苦で患者は目が覚め，ベッドサイドに座り足を下に降ろすことで症状は楽になるが，これは血液が肺血管から出ていき静水圧が低下するためである．体液貯留が進行すると，患者はまっすぐ横になって寝られなくなり，就寝時には背中に枕を入れることで症状が楽になる．これは**起坐呼吸**とよばれ，枕が 1 つ必要な起座呼吸，2 つ必要な起坐呼吸といった形で，必要な枕の数によって評価可能である．

6章｜体液量を維持する

> **編集者のまとめ**
>
> 　肺間質への体液貯留による呼吸苦はいくつかのメカニズムにより生じる．間質静水圧の上昇により末梢気道と肺胞でのガス換気が低下し，「換気血流不均衡」という現象が生じ，血中酸素濃度が低下する（低酸素血症）．より重症例では間質液は肺胞に漏出し，肺胞への酸素流入がさらに低下し，低酸素血症が増悪する．さらに，肺胞毛細血管近傍には傍毛細血管受容体，または「J 受容体」という肺の受容体が存在し，間質液増加が刺激となり脳へシグナルが送られ，呼吸困難感が生じる．詳細な内容は姉妹書 Respiratory physiology: a clinical approach の 8 章を参照してほしい．

　塩分過剰による臨床所見を説明してきたが，つづいて塩分欠乏の時に生じる変化について説明する．例として 100 mEq の食塩を摂取したが，腎臓から 150 mEq 排泄され，全体として塩分が失われるという状況を仮定する．概念的には面白いが，この例のように腎臓が塩分だけを排泄するような臨床的な状況はほとんどなく，常に水の排泄も伴う．利尿薬を使用すると，尿細管での塩分再吸収が阻害されることで塩分が排泄されるが，利尿薬は水の再吸収も阻害するため，同等量の水も排泄される．利尿薬による塩分排泄は水排泄も伴い，結果的に等張性の体液量減少をきたす．嘔吐や下痢などで失われる体液も同等量の塩分と水から構成されることが多く，結果として等張性の体液量減少となる．しかし，こうして生じる体液量欠乏では飲水行動が惹起される．この時に塩分を同時に摂取しなければ，水分摂取により体の Na 濃度は薄まってしまう．

　数時間や数日であれば食事や代謝による体重減少や増加はほとんど起こらないため，短期間のみ観察するとすれば，体液減少量は体重を測定することにより簡単に評価可能である．一般的に皮膚ツルゴールの低下は約 5％体液が減少するとみられるようになる．重力で血管内容量は下肢へ移動するため，体液量欠乏の患者の多くは，立位により心拍数が増加し血圧は低下する．この現象は起立性低血圧とよばれ，総体液量は少なくとも 10％減少していることを意味する．起立性低血圧は体液量欠乏を示唆す

る臨床所見のうち最も感度の高い所見の1つであり，血圧の持続的な変化が現れる前に生じる．もし体液量欠乏がさらに増悪し低血圧となると，組織低灌流から死に至る．総体液量が体重の約60％であることを思い出してほしい．体重70kgの人では総体液量は42Lとなる．この人が起立性低血圧を呈しているとき，総体液量の10％にあたる約4.2Lが欠乏していると推測できる．

7. まとめ

4人の患者が救急室へ搬送され，それぞれ，出血，敗血症性ショック，急性心筋梗塞によるうっ血性心不全，腎動脈狭窄症をきたしている．

それぞれのコンパートメントの体液量および圧受容体および流量受容体に感知された体液量はどうなるか．表6-1 を埋めよ．

出血ではすべてのセンサーで同じ反応が起こり，総体液量の減少が感知される．細胞内以外のすべてのコンパートメントで体液量は低下する（細胞内容量は変化しない）．しかし，他の3つの症例ではすべて，コンパートメント間の体液量の変化に一貫性が認められない．敗血症では，毛細血管の透過性が亢進するため，体液が血管内から間質へ移動し，血管内容量は低下する．圧受容体と流量受容体も体液量減少と感知する．間質の容量は増加し，細胞内容量は変化しない．ほとんどの敗血症患者は重症であるため入院が必要で，初期蘇生輸液として何Lもの生理食塩水が投与されるため，体内の塩分貯留機構により総体液量は増加する．投与された生理食塩水は排泄されずに，末梢の浮腫をきたす．

心不全では左室機能低下が一番の問題である．心臓は十分に血圧を維持

表6-1 体液量の理解に関するセルフアセスメント

	血管内	圧受容体により感知された体液量	流量受容体により感知された体液量	間質	細胞内
出血					
敗血症					
うっ血性心不全					
腎動脈狭窄症					

表6-2 体液量変化のまとめ

	血管内	圧受容体により感知された体液量	流量受容体により感知された体液量	間質	細胞内
出血	↓	↓	↓	↓	変化なし
敗血症	↓	↓	↓	↑	変化なし
うっ血性心不全	↑	↓↑	↓	↑	変化なし
腎動脈狭窄症	↑	↑	↓	↑	変化なし

することができず，頸動脈と大動脈などの動脈系の圧受容体は体液量減少と感知する．しかし，心機能が低下し有効な心拍出ができないため，心臓内の圧受容体は体液量過剰と感知する．一方，流量受容体や腎動脈の圧受容体はそれぞれ，尿細管の流量低下と腎灌流圧低下と感知する．このようにセンサーによって反応が異なってくる．実際に，うっ血性心不全の患者で予測される生理的反応は，心臓内圧受容体刺激によるNa利尿ペプチドの活性化と腎臓のセンサー刺激によるRAA系の活性化である．これら2つの反応はNa排泄と保持という相反する方向性をもつが，最終的には相対的に強いRAA系の作用が勝るためNa貯留傾向となり，Naと水は過剰となる．その結果，血管内と間質の体液量が増加する（繰り返すが，細胞内容量は変化しない）．

最後の腎動脈狭窄の場合は，輸入細動脈と緻密斑の両方が血管内容量の低下と感知し，Na貯留傾向となる．結果として体液量は過剰となり，これは心臓の圧受容体で感知される．心臓と血管は正常であるため，体液量過剰により血圧が上昇し，これは頸動脈圧受容体で感知される．

表6-2 に 表6-1 の解答を示す．

要点

- 総体液量を直接測定する体内機構は存在しない．
- 圧もしくは流量の変化は体液量の指標となる．圧受容体と流量受容体の感知する体液量を「感知された体液量」という．
- 動脈系には多くの圧受容体が存在する．動脈圧の変化は血圧などのさまざまな要素により規定される．

要 点

- 緻密斑は尿細管の特殊な上皮細胞であり，尿細管内の濾液流量を感知する．
- 「感知された体液量」の変化により，Na 利尿ペプチドの分泌や RAA 系の活性化など一連の反応が生じ，この 2 つの反応はどちらも腎臓における Na ハンドリングに影響を与える．
- アンジオテンシン II は，全身血管収縮，GFR 低下，腎臓での Na 再吸収促進といった作用により，動脈圧の維持に貢献する．
- アルドステロンは，体内の Na 保持作用を司る主要なホルモンの 1 つである．遠位尿細管での Na 再吸収を刺激する．
- 臨床的に体液量過剰がみられるときには，Na ハンドリングの異常が存在する．一般的に，このとき，体液量が過剰であるにもかかわらず，体液量減少と感知されている．つまり，総体液量が正常もしくは増加しているにもかかわらず，心拍出や血圧は減少している．
- 腎臓で Na が再吸収されても，高 Na 血症とならない．
- 圧受容体や流量受容体で体液を間接的に感知するシステムは，完璧ではない．このシステムの限界により，多くの疾患で重要な所見が引き起こされる．

思考のための問題に対する解答

[6-1] アメリカ人は平均 10 〜 15 g/ 日の塩分を摂取する．多くのガイドラインで推奨される塩分摂取量はもっと少ない．一般的には，推奨摂取量は塩分量ではなく Na 量で示されている．さらに，輸液や薬剤に含まれる Na 量も，mg ではなく mEq で表示されている．したがって，よく目にするこれらの用語，単位の違いについて理解することが重要である．

　g や mg は，重量に基づいた指標である．mol や mmol は粒子数を表し，Eq や mEq は荷電粒子数を表している．Na と Cl はどちらも一価のイオンなので 1 mmol は 1 mEq に相当する．しかし Ca は二価の陽イオンなので，1 mmol の Ca は 2 mEq に相当する．mg から mEq へ変換するためには，重量を原子量で割らなければならない．

　Na の分子量は 23 であり，分子量が 35.5 である Cl の約 2/3 である．したがって，1 g の塩には，重量的には 1/3 は Na，2/3 は Cl が占める．言い換えると，10 g の塩には約 3.5 g の Na が含まれている．重量から粒子数もしくは電荷粒子数へ変換するためには，重量を原子量で割らなければなら

ない．したがって，NaとClの分子量の合計が58なので，10gの塩には0.172molのNaと0.172molのClが含まれるということなる．

　これらの数字を実際に使用してみよう．欧米人が摂取する塩分の下限，つまり10gの塩分には，3.5gもしくは172mEqのNaが含まれる．推奨される1日のNa摂取量は2〜3gである．ファーストフード店で提供される塩の個包装には，180mgのNaが含まれる．ほとんどの缶詰には，保存料や調味料として約800〜1,000mgのNaが含まれている．ファーストフードのベーコンハンバーガーには，約2,000mgものNaが含まれている．小さじ1杯の塩分は2.3gである．

　本章で説明したように，腎臓には塩分と水分を調節する精巧なシステムが存在する．ほとんどの場合，われわれは必要以上のNaを摂取している．結果として，RAA系が抑制され，腎臓で過剰なNaが排泄される．

[6-2]　体液過剰にならないぎりぎりの最大Na摂取量とは，腎臓が排泄できるNaの最大量と同義である．健常人では，この最大量は正確にはわかっていないが，量としては非常に多い．実験では，尿細管はNa再吸収を70%まで低下させうることがわかっている．したがって，通常濾過される25,000mEqのNaのうち，7,500mEqものNaが排泄可能となる．しかし，明記すべきは，この最大塩分排泄量の概念が，すべて動物実験に基づいた数値ということである．人間がこのような大量の塩分摂取に耐えられるとは考えにくく，腎臓でこの塩分負荷量が排泄される前に体液過剰が原因で肺水腫を発症するだろう．考えてもみてほしい．7,500mEqのNaは48Lの生理食塩水に相当するのだ．

[6-3]　プールの水に囲まれることにより体にかかる静水圧が上昇し，体液が間質から血管内へ移動し，GFRが増加するため，尿の産生が増加する．

章末問題

次の設問に対する答えとして適切なものはどれか．それぞれ1つ選べ．

問 6-1
70歳の男性が2カ月前に心臓発作を起こし，うっ血性心不全を発症した．左室駆出率（拡張末期に心室に充満した血液が収縮により駆出される割合のこと；正常 >55%）はもともと正常だったが，15%未満にまで低下した．心室のポンプ不全により血圧は著明に低下した．下腿浮腫と呼吸苦を認めている．腎機能は低下し，血清クレアチニン値は 1 mg/dL から 1.5 mg/dL まで上昇した．流量受容体は流量低下と感知している．どのように治療すればよいか？

- A. 生理食塩水を投与する
- B. 総体液量を減らすために利尿薬を投与する
- C. さらに治療を追加する必要はない

問 6-2
高齢女性がうっ血性心不全を発症した（低左心機能により血管内容量の低下と感知され，二次的な体液過剰を引き起こす）．左室の容量は増加し，左室圧が上昇したため，Na 利尿ペプチドが分泌された．この患者においてNa 利尿ペプチドは Na ハンドリングにどのように影響するか？

- A. 腎臓は摂取 Na より多くの Na を排泄しようとするので，体液量減少につながる
- B. 腎臓は摂取 Na より多くの Na を保持しようとするので，体液量増加につながる
- C. 腎臓の Na ハンドリングに影響しない

問 6-3
若い健康な大学生が塩分を多く含むプレッツェルやポテトチップス，ビーフジャーキーを食べている．この塩分摂取による，数日から数週間持続する体液量と Na 濃度の変化は以下のどれか？

A. 体液量は増加し，Na 濃度は上昇する
B. 体液量は増加し，Na 濃度は変化しない
C. 体液量は変化せず，Na 濃度は上昇する
D. 体液量も Na 濃度も変化しない

問 6-4

高血圧を患っている中年男性が塩分を多く含むプレッツェルやポテトチップス，ビーフジャーキーを食べている．この塩分摂取による，持続する体液量と Na 濃度の変化は以下のどれか？

A. 体液量は増加し，Na 濃度は上昇する
B. 体液量は増加し，Na 濃度は変化しない
C. 体液量は変化せず，Na 濃度は上昇する
D. 体液量も Na 濃度も変化しない

尿を濃縮する
陸上の生活に適応するために

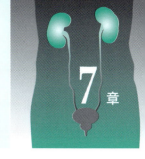

7章

章の概説

- 溶質バランスに影響を与えずに水を再吸収する
- 髄質の濃度勾配を形成する
- ヘンレのループでの対向流増幅系
- 尿素の重要性
- 髄質の濃度勾配を維持する
- 血管供給
- 対向流交換系
- 尿素リサイクル
- 水を再吸収する
- まとめ
- 要点

学習目標

本章の終わりまでに，以下の内容を習得すること．

- 皮膚，腸管，気道からの水の喪失の特徴を説明できる．
- 腎臓は溶質バランスに影響を与えず，尿の濃縮によって，腎外での水喪失を補うが，その方法を説明できる．
- 髄質間質の濃度勾配と集合管の水の透過性が，尿から水を保持するために必要な2つの基本的な項目であると認識できる．
- 髄質間質の濃度勾配を形成するために必要な2つの重要な要素（対向流増幅系と尿素ハンドリング）について説明できる．
- 腎血管の独特な構造が髄質濃度勾配の消失を防いでいるが，その方法を説明できる．
- 対向流増幅系と対向流交換系をもたらす尿細管の各部位の構造的な違いを説明できる．
- 尿の濃縮過程における尿素の役割を説明できる．
- 尿細管の水の透過性が腎間質へと移行していく際に，どのように変化するか説明できる．

1. 溶質バランスに影響を与えずに水を再吸収する

　魚のような水中で生活する生き物とは異なり，われわれは乾燥した環境に囲まれており，その結果，呼吸器や消化管，そして皮膚から水を喪失している．この水分の喪失量は日々異なり，われわれの周囲の環境と活動度合いによって規定される．これらの腎外性水分喪失の変動に左右されることなく，体内の水や主要な分子の濃度を正常に保つための戦略として，Naなどの溶質を体からより多く排泄するか，腎臓でより多くの水を再吸収することが考えられる．前者のNa体外排泄はNa欠乏につながるリスクがあり，長期間持続すれば，生活が破綻してしまう．そのかわり，われわれは尿を濃縮することにより，水の再吸収を行っている．これにより，不感蒸泄による水分喪失量がどれだけ変動しようとも，Na貯蔵量に影響を及ぼすことなく対応することができる．この反応が意味するのは，われわれが溶質とは独立して尿細管で水を調節できるということである．

　このような状況下で体液濃度を維持することは簡単な仕事ではない．前述したように，多くの細胞膜は水に対して透過性があるため，水は溶質濃度の高い部位にむかって受動的に流れる．それならば，水を尿細管から体へ戻し，溶質を豊富に含んだ濃縮尿を排泄できるのはなぜだろうか．

　本章では，尿の濃縮過程を中心に説明する．具体的には，腎臓が，特定の物質（尿素や食事で摂取した過剰な溶質）を多く含んだ尿を作り，同時に，濃縮された老廃物から水分を取り除く方法について説明する．尿細管の独特な構造はこの濃縮機構にとって重要である．図7-1 に示すように，腎臓は集合管の周囲に高濃度領域を形成することができる．腎臓のこの領域における濃度は，他の部位の体液の4倍以上高く，まさしく"濃縮のオアシス"である．この高濃度領域と残りの腎間質の間に隔壁はないが，濃度勾配がなくなることはない．後述するが，尿細管の独特な構造によりこの濃度勾配を維持することができる．

　まず，どのように腎臓で濃度勾配が形成されるか説明する．その後，どのように濃度勾配が維持されるか，そして他の部位に逃げていかないか説明する．最後に，どのように抗利尿ホルモン（ADH）が集合管の水に対する透過性を変え，濾液から再吸収される水分量を規定するか説明する．

1. 溶質バランスに影響を与えずに水を再吸収する

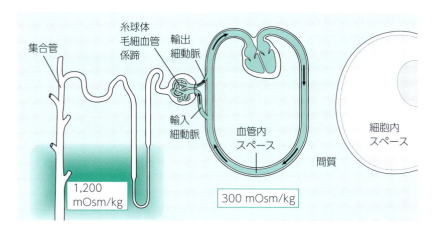

図 7-1 腎間質の濃縮"オアシス"
尿細管から水を移動させるために，尿細管を囲む間質の濃度は尿細管より高い必要がある．髄質の浸透圧は 1,200 mOsm/kg にまで達する．これは他の部位の体液濃度の 3〜4 倍高い．この尿細管を取り囲む体液と他の間質との間には隔壁はないが，腎臓の独特な構造と血管供給がこの濃度勾配の消失を防ぎ，濃縮"オアシス"を形成する．

? 思考のための問題 [7-1]

サメやイルカの体液の浸透圧は 300 mOsm/kg であるが，両者は海水の中で生活し，その浸透圧は 1,100 mOsm/kg である．イルカは哺乳類であり，酸素を空気から吸入するが，サメは魚であり，酸素を海水から取り込む必要がある．魚と哺乳類の酸素の取り込み方の違いを考慮した上で，サメやイルカがこの高浸透圧下でどのように生き残っているか仮説をたててほしい．サメやイルカは過剰な溶質を除去する方法をもっているのだろうか？そしてそれはどうやって行われるのだろうか？

2. 髄質の濃度勾配を形成する

図7-1 に示すように，髄質内層の最も深い濃縮領域での濃度は 1,200 mOsm/kg 近くになっている．後述するように，他の間質の体液によってこの高濃度領域が希釈されないようにすることが重要である．しかし，まず，尿細管液と間質液との間に濃度勾配を**形成**することが尿の濃縮における最初のステップとして重要である．間質浸透圧は尿細管液の 4 倍にも達するため，この濃度勾配に逆らって，尿細管から間質に粒子を移動させつづけるために多くのエネルギーを必要とする．この髄質間質とその周囲との間に濃度勾配を形成するための有効な方法はあるだろうか？

いくつか簡単な図で説明する．まず，図7-2A を見てほしい．

水槽の中に埋め込まれたパイプを思い浮かべてみよう．パイプ内と水槽内の液体は一方向に流れている（これは図示されていない）．パイプ内の液体は 300 粒子/L の濃度になっている．パイプは固く，水にも粒子に対しても不透過性である．あなたはパイプ管から粒子を汲み出すことのできる特別な"粒子ポンプ"を購入した．ポンプの粒子を汲み出す力には限界がある．ポンプはパイプ内外の粒子濃度差を最大 50 粒子/L まで広げることができるが，いったん 50 粒子/L の濃度差が形成されると，働きを停止する．ポンプは液体の初期濃度に関係なく働き，2 つの部位の濃度差によってのみ動きを止める．もし初期濃度が 200 粒子/L であれば，パイ

図7-2 対向流増幅系の要旨

これから述べる例では，水の流れのある水槽内に不透過性のパイプが設置されている．A では，最大能力に限界のあるポンプが 1 つ存在し，濃度勾配を形成する．この例では 50 粒子/L の濃度差がポンプの最大能力となる．注意すべきは，水槽内（かつパイプの外）の液体は定期的に入れ替わり（これは図示されていない），水槽内の粒子濃度は上昇しないことである．B の「ヘアピンループ」でも，濃度勾配の大きさはほとんど変わらない（パイプと水槽の間の濃度勾配は同様に 50 粒子/L）が，濃縮した液体が屈曲部に蓄積することになる．ヘアピンループが比較的透過性をもった下行脚と組み合わさることにより（C），ポンプの効果が大きく増幅される独特な状況が生まれる．粒子が上行脚からポンプ機能により下行脚周囲の液体に入ることによって，下行脚周囲の粒子濃度が上昇し，下行脚内の水が周囲に流出する（周囲の粒子は下行脚内に流入する）．結果として，ポンプに到達する液体濃度は上昇する．ポンプはどの濃度の液体が運ばれてきても濃度勾配を形成することができるので，ポンプの効果は増幅され，周囲の液体濃度がさらに上昇していく．これが対向流増幅系の概念である．

2. 髄質の濃度勾配を形成する

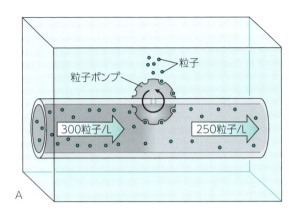

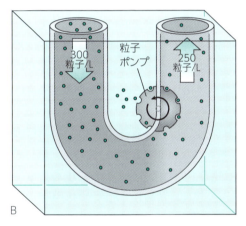

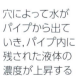

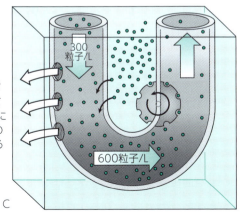

プ内の液体濃度が 150 粒子/L に低下した時点でポンプは停止し，初期濃度 400 粒子/L であれば，パイプ内の液体濃度が 350 粒子/L に達したところで停止する．重要なのは，2 つの液体（この例ではパイプの内外）における濃度差である．この例では，初期濃度が 300 粒子/L であるため，ポンプにより液体がパイプを出ていくときには 250 粒子/L に低下している．

　このポンプシステムの機能を向上させる方法はあるだろうか？ つまり，同じポンプを使って，より大きな濃度勾配を形成することができるだろか？

　図 7-2B では，パイプ管に屈曲をつけヘアピンループを形成した．粒子ポンプはループの上行脚に存在する．この簡単な形状変化によって，粒子がループの先端周囲に集まるようになるが，これだけではパイプ内の濃度を大きく変えることはできない．同じ濃度（300 粒子/L）の液体が粒子ポンプに運ばれ，先ほどの例と同じ勾配（50 粒子/L）を形成するだけである．

　しかし，ヘアピンループを作るのに加えて，図 7-2C のように下行脚に小さな孔を作り，上行脚には手を加えないとするとどうだろう．はじめ，ポンプは同じように粒子を押し出し，同じように 50 粒子/L の濃度勾配を形成する．粒子はヘアピンループ周囲に蓄積し，水槽内の液体濃度は上昇する．しかし，下行脚は多孔性であるため，粒子は濃度勾配に従ってパイプ周囲の液体から下行脚へと入り，同時に水は下行脚からさらに濃縮されたパイプ周囲の領域へと出ていく．この，粒子が入って水が出ていくという移動が下行脚内の液体濃度を上昇させる．

　液体は常にパイプ内を一方向に流れていることを思い出してほしい．下行脚内の「より濃縮された」液体は上行脚へ押し出されていく．上行脚に存在するポンプは先ほどと同じように 50 粒子/L の濃度勾配を形成しつづける．しかし，ポンプの働きを規定するのは開始濃度の値ではなく，パイプ内外の濃度差だけである．したがって，粒子ポンプは当初 300 粒子/L の液体を受け取っていたが，いまや，「より濃縮した」液体を受け取っている．そのため，同じ仕事量でパイプ外の液体をさらに高濃度にするこ

とができる．このヘアピンループの働きを要約すると以下のようになる．下行脚で粒子の流入と水の流出が起こることで，ポンプに運ばれる液体の濃度がより上昇し，ポンプ機能によりさらに高い濃度勾配が形成される．このサイクルは繰り返され，しばらくするとパイプの上行脚に到達する液体濃度は下行脚に入る時の液体濃度を大きく上回るようになる．

このポンプシステム内にヘアピンループを形成し，パイプの一部の透過性を変えることによって，粒子ポンプの効果は増幅される．パイプ内を流れる液体濃度とその周囲の液体濃度は，パイプに入る時の液体濃度と比較して，ずっと高い濃度となる．これこそがヘンレのループで起きていることであり，伝統的に"対向流増幅系"とよばれる．これからヘンレのループの構造を説明し，そしてその独特な構造がどのように"対向流増幅系"を形成するかを説明する．

ヘンレのループでの対向流増幅系

図 7-3 に示すように，先ほどの例での「ポンプ」のように，尿細管での主な駆動力はヘンレのループの太い上行脚の Na/K ATPase である．この ATPase は Na を尿細管細胞の血管側から間質へ汲み出し，その結果，NK2Cl の作用が可能となり（5 章参照），管腔から尿細管細胞へ Na が移動し，さらに周囲の間質へ移動することになる．その結果，尿細管液が希釈し，間質浸透圧が上昇する．

ヘンレのループのヘアピン形状のために，上行脚から汲み出された Na は下行脚周囲に蓄積する．細い下行脚の Na に対する透過性については議論のあるところだが，汲み出された Na がループの下行脚に戻るという説もある．しかし，ヘンレのループの細い脚に tight junction が存在せずアクアポリンチャネルが存在することから，下行脚管腔から腎髄質間質へは Na を伴わない水の移動が起こっているという可能性のほうが高い．したがって，間質の濃度勾配が大きくなるにつれて，下行脚から水が流出し，後に続く尿細管液の濃縮につながる．次に，この尿細管液はヘアピンループをぐるっと回り，上行脚に到達する．ここでは Na/K ATPase が Na を汲み出し，濃度勾配を形成しつづける．要約すると，強力な Na/K ATPase

7章 | 尿を濃縮する

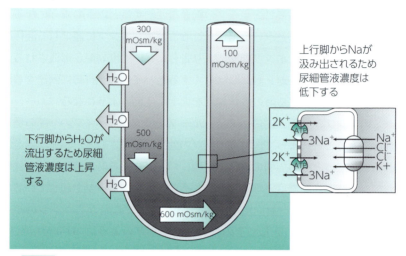

図7-3 ヘンレのループの対向流増幅系
ヘアピンループ，上行脚の Na/K ATPase ポンプ，下行脚の透過性が組み合わさって濃度勾配が増幅される．Na/K ATPase のポンプ能力には上限があり，ある一定の濃度勾配しか形成できない．しかし，ポンプに到達する尿細管液濃度が上昇するため，Na/K ATPase は濃度勾配を増幅させることができる．この図では，間質濃度の上昇に対する下行脚からの水の流出のみを記載しているが，Na も間質から細い下行脚へ流入している可能性がある．これによっても上行脚へ入る尿細管液濃度の上昇をもたらす．

ポンプとヘアピンループ，下行脚の構造的特徴（tight junction が存在せず豊富にアクアポリンチャネルが存在する）がすべて組み合わさって，尿細管液と間質との間に濃度勾配が形成される．

　最大濃度勾配は尿細管の長さによっても規定される．短いヘアピンループでは水を再吸収する部分が短い．尿細管から少量の水しか再吸収できないため，尿細管液の Na 濃度は高くならず，Na/K ATPase に到達する尿細管液はそれほど濃縮されていない．逆に，長いループでは，より多くの水を管腔外へ移動させることができる．結果として，より濃縮された尿細管液が Na/K ATPase に到達し，より高い間質の濃度勾配が形成される．砂漠のネズミなど乾燥した気候で生活する動物は，長いヘンレのループを有しており，間質の濃度勾配を 4,000 mOsm/kg まで増加させることができる．

　ヘンレのループの**対向流増幅系**により得られる正確な「最大」濃縮能は

不明であるが,およそ 600 〜 800 mOsm/kg と考えられている.しかし,間質の髄質内層領域の濃度は約 1,200 mOsm/kg にまで達する.このさらに高い濃度勾配は,対向流増幅系以外にどのような方法によって達成されるのだろうか? 実は,この濃度勾配を達成するにはもう 1 つ重要な要素がある.それは髄質内層への尿素の蓄積である.この 2 つめの過程は総濃度勾配の約 1/3 〜 1/2 に寄与していると考えられている.尿素ハンドリングについては後述する.

? 思考のための問題 [7-2]

アクアポリン,または水チャネルは,水が細胞膜を通るための経路を提供し,上皮細胞の水透過性を規定する.もし生まれながらにヘンレのループのアクアポリンが欠損しているとすると,尿の濃縮能にどのように影響するだろうか?

尿素の重要性

次に,濾液がヘンレのループの太い上行脚の Na/K ATPase を通過して遠位尿細管,集合管へ流入する様子を説明する.Na は水を伴わずに能動的に管腔から汲み出され,遠位尿細管に到達するころには濾液の濃度は劇的に低下し,通常約 100 mOsm/kg まで希釈される.尿細管のこの領域はしばしば希釈セグメントとよばれる.粒子が水を伴わずに汲み出されるため,尿細管内に残された濾液が希釈されるためである.希釈セグメントの後には,濾液は遠位曲尿細管を通過する.その後,これまで腎髄質から皮質へと上行した尿細管が,今度は方向を転換させ髄質へと下行していく.この尿細管の方向転換により,濾液は太い上行脚の ATPase により形成された濃度勾配のある方向へと戻っていく.この集合管とよばれる最後のセグメントでは,尿細管上皮細胞が異なる構造的特徴をもち,体液バランスの最終調整を担う.

集合管では ADH が特に重要な役割を担う.ADH は水チャネルと尿素輸送体を集合管の管腔側へ移動させることによって,尿細管の水と尿素に対

する透過性を変化させる．ADH の存在下では，尿素は髄質間質の濃度勾配形成に大きく寄与する．この過程を 図 7-4 に示す．

　ADH の存在下では，アクアポリンチャネルが髄質外層，内層の集合管の管腔側に挿入され，尿細管の水に対する透過性が亢進する．水が尿細管から間質に流入すると，尿細管に残された濾液は濃縮する．集合管の近位部は尿素に対する透過性はない．したがってこの部位では水が尿細管から出ていき，尿細管に残された尿素濃度は著明に上昇する．

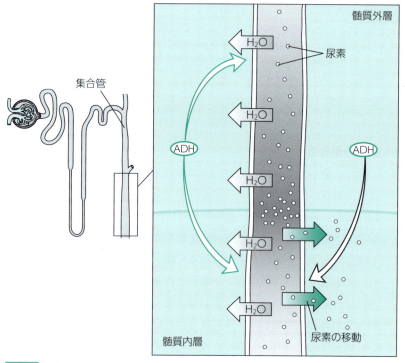

図 7-4　尿素は髄質内の濃度勾配に寄与する
間質液の濃度はおよそ 1,200 mOsm/kg にも達する．このおよそ半分が対向流増幅系で汲み出された Na に起因する．もう半分は尿素の蓄積に起因する．ADH は髄質の内層，外層両者でのアクアポリン発現を刺激する．さらに，ADH は髄質外層でなく髄質内層でのみ尿素輸送体の発現を刺激する．したがって ADH の存在下では，集合管全長にわたり水に対する透過性をもち，後半の髄質内層でのみ尿素に対する透過性をもつ．尿細管液が髄質内層に到達すると，高濃度の尿素が濃度勾配に従って周囲の間質へ流れ出る．

濾液が髄質内層の集合管に到達する頃には，管腔内の尿素濃度は600〜800 mOsm/kg にも達する．ADH の存在下では，尿素輸送体が髄質内層領域の集合管に挿入される．外層の集合管は尿素に対して不透過性であるが，ADH の作用によって髄質内層の集合管は尿素に対する透過性をもつようになり，尿素は濃度勾配に従って管腔から間質へ出ていく．このようにして，ADH の存在下では尿素は間質の濃度勾配形成に寄与する．つまり，間質浸透圧を上昇させる．

要約すると，ADH の存在下では，集合管が髄質を進むにつれて透過性が変化する．髄質外層では，尿細管は水に対して透過性があるが，尿素に対しては不透過性である．水が出ていくため，尿細管内の尿素濃度が上昇する．髄質内層においては，尿細管は水と尿素の両者に対して透過性があり，尿素はその濃度勾配に従って流出していく．間質への尿素の蓄積が，髄質の濃度勾配形成に寄与し，尿細管から間質へのさらなる水の移動を促し，それゆえに腎の濃縮能を高める．

ADH がなければ，水チャネルも尿素輸送体も集合管の上皮細胞に発現することはなく，尿素の濃度勾配も形成されない．この状況では，Na の対向流増幅系に大きく依存することとなり，最大髄質内層濃度は 600 mOsm/kg まで低下する（尿素の移動による濃度勾配が形成されないからである）．

3. 髄質の濃度勾配を維持する

これまでは，間質の濃度勾配形成のための2つの方法について説明してきた．尿を濃縮しつづけるためにはこの勾配を維持することが重要である．日々大量の体液が腎臓を通過していることを考えると，髄質間質の内層にある粒子が血流へ戻っていくことを防ぐ機序があるはずである．なぜ腎血流は間質に蓄積した粒子を再吸収しないのだろうか？　このことがこれから説明する次の項目，"勾配の維持"である．

血管供給

3章で述べたように，腎皮質には3種類の糸球体があり，これらは血管

供給によって定義される．すべての糸球体は皮質を貫通する小葉間動脈から供給を受ける．しかし糸球体を離れて直血管になったあとには，各糸球体で血管系の運命は大きく異なる．皮質の表層糸球体から出た直血管は腎表層に向かいつづけ，髄質から遠ざかるように走行する．中皮質糸球体から出た直血管は中皮質領域にとどまるが，これもまた髄質に入ることなく，腎静脈へ出ていく．最も深い部位に位置する傍髄質糸球体から出た直血管だけが髄質へと下行する．

3つの直血管の中で，1つだけが髄質内層へ入り，そこで形成された濃度勾配を洗い流してしまう可能性を有している．腎血流の90％は皮質のみ灌流し，10％だけが髄質に到達し，髄質の深部領域に到達するのは2％未満といわれている．この血管分布により髄質の濃度勾配が洗い流されずに維持されている．しかし，心拍出量の25％が腎蔵を灌流することを考えると，依然約30 cc/分の血流が髄質内層に到達することになる．日単位で考えると，約45 L/日にもなる．なぜこの大量の血液によって髄質内層の濃度勾配が洗い流されないのだろうか？　これに関し次に述べる．

対向流交換系

直血管には，髄質の濃度勾配の希釈を防ぐために独特の構造的特徴があり，これはペンギンの水かきの血流構造と似ている．ペンギンが裸足で氷の上を歩くことができるのを不思議に思ったことはないだろうか？　彼らは風邪をひかないのであろうか？　足から体の熱が失われないのはなぜだろうか？　ペンギンの足の血管構造に秘密があり，冷たい足から体の熱が失われることを防いでいる．これと同じ構造が髄質血管にもみられ，濃度勾配が失われるのを防いでいる．

ペンギンの足を拡大して見てみよう．図7-5 に示すように，水かき内の血液供給はヘアピンループの形をしている．しかし，前述したような尿細管のヘアピンループとは異なり，このヘアピンループは薄い内皮細胞で形成され，濃度勾配を能動的に形成することはなく，水や粒子に対し異なった透過性をもつこともない．そのかわり，熱は比較的温かい部位から比較的冷たい部位に向かって受動的に自由に移動する（これは低浸透圧領

3. 髄質の濃度勾配を維持する

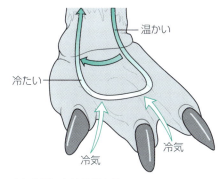

図 7-5 ペンギンの水かき足における対向流
温かい動脈血は体から足に向かって流れ，足で急速に冷却される．ヘアピンループを形成して静脈血へと移行するため，動脈血と静脈血は対向流を形成する．そのため，静脈血は動脈血によって温められる．この血管構造によりヘアピンループ内で熱のリサイクルが行われる．つまり，この構造により足からの熱喪失を減らし，末梢に冷気をとどめ，ペンギンを守ることができる．腎にも同様の構造があり，髄質内層の間質の高濃度を維持するのに役立っている．

域から高浸透圧領域に水が移動することと似ている）．

　水かきの遠位部は氷にさらされるため，動脈血の末端が冷気にさらされることになる．そして，ペンギンと接する氷へ熱が失われる．血液の温度はヘアピンの屈曲部で著明に低下する．しかし，ヘアピンデザインにより対向流が生じるため，血液が静脈を介して体に戻っていく際，冷たくなった血液は温かい動脈血から熱をもらうことができる．熱は最も遠位のヘアピン部分をバイパスして下行脚から上行脚へ移動するため，低温血を遠位循環に閉じ込め，氷へ失われる熱を最小限にとどめることができる．ペンギンの足の近位部にこのループ状の血管の起始部があるため，低温血はヘアピンループの遠位側にとどまり，結果，ペンギンの体温維持が可能となる．この対向流をもたらすヘアピン状の血流供給により，低温血を遠位に閉じ込め，熱を近位に保持し，同時にペンギンの足への血液供給も行う．こうして，水かきの付いた足での温度勾配が維持される．

　同様に，髄質における血液供給も対向流を利用して濃度勾配を維持し，同時に髄質間質内の重要な細胞への血液供給も行う．

　図 7-6 に示すように，直血管は輸出細動脈から分岐し，尿細管に沿っ

て下行し，髄質内層の最深部へと続いていく．直血管の薄い内皮細胞を水とNaは自由に通過することができるため，毛細血管内の溶質濃度は周囲の間質と等しくなる．

ヘアピンループを介して冷たい血液に温かい血液を供給するペンギンの循環と同様，直血管の下行脚はヘアピンループを介して上行脚に比較的濃縮されていない血液（血漿と同じ290 mOsm/kg）を供給する．水は低浸透圧領域から高浸透圧領域へと流れる．ペンギンの例では動脈血がヘアピンループに到達すると冷たくなっていたが，それと同様，水が直血管の下行脚から上行脚へ移動し，血液は髄質内層を下るにつれてより濃縮される．

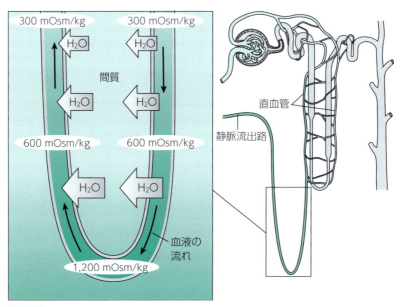

図7-6 直血管における対向流交換系

下行する血管内の血液は比較的等張の濃度で始まる．濃縮した間質を血液が下行するにつれて，血管から流出する水分量が増え，血液は濃縮していく．ヘアピンの屈曲部で濃度は1,200 mOsm/kgに達する．上行脚では，反対の現象がみられ，水が血管内に流入し，直血管が体に戻るころには，濃度は再び血清濃度に近づく．この循環で水が下行脚から出て行き，上行脚へと入るので，髄質内層の間質へ到達する水分が制限され，希釈される心配はない．こうして，間質の濃度勾配は維持され，全身循環へ洗い流されることはない．実際は水の移動と反対方向にNaの移動が起こっているが，ここでは図示されていないことに注意してほしい．

3. 髄質の濃度勾配を維持する

　直血管が高濃度の髄質へ下ると，水は血管から間質へ流出する．ヘアピンの屈曲部を通過すると，反対の現象が起こり，水は間質から血管に流入する．こうして髄質の最も深い領域が高濃度に維持されるような循環が形成され，溶質が静脈循環を通って洗い流されるのを防いでいる．さらに，水はヘアピンに到達する前に下行脚を出ていき，上行脚に入るため，水はヘアピンを完全にバイパスし，髄質内層の希釈を防ぐ．

　こうして，直血管の**対向流交換系**によって髄質の最深部への灌流が可能となり（酸素と栄養を髄質の組織に送る），かつ，髄質間質の濃度勾配が維持される．注目すべきは，ヘンレのループの対向流増幅系と直血管の対向流交換系には重要な違いがあることだ．ヘンレのループは上皮細胞からなり，水チャネルと Na/K ATPase の存在に規定される．そのため，ヘンレのループの上行脚と下行脚では透過性が大きく異なる．これにより，太い上行脚に高濃度の濾液が到達し濃度勾配が増幅される．一方，直血管は薄い内皮細胞からなり，全長にわたり透過性は変わらない．したがって，濃度勾配は形成されず，かわりに「交換」が意味するところの毛細血管が形成するヘアピンループの下行脚から上行脚へ水の流入が生じ，これによりヘアピンループの先端に形成される高濃度領域が水で洗い流されるのを防いでいる．

❓ 思考のための問題 [7-3]

髄質の最も内側の酸素濃度はどうなっているだろうか，体を流れる動脈と同じだろうか？　より低いだろうか？　より高いだろうか？　理由とともに説明せよ．

尿素リサイクル

　ヘンレのループの太い上行脚の Na/K ATPase は常に間質に Na を汲み出しているが，髄質の間質の浸透圧はおよそ 1,200 mOsm/kg でプラトーに達する．直血管は効率的に作用するが，溶質が最終的に全身循環へと戻されることは明らかである．実は，これは必要な過程である．ヘンレの

ループの太い上行脚は濾過した Na のおよそ 25％を再吸収（つまり全身循環へ戻る）しなければならないからだ．Na は一時的に間質に「貯留」し，水を再吸収するための濃度勾配を提供するが，Na の恒常性を維持するためには最終的に全身循環へ戻さなければならない．

髄質間質の高浸透圧に寄与しているもう 1 つの主要な溶質は尿素で，これは可溶性の窒素性老廃物である．濾過された Na は尿細管で再吸収される必要があるが，尿素は尿中に排泄される運命にある．

以上をふまえて，尿素の経路に関してさらに詳しく説明する．間質の Na は最終的には全身循環に戻るが，間質の尿素の多くは尿細管に戻ることでリサイクルされ，この老廃物が全身循環に戻らずに，最終的に尿で排泄される．

この尿素リサイクルの過程は 図7-7 で示すように，腎臓のさまざまな領域に発現している尿素輸送体によって促進される．尿素の移動を促進することによって，これらの輸送体は尿素の循環を作る．髄質内層の集合管は尿素輸送体を有しており，尿素を間質に移動させる．この尿素は直血管に取り込まれ，前述のヘアピンループの対向流系に入っていく．最後には，尿素の一部はこの対向流から抜けて，直血管の上行脚をのぼり，全身循環へと戻っていくかのようにみえるかもしれない．

しかし，直血管の上行脚が腎皮質へ向かうとき，ヘンレのループの細い下行脚のとなりを通過する．この細い下行脚も尿素輸送体を有しており，直血管の上行脚から尿細管管腔への尿素の移動を促進する．その結果，尿素は全身循環に戻らず尿細管へ移動して，尿素リサイクルに入る．この尿素リサイクルは 2 つの点で重要である．ひとつは，髄質内層の濃度勾配に尿素が寄与しつづけるということである．2 つめは，尿素が全身循環に戻るのを防ぐということである．

ここまで，髄質間質の濃度勾配を形成する主な要素について説明してきた．これらをまとめると以下のようになる．

Step 1. 初めの駆動力はヘンレのループの太い上行脚の Na/K ATPase であり，Na を間質へ汲み出す．

Step 2. 間質の Na 濃度の上昇によって尿細管液との間に濃度勾配が形

3. 髄質の濃度勾配を維持する

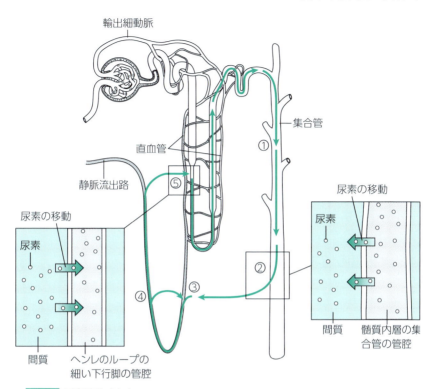

図 7-7 尿素リサイクル
尿素はぐるぐると循環している．集合管の髄質内層とヘンレのループの下行脚にある尿素輸送体が重要な役割を担う．(1) 集合管から水が出て行くにつれて，管腔内の尿素濃度は上昇する．(2) 尿素は尿素輸送体を介して間質へ入り，間質の濃度勾配形成に寄与する．(3) 尿素はその後，直血管（尿素に対して透過性がある）の下行脚に拡散して入り，ヘアピンループを通過して直血管の上行脚に入る．(4) 尿素の多くは対向流交換系で直血管の下行脚へ再び戻る．一部の尿素はそのまま直血管を上行し，間質のより表層で拡散する．(5) ヘンレのループの細い下行脚には尿素輸送体が存在するため，間質の尿素は尿細管管腔内へと運ばれる．こうして潜在的な老廃物である尿素は全身循環へと戻らないように循環する．尿素は間質濃度勾配の形成と維持に寄与する重要な要素の1つである．

成され，ヘンレのループの細い下行脚から水が移動する．これにより尿細管液がさらに濃縮し，Na/K ATPase に高濃度の尿細管液が到達し，間質の濃度勾配はさらに「増幅」される．

　Step 3. 間質の Na 濃度の上昇によって，尿素に対して不透過性の皮質

集合管から水が移動し，尿細管液の尿素濃度を上昇させる．髄質内層ではADHの存在下で尿素輸送体が集合管に挿入され，高濃度の尿素が間質内に流入し，髄質高浸透圧を形成する2つめの要素となる．

　Step 4．間質に流入した尿素は直血管に入る．多くの尿素は直血管のヘアピンループ先端にとどまるが，直血管の上行脚へと出て行った尿素はヘンレのループの下行脚から尿細管へ戻り，尿素リサイクリングを形成する．こうして，尿素は全身循環に戻らず確実に尿に排泄される．

　Step 5．Naと尿素の蓄積によって形成された髄質濃度勾配は直血管の独特な構造により維持される．直血管はヘアピンループ構造をもつため，ヘアピンの先端に高浸透圧濃度を維持することができる．

4．水を再吸収する

　ここまで腎髄質においてどのように浸透圧勾配が形成され維持されるかを説明してきた．濃度勾配は水が尿細管から移動するための駆動力となるが，これは尿細管を水分子が移動できる場合に限られる．2章と5章で述べたように，集合管は本来水に対して不透過性である．アクアポリンチャネルが管腔側に挿入されたときのみ，水は尿細管から濃度の高い間質へ移動することができる．つまり水再吸収における最終過程とは，ADHの分泌とその作用にあるといえる．

　ADHは水制御を束ねるホルモンである．髄質濃度は比較的一定である．そのため，水再吸収の最終調節はADHの分泌と集合管上皮へのアクアポリンの挿入によって規定される．どのようにADHの分泌量と水の再吸収量を体が規定するかについては次の章で述べる．

❓ 思考のための問題 [7-4]

あなたは夏の午後にジョギングすることを決めた．ジョギングから帰ってきてトイレに行き尿がとても濃いことに気づいた．腎髄質濃度かADH濃度のどちらがジョギング中に変化したのだろうか？　理由とともに説明せよ．

要約すると，髄質最深部の高浸透圧を形成および維持する能力と，集合管の水の透過性を変化させる能力は，尿濃縮に不可欠な2つの機能である．尿細管の対向流増幅系は間質濃度勾配の形成に寄与し，直血管の対向流交換系は濃度勾配の維持に寄与する．これらはいずれもヘアピンループ構造を有するが，銘記すべきことは尿細管と直血管の間には重要な構造上の違いがあるということだ．対向流増幅系において，尿細管は上行脚と下行脚で透過性が異なり，間質に高い濃度勾配を形成できる．対向流交換系では，毛細血管は粒子と水に対して完全な透過性を有しており，直血管先端に行くより手前の近位部で水の移動が生じる．

5. まとめ

長期の高血圧罹患歴のある78歳男性が，救急室に前壁心筋梗塞による低血圧で運ばれてきた．バイタルが安定したのち，緊急冠動脈造影が行われ，左前下行枝の急性閉塞と診断された．ステントが留置され，ICU入室となった．

看護師の記載によると彼の尿量は5cc/時まで低下し，次の日，血清Cr値は0.8 mg/dLから1.6 mg/dLまで上昇した．腎臓内科医は，急性尿細管壊死，つまり尿細管機能が著明に低下した状況と診断した．

なぜ尿量が低下したのだろうか？　この時の尿の濃度はどうなっているだろうか？　この時もしADHを投与すれば，この患者の尿の濃度は変化するだろうか？

この患者は一定期間著明な低血圧にさらされ急性尿細管壊死に陥った．尿細管への低灌流，つまり十分な血液と酸素が尿細管へ供給されなかったことによる．ヘンレのループの太い上行脚はNa/K ATPaseを多く有するためエネルギー需要が高く，虚血による傷害を受けやすい．

この状況においては，Na/K ATPaseは機能を停止し，腎臓は髄質濃度勾配の形成に必要な最初のステップを失うことになる．これらの「ポンプ」なしでは，間質浸透圧の上昇は起きず，尿は濃縮されない．もしADHを投与して，多くのアクアポリンチャネルが集合管に挿入されたとしても，濃度勾配が形成されていないので，尿細管から間質への水の移動は起こら

ない．このように尿細管が傷害されるため，尿は希釈も濃縮もされず，血清と同じ濃度の「等張尿」となる．そのため，この患者の尿浸透圧は約 300 mOsm/kg となる．

　もし ADH が投与して集合管の水チャネルにより水の透過性が増しても，髄質の濃度勾配がないので水の移動は起こらない．したがって，ATN の状況では ADH を投与しても尿濃度は等張尿のまま変化しない．重度の尿細管傷害では糸球体機能不全をもたらし血液濾過量も減るため，尿量が低下する．

■ 要点

- われわれは乾燥した環境で生活しているため，常に脱水のリスクにさらされている．脱水とはつまり体内の溶質に対する水の相対的な欠乏と定義され，高 Na 血症を呈する．
- われわれは常に Na と蛋白質の形態で溶質粒子を摂取するため，腎臓は溶質に富んだ老廃物を排泄する必要がある（濃縮尿）．
- 腎髄質の高浸透圧は，尿細管からの水の吸収と濃縮尿の産生に重要である．
- Na と尿素の両方が，腎皮質から腎盂に向かうにつれて濃縮されていく髄質間質の濃度勾配を形成するのに寄与する．
- ヘンレのループの太い上行脚にある Na/K ATPase が，腎髄質の高浸透圧を形成する駆動力となる．
- 対向流増幅系と対向流交換系は異なる過程であるが，どちらも濃縮尿の産生に必要である．
- 対向流増幅系は髄質の総濃度を上昇させるのに重要な役割を担う．
- 対向流増幅系には 3 つの重要な要素がある．ヘンレのループの太い上行脚の Na/K ATPase，ヘンレのループのヘアピン形状，ヘンレのループの細い下行脚の水透過性である．
- 尿素は髄質間質の濃度勾配形成において重要な役割を担う．
- 髄質間質の浸透圧勾配は，腎血管の構造と対向流交換系の働きによって，洗い流されずに維持されている．
- 腎血管供給において，血液の大半は髄質から離れるように流れていき，間質の濃度勾配が洗い流されるのを防いでいる．

- 髄質内層を灌流する血液においても，対向流交換系の働きによって高濃度の間質が希釈されるのを防いでいる．
- 尿素リサイクルは髄質間質の濃度勾配の維持に寄与する．
- 尿細管は上皮細胞からなるため，定常状態において水は透過させない．
- 腎臓が再吸収する水の量を規定する迅速なオン／オフのスイッチとしてADHが働く．ADHが存在すると，集合管上皮にアクアポリンが挿入され，水が集合管を透過できるようになる．

思考のための問題に対する解答

[7-1] サメはNaと水をともに腸から吸収し，毎日大量の高浸透圧液にさらされている．サメはこの過剰なNa負荷を排泄しなければならない．サメのエラには，体から溶質を排泄するNa分泌ポンプ（NK2Cl, 5章参照）をもっている．したがって，サメは能動的に溶質を排泄することによって，血漿浸透圧を維持している．一方，イルカは肺で呼吸をする．イルカはエラをもたないので（そして大量の海水を飲み込まないので）イルカの血漿は大量のNaにさらされることはない．イルカの皮膚は海水に対して不透過性である．ヒトと同様，イルカは溶質の排泄ではなく主に尿の濃縮により血漿浸透圧を維持している．通常イルカの尿浸透圧は800〜2,000 mOsm/kg である．

[7-2] 対向流増幅系（訳注：原文は対向流交換系となっているが，これは誤りである）によって髄質間質内に濃度勾配が形成される．これはいくつかの特徴的な構造に規定される．まず，ヘンレのループの太い上行脚のNa/K ATPaseが尿細管から間質にNaを汲み出すための初めの駆動力となる．ヘンレのループがヘアピン状に屈曲しているため，汲み出されたNaは，比較的希釈された液体が流れる細い下行脚を囲むことになる．細い脚は水に対して透過性があり，尿細管管腔から水が流出し，それによって残された尿細管液の濃度が上昇し，つづいてヘンレのループの上行脚のNa/K ATPaseに到達する．したがって，アクアポリンが欠損している状況では，細い下行脚の水に対する透過性が低下し，間質濃度上昇のための増幅過程

が機能せず，尿の濃縮が妨げられる．

[7-3]　腎臓の血管供給の特徴として，はじめに糸球体に血液を供給したあと，つづいて毛細血管網を形成する．この2番目の毛細血管網が直血管であり，エネルギーに依存する太い上行脚に血液を供給し，その後に髄質内層の最も深い部分まで下行していく．水の移動に関しては，直血管の形状により髄質内層の間質の濃度勾配が保たれている．しかし，腎臓への酸素の供給における直血管の役割を考えた時，この血管走行は髄質内層を低酸素の危険に晒していることになる．

　直血管の血液量は，糸球体で濾過された濾液量に依存する（糸球体で濾過される量が多いほど，直血管に流れる血液量は少なくなる）．さらに，太い上行脚にある Na/K ATPase は酸素を消費する．したがって，髄質内層に供給される血液量は少なく，かつ，その血液に含まれる酸素量は比較的少ない．そのうえ，直血管の対向流交換系は水と Na をループの先端で高濃度に保つが，酸素にも同様の状況が起こり，ループの先端で低酸素の状態が維持される．つまり，直血管の下行脚から上行脚へ酸素が移動するために，ループの先端に到達する酸素は少なくなる．皮質外層の pO_2 は 100 mmHg に近いのに対して，髄質内層では約 5～10 mmHg にまで低下する．

[7-4]　尿から水を再吸収するためには，髄質間質の高濃度と集合管の水透過性の両方が必要である．髄質間質の高濃度形成はエネルギー依存で時間を要する過程であり，数時間～数日かかる．一方，ADH の存在下では，アクアポリンは速やかに細胞内から管腔側へ移動する（数分～数時間）．したがって，水チャネルを調整したほうが，より効果的かつ迅速に水再吸収の制御を行うことができる．それゆえ，ADH は時間単位の尿濃縮において，より大きな役割を担う．このように安静時から運動後で ADH 濃度が劇的に変化しているにもかかわらず，髄質間質の濃度に関していえば，ほとんど変化しない（ADH には尿素ハンドリングの効果もあるため，少しは濃度上昇しているかもしれないが）．

章末問題

次の設問に対する答えとして適切なものはどれか．それぞれ1つ選べ．

問 7-1

アリゾナの砂漠へのハイキング旅行に2人の友だちが出かけたとしよう．2人とも健康で，同じ量の汗をかいている．ベジタリアンのマイクはほとんど野菜ばかり食べ，脱水予防とNa補充のためにNaタブレットと水を摂取していた．ジェフは普段通りの肉とポテトの食事を楽しみ，プロテインバーも携帯しているが，マイクと同量のNaと水を消費した．長い一日のハイキングの間に彼らは水を消費しきってしまったので，ベースキャンプに戻り，尿のサンプルを提出した．
以下の中で正しいものはどれか？

- A. マイクとジェフの尿はほぼ同じ濃度である
- B. マイクの尿はより濃縮している
- C. ジェフの尿はより濃縮している
- D. マイクとジェフはどちらも尿を濃縮することはできない

問 7-2

2人の女性がそれぞれ医者にかかり，高血圧を指摘された．1人目の医者はヒドロクロロチアジド25 mgを処方した．遠位曲尿細管でのNa再吸収を阻害する薬剤である．2人目の医者はフロセミド20 mgを処方した．ヘンレのループの太い上行脚のNK2Cl共輸送体を阻害する薬剤である．2人の女性は熱心な長距離ランナーであった．どちらがより脱水 dehydration を起こしやすいだろうか（つまり尿の濃縮が困難だろうか）？

- A. ヒドロクロロチアジドを処方された女性
- B. フロセミドを処方された女性
- C. 利尿薬はNaハンドリングに影響するが，水ハンドリングには影響しないので，どちらの女性も脱水のリスクはない．

問 7-3

水の大量摂取が健康的だという最近の流行に従って，ある若い男性が1日15Lの水を飲んでみた．当然，1日の大半をトイレで過ごし，数リットルもの希釈尿を排泄した．その後，彼は水の摂取をやめ，どのくらい尿を濃縮できるか試すことにした（彼は駆け出しの腎臓内科医であった）．大量の飲水を行う前に比べ，今の彼の最大尿濃縮能はどうなっているだろうか？

A. 最大尿濃縮能は低下している
B. 最大尿濃縮能は上昇している
C. 最大尿濃縮能は水の摂取に影響されない

血漿浸透圧を維持する
水バランス

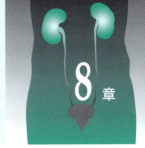

8章

章の概説

- はじめに
- 体液の濃度：浸透圧
- 体液の濃度を感知する：浸透圧受容体
- 浸透圧受容体による ADH 分泌と口渇感の調整
- 浸透圧受容体によらない ADH 分泌と口渇感の調整
- 血漿浸透圧
- 水バランス調節系の理論の応用
  - 血漿浸透圧の異常＝水バランスの異常
  - 血漿浸透圧が低下する疾患
  - 血漿浸透圧が上昇する疾患
  - 尿量の異常
- まとめ
- 要点

学習目標

本章の終わりまでに，以下の内容を習得すること．

- 水は体内の主要な体液コンパートメントを自由に移動することを理解する．
- 用語「osmolarity」と「osmolality」を定義し，それらの測定方法を説明できる．
- 血漿浸透圧を規定する主要な溶質を説明できる．
- 体液量の変化によってどのように血漿浸透圧が変化するか説明できる．
- 浸透圧受容体を介してどのように体液濃度が感知されるか説明できる．
- ADH 分泌が起こる機序を説明できる．
- 計算上の血漿浸透圧と実測の血漿浸透圧の違いを説明できる．
- 溶質および水の恒常性維持と尿量の関係を説明できる．
- 低 Na 血症および高 Na 血症に対するアプローチ方法を説明できる．

1. はじめに

　2章で説明したように，体は3つの主要なコンパートメント（細胞内，間質，および血管内）で構成されている．各コンパートメントを隔てる細胞膜と血管内皮細胞層は，電解質に対しては異なった透過性をもつが，いずれも水は完全に透過させる．

　したがって，後で取り上げる重要な例外を除いて，主要な体の各コンパートメント間には濃度勾配は存在しない．水はすべての隔壁を自由に移動することにより，コンパートメント間の濃度を均一にする．もちろん，これらのコンパートメント間で粒子の種類は異なる．例えば，細胞内は比較的Kが多く存在しNaは少ないが，一方で血清はNaを多く含み，Kは少ない．しかし，水はすべての隔壁を自由に移動するので，各コンパートメント内ですべての溶質の総濃度は同じである．

　水がほとんどの細胞膜を通過できるということは，われわれの体に重要な課題を突きつける．例えば，水分過剰の状況下では，水が脳細胞を含むすべてのコンパートメントに分配され，細胞浮腫を引き起こす．脳神経細胞は，局所環境のわずかな変化に対し敏感に興奮する性質を有するので，神経細胞の細胞内容量が微小に変化しただけで，軽度の頭痛から精神錯乱，さらには痙攣や死に至るといった多岐にわたる臨床症状を誘発しうる．

　正常な細胞機能を維持するために，哺乳類は浸透圧維持のための効率的な機構を進化させてきた．血漿浸透圧にわずかな変化（<1％）が生じると，これを元に戻そうとするために多岐にわたる神経内分泌性の反応および行動変化が起こる．これらの機構によりヒトの血漿浸透圧は，約280～300 mOsm/kgの範囲で厳密に保護されている．

　われわれが生活する乾燥した環境下では，これは容易なことではない．われわれは皮膚と気道からの蒸散により1日に平均約1Lの水分を失う．もちろん，この水分喪失量は暖かい気候で増加し，日々の活動によって大きく変動する．さらに，食事で産生される老廃物を取り除くために，少なくとも0.5Lの尿を排泄する必要がある．したがって，毎日，この損失を適切な水の摂取（細胞代謝によって産生される少量の水を引いたもの）で補う必要がある．さまざまな健康志向の流行，多数のコーヒー店，無数の

種類のペットボトル飲料，その他さまざまな社会的および文化的慣習のおかげで，ほとんどのアメリカ人は十分な量の水分摂取に困ることはない．実際，われわれの大部分は水過剰状態にあることが多いため，過剰な水分を排泄するよう作用することが多く，水分制限の状況で水分を保持するよう作用することは少ない．しかし，これらの過程はいずれも重要であり，血漿浸透圧を維持するために，体は水分過剰時には水を排泄し，水分欠乏時には水を保持する必要がある．

2. 体液の濃度：浸透圧

　われわれの体は主に水でできている．その水には多数の粒子が溶解し，その中にはNa，K，Cl，重炭酸などの電解質やブドウ糖，尿素などの分子が含まれる．中性脂肪や蛋白のような粒子は溶解せず，水に浮かぶ油膜のように別の相に存在している．水性相内では，粒子の水に対する関係は濃度として表される．

　われわれの体内の粒子濃度は，どのように測定することができるだろうか？　2章で述べたように，溶液中の粒子の存在によって，水分子間の固有の運動エネルギーが変化する．例えば，沸騰水のポットに塩を加えると沸騰を一時的に停止させるように，粒子を水に加えることで水分子間の関係が変化し，溶液の沸点が上昇する．同様に，血液中の粒子は，血液の固有の沸点および凝固点を変化させる（この沸点や凝固点の測定のために，われわれは血中の非細胞成分を血清と特別によんでいる）．血液の沸点が一般の検査室で測定されることは稀であり，凝固点降下の測定がほとんどである．水は平均0℃で凍結するのに対し，血液は通常約 -0.52℃とわずかに低い温度で凍結する．

　粒子による凝固点降下の程度は予測可能であり，これを利用して個々の血清の凝固点を測定し，既知の溶液の凝固点と比較することで，溶解液中の粒子の数を正確に決定することができる．この測定では，どのタイプの粒子がどれだけ含まれているか知ることはできない．この測定によってわかることは，溶液中の粒子の総数のみである．**Osmolality**（**重量モル浸透圧**）は，溶液1 kgあたりの浸透圧粒子の数を表すために使用される用語

である．Osmolarity（溶量モル浸透圧）は，溶液1Lあたりの浸透圧粒子の数を指す．1Lの血清は1kgの重量であるため，体液に関してはこれらの用語を同じ意味で使用することができる．要約すると，血清または血漿のosmolarityは，単純に血液の液相内に溶解した粒子の数を表す．

図8-1を見てみよう．2つの異なるサイズのタンクが存在する．図8-1Aには，1Lの水に150個の粒子が存在する．濃度は150粒子/Lである．図8-1Bには，2Lの水に300個の粒子が存在する．濃度は150粒子/Lである．このように，図8-1Bでは，粒子の総量および水の容積がはるかに大きいにもかかわらず，2つの溶液の濃度はまったく同じである．

この模式図は単純ではあるが，濃度と容積の違いに関して見落としがちな重要事項を示している．濃度は，粒子量と水容積の関係を示すが，粒子量と水容積の絶対値については何も示していない．同様に，血漿浸透圧は，粒子の総量または総体液量については何も示さず，単に両者の相対的関係を示しているにすぎない．

本章では，血漿浸透圧の変化に対し，われわれの体がどのように感知し反応するかについての機序を説明する．これは，これまで述べてきた体液量の調整とは対照的である（体液量の調整の場合，血漿浸透圧にはほとん

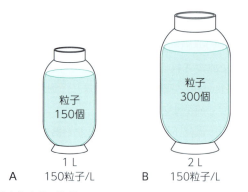

図8-1 液体の濃度と容積の比較
液体の濃度は，粒子の総数と液体容積との関係を示すが，総粒子数や水の総量についての情報は得られない．タンクBは，2L中に300個の粒子を含み，タンクAよりも多くの粒子を含むが，2つのタンク内の濃度は150粒子/Lで等しい．

ど注意が払われなかった）．後述するが，重要なことは，体の濃度変化は主に水分の過剰または欠乏によって起こり，溶質粒子の喪失や増加によるものではないということだ．

3. 体液の濃度を感知する：浸透圧受容体

　体の浸透圧を測定する体内機構は，**浸透圧受容体**とよばれ，一群の神経細胞に属する．これらの細胞は，血漿浸透圧の変化を感知し，応答するという両方の能力を有する．浸透圧受容体は脳の多くの領域に存在するといわれているが，最近の研究では，ある領域が特に重要であることが示唆されており，これが終板脈管器官（organum vasculosum of the laminae terminalis: OVLT）である．OVLTは，第三脳室の前腹側に位置し，独特な血液供給を受ける．隣接する内皮細胞間に tight junction が存在する血液脳関門と異なり，OVLTには有窓構造をもち透過性の高い血管内皮細胞が存在する．この部位の細胞は，脳の他の部位のような脳脊髄液を守る聖域ではなく，全身循環の化学環境に直接曝露される領域である．したがって，同部位の細胞は血漿浸透圧を感知する優れたセンサーとなる．

　浸透圧受容体が血漿浸透圧を感知する細胞機構は近年明らかになった．OVLTの細胞は，機械刺激に敏感な膜結合型陽イオンチャネルを有している．これらのチャネルの活性は，膜の伸展によって抑制され，逆に膜の収縮によって活性化される．チャネルの活性化は，内向きの陽イオンの流入をもたらすことで，神経活動電位の発生頻度を増加させる．図8-2 に示すように，浸透圧受容体細胞が低張液に曝されると，細胞内に水が流入することで細胞は腫大する．これによって細胞膜が伸展し，その刺激により機械刺激依存性チャネルの活性が低下し，過分極が生じ神経活動電位の発生が阻害される．逆に，浸透圧受容体細胞が高張液に曝されると，細胞から水の流出が起こり，それにより細胞膜収縮が起こることで機械刺激依存性チャネルが活性化されチャネルが開口する．陽イオンの流入によって膜の脱分極が生じ，神経活動電位の発生頻度が増加する．

　水の出入りによる細胞内容量の変化は重大な結果をもたらすが，これは昔の実験で示されている．その実験では，イヌへ高張食塩水を投与すると

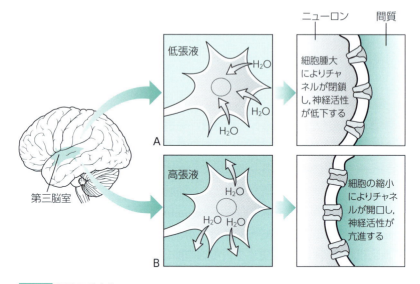

図 8-2 浸透圧受容体
浸透圧受容体は脳内に位置し，血漿浸透圧を感知する．細胞膜上の伸展受容体は細胞サイズの変化に反応する．A において，ニューロンを囲む溶液がニューロン内よりも低濃度であるため，水が細胞内に流入する．その結果，細胞は腫大し，それにより伸展受容体が閉鎖し，神経活性は低下する．逆に，B では，ニューロンを囲む溶液がニューロン内より高濃度であるため，細胞内から水は流出する．その結果，細胞は縮小し，それにより伸展受容体が活性化され，神経活性が亢進する．

飲水行動を引き起こしたが，同量の尿素を投与してもほとんど変化がみられなかった．浸透圧受容体の細胞膜は NaCl に対しては不透過性だが，尿素に対しては透過性があるので，前者は水の流出および細胞収縮を引き起こしたが，後者は細胞内容量に変化をきたさなかったのだ．

　浸透圧受容体が血漿浸透圧を感知すると，二次応答を引き起こす．この応答は 2 つの経路を介して 2 つの異なった臨床状況 ― 尿の濃縮と口渇感 ― を導く．OVLT の軸索は，抗利尿ホルモン（ADH）産生部位である視床下部の視索上核に連結している．ADH は，バソプレシンとしても知られ，水分保持に必要な尿濃縮過程を担う主要なホルモンである．さらに，OVLT ニューロンは，不特定の経路を介して，口渇感に関与するとされる皮質内の島や前帯状回に連結する．これら 2 つの神経経路により，

浸透圧受容体は非常に重要な2つの生理学的反応を調整できる．例えば，高浸透圧の環境下で浸透圧受容体が活性化すると，ADH分泌が刺激され尿への水分喪失は抑制され，かつ，口渇が刺激され飲水行動へ繋がる．

4. 浸透圧受容体によるADH分泌と口渇感の調整

浸透圧受容体は，血漿浸透圧のわずかな変化に敏感であり，1～2%変化しただけでADH分泌と口渇感が引き起こされる．しかし，これらの機械的応答は同時に起こるわけではない．ハイキングをする人に対する注意喚起，「脱水の最初のサインは尿が濃くなることだ．のどが渇くと感じるころには，すでに体の水分は不足している」とはよく言ったもので，この簡単な観察は，生理学的原理と相関している．

個人差はあるが，一般的に浸透圧受容体は，口渇経路より先にADH経路を活性化する 図8-3 ．言い換えると，血漿浸透圧の上昇に対するわれわれの最初の反応は，尿を濃縮することである．口渇感の出現はそれよりやや遅くなる．このタイミングは重要で，これによりわれわれは常に水飲み場を探す必要がなく，尿を濃縮させることで水分を体内に保持し，日々の活動に取り組むことができる．健康な成人では，ADH分泌の浸透圧閾値は275～290mOsm/kgで平均約280mOsm/kgである．口渇感の出現する浸透圧閾値は，典型的には285～305mOsm/kgで平均約290mOsm/kgである．しかし，これらは一般論であり，正確な数値については文献間で議論の分かれるところである．しかし，平均してADHの分泌閾値は，口渇感の出現する閾値よりも約5～10mOsm/kg低い．

OVLT浸透圧受容体によるADH分泌刺激は，ある固有の経路を介して起こる．OVLTの軸索は視床下部の視索上核および室傍核へ伸び，さらに神経下垂体管を下降し下垂体後葉に到達する．浸透圧受容体の脱分極により，興奮性神経伝達物質であるグルタミン酸がシナプスに分泌され，それによりADHの合成が刺激される．ADHの前駆ペプチドは，視索上核で産生され，分泌顆粒中に内包され，下垂体後葉に向かう軸索内で開裂し，下垂体後葉から全身循環へ分泌される．

浸透圧受容体刺激によるADH分泌は，非常に感度が高いため，血漿浸

透圧の微調整が正確に行われる．わずか1％血漿浸透圧が上昇するだけで，血漿ADH値は平均1 pg/mL上昇し，これは尿を濃縮し水を保持するのに十分な量のADHである．さらに，バソプレシン分泌は，「ブレークポイント」現象を有する．図8-3に示すように，血漿浸透圧がある閾値より低い場合，血漿ADHは完全に抑制される（ADH値は感度以下となる）．しかし，血漿浸透圧がその閾値を超えると，血漿ADH濃度は，血漿浸透圧に正比例して急勾配で上昇する（これが「ブレークポイント現象」である）．くわえて，ADH上昇の勾配にも個人差がある．ある量のADH分泌を起こすために，一部の人達では血漿浸透圧のわずかな変化（0.5 mOsm/kg）で十分な場合がある一方で，他の人達では血漿浸透圧の大きな変化（5 mOsm/kg）を要することがある．血漿浸透圧とADH分泌の関係には多くの要因が影響し得る．向精神薬を含む医薬品，体液量欠乏，高Ca血症，アンジオテンシン，そしておそらく性ホルモンはADH分泌の勾配を変化させる．また，年齢もADH分泌の閾値を変化させることがわかっている．

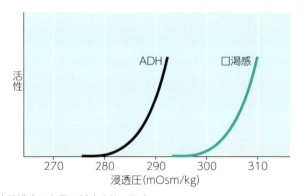

図8-3 血清濃度の上昇に対する体の反応
血漿浸透圧の変化は，ADH分泌を促し，口渇感を刺激する．ADH分泌は，口渇感よりも低い血漿浸透圧で刺激される．ADHおよび口渇感は，高浸透圧を補正するための2つのメカニズムである．つまり，ADHは集合管における水の再吸収をもたらし，口渇感は水の摂取を促す．

5. 浸透圧受容体によらない ADH 分泌と口渇感の調整

　前の項では，脳の浸透圧受容体がどのように血漿濃度を内的に感知し，ADH 分泌と口渇感を調節することによって血漿濃度の変動に対応するかを説明した．血漿浸透圧変化に対応するこれら 2 つの機構は，体の水電解質の保持にとって非常に重要である．しかし，浸透圧受容体および血漿浸透圧とは独立して ADH 分泌および口渇感をもたらす重要な機構もある．この非浸透圧性刺激が存在すると，血漿浸透圧が非常に低い状況であっても，体は水分を保持し，血漿浸透圧をさらに低下させようとする．

　ADH 分泌と口渇感の両方を促す最も重要な非浸透圧性刺激は，体液量減少の感知であり，これは通常，血圧の低下として現れる．血圧のわずかな低下（5〜10％程度）であればほとんど ADH 分泌に影響を及ぼさないが，血圧がいったん 20％程度低下すると ADH 濃度は抗利尿作用（つまり集合管での水の再吸収）に必要な量の数倍以上に上昇する．逆に，急激な血圧上昇は ADH 分泌を抑制する．主要臓器への灌流は生物の生存に必須であるため，たとえ血漿浸透圧の低下につながる可能性があっても体液量を保持しようとするのは理にかなっている．

　血行動態的に ADH の分泌が生じる過程は，完全には解明されていないが，その生理学的意義は大きい（左心室の求心性神経や大動脈と頸動脈洞の圧受容体，そして液性因子の関与が提唱されている）．水分の保持は血管内容量を改善するには非効率的であるが（水分の 1/9 しか血管内に残らないからである．2 章参照），重度の低血圧に直面した場合，血圧の維持を図るために，体は水の再吸収を含むあらゆる機構を利用しようとする．血行動態的に虚脱の危険がある場合，体は濃度を犠牲にしても体液量を保持しようとする．低血圧による脳灌流量低下は即座に致命的になるが，血漿浸透圧の変動は血圧低下に比べると緊急性は低いので，この優先度（体液量＞濃度）は理にかなっている．

　浸透圧受容体を介した ADH 分泌と血行動態的 ADH 分泌の相対的な重要度に関しては，状況に応じて異なってくる．浸透圧性 ADH 分泌機構は，血行動態的 ADH 分泌機構よりも 10 倍感度が高い．つまり，浸透圧の 1〜2％の変化による ADH 分泌量は，血圧の 20〜30％の変化による ADH

分泌量と同等である．低血圧によって，浸透圧受容体によるADH調整が破綻するわけではなく，図8-4 に示すように，その感度が変化する（ADH分泌の閾値と反応性の両方が変化する）．体液量欠乏と感知されても，血漿浸透圧の上昇に応じたADH分泌の亢進がみられる．

感知された血液量以外にも，さまざまな刺激がADH分泌に影響を及ぼす．嘔気は強力なADH分泌刺激であり，ADH値を基礎値の1000倍にも上昇させうる．モルヒネ，ニコチン，アルコールなどの催吐薬，乗り物酔い，血管迷走神経性失神，急性低血糖，低酸素血症はすべてADH分泌を刺激する．

さまざまな刺激が非浸透圧性のADH分泌を促すのと同様，さまざまな状況が口渇感を刺激する．口渇を感知するという過程は複雑で，脳の多領域が関与し，さまざまな生物学的，心理的，および環境的要因に影響を受ける．多くの場合，水分摂取は，生理学的現象というよりは文化的現象となっている．スターバックスのコーヒーからナルゲンボトル（訳注：世界中で人気のあるアウトドア用プラスチック水筒）まで，われわれは絶えず

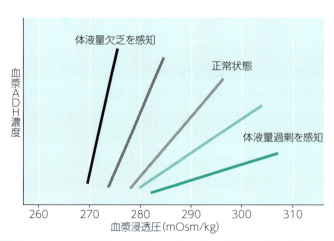

図8-4 感知された体液量が血漿浸透圧とADH分泌の関係に及ぼす影響
体液量減少を感知することで浸透圧性ADH分泌機構の「感度」が上がり，わずかな浸透圧変化でも，通常より多くのADHが分泌される．逆に，体液量増加を感知すると，ADH分泌閾値は高くなり，高浸透圧に対するADH分泌量が少なくなる．

飲水刺激にさらされている．これが口渇感にどのように影響するのかは明らかではない．それにもかかわらず，口渇感の認識は，しばしば血漿浸透圧異常と乖離することが多い．この現象の実例として，ラットに過剰な水を，口を介さずに直接胃に注入しても，飲水行動はなくならない．血漿浸透圧が低値であるにもかかわらずラットは水を飲みつづけるのだ．水が唇や口を通過することこそが，満足感をもたらす．これは特に口腔粘膜が乾燥しやすい（口呼吸や唾液腺障害）人にとってはなおさらである．

　血液量の喪失は，口渇感を刺激する最も強力な因子の1つである．戦場で負傷者に口渇感が出現するのは有名な話である．完全には解明されていないが，いくつかの機序を説明する．血液量の減少に反応し分泌されるレニンとアンジオテンシンを投与したところ，口渇感が刺激されることが示されている．さらに，心肺および血管循環からの受容体シグナルは，第IX脳神経と第X脳神経に沿って伝達され孤束核に到達し，口渇を伝達するための別の経路を提供しうる．

　血液量の変化以外に，口渇感を促す非浸透圧性刺激は多数ある．一般的に妊娠中は血漿浸透圧が数 mOsm / kg 低下するが，妊娠中の女性は口渇感が増すことが多い．卵巣にある黄体はリラキシンというホルモンを分泌し，これが口渇感を刺激することが示されている．実際，リラキシンの受容体は OVLT 上に存在し，リラキシンが直接浸透圧受容体に影響を及ぼしている可能性を示唆している．そのため，妊娠中に「reset osmostat」（すなわち，ADH 分泌および口渇感出現の閾値が変化する）が生じる．さらに，一般的に処方される薬物の中にも口渇感を刺激するものが多数ある．抗コリン薬は，唾液の分泌を抑制し，口渇感を誘発する代表的な薬剤である．その他，多くの精神疾患やその治療薬は，口渇感の亢進と関連性がある．さらに，冷水のほうが同量の常温の水よりも，口渇感を癒しやすいとされている．

6. 血漿浸透圧

　1 L の水に，1,000 mg のブドウ糖と 100 mmol の NaCl を入れたと仮定する．溶液の浸透圧はどうなるだろうか？　この例で，いくつかの重要な

概念を学ぶことができる．浸透圧とは，溶液あたりの粒子数を指す．粒子の大きさや電荷は関係なく，数だけが重要である．したがって，塩化ナトリウム（NaCl）の 1 mmol は，1 mmol の Na と同じ浸透圧となる．NaCl が Na 粒子および Cl 粒子に電離すると，Na1 mmol および Cl 1 mmol の合計 2 mmol の粒子が存在し，溶液の浸透圧は電離していない NaCl 溶液の浸透圧の 2 倍になる．

　NaCl 100 mmol が電離すると，通常，合計 175 mmol（Na 75，Cl 75，NaCl 25）になる．したがって，NaCl 溶液の浸透圧を計算するためには，Na 濃度に 1.75 を掛ける必要がある．

　ブドウ糖についても，粒子の大きさや重さは関係ない．したがって，1,000 mg のブドウ糖の粒子数を計算するためには，分子量（180）で除さなければならない．この例では，ブドウ糖は 5.6 mOsm に，NaCl は 175 mOsm となる．溶液の浸透圧はこれらを足して 180.6 mOsm / kg になる．血漿浸透圧は，以下の式で計算できる．

血漿浸透圧＝ 2（Na）＋ BUN / 2.8 ＋ブドウ糖 / 18

　この式では，尿素窒素（BUN）とブドウ糖（いずれも単位は mg / dL）をそれぞれの分子量で除して，重量当たりの粒子数を計算する．また，Cl などの負に荷電したすべての陰イオンを合算するために，血清 Na 値に 2 を掛ける．前述したように，通常，NaCl は電離すると粒子数は 2 倍ではなく 1.75 倍になるので，この計算では血漿浸透圧をわずかに過大評価することになる．しかし，ルーチン検査では測定しないが，血漿浸透圧に影響を与える他の陽イオンと陰イオン，例えば Ca，Mg，K などがあるため，Na に 1.75 の代わりに 2 を掛けることで，これらの測定していない粒子も含めた浸透圧を計算することができ，いわば「補正係数」となる．

　臨床現場での基本的な採血項目は，Na，Cl，K，重炭酸，BUN，クレアチニン，およびブドウ糖であり，「生化学主要 7 項目セット（chem-7）」として知られる．これらの測定値から，前述の計算式を用いて血漿浸透圧を求めることができる．しかし，浸透圧の最も正確な評価法は，血液試料の凝固点降下度を直接測定することである．血漿浸透圧を検査でオーダー

すると，検査室では血液の凝固点が直接測定される．これは真の浸透圧であり，計算により求められた浸透圧値より正確である．

Chem-7の項目から計算した浸透圧と検査室で測定した浸透圧が解離する病態がある．これは，chem-7に含まれない他の溶質の存在を意味する．この「測定できない」溶質とはアルコール類であることが多く，お酒の類のアルコールだけでなく，エチレングリコール（不凍液）やメタノールといった毒性アルコールの場合もある．

7. 水バランス調節系の理論の応用

これまで説明してきた水バランスの原則を再度強調し，一般的な臨床現場でどのように応用できるか知るために，いくつか症例を提示し，血漿浸透圧の維持機構について学習する．

血漿浸透圧の異常＝水バランスの異常

低浸透圧もしくは高浸透圧の症例で直面する課題は，水過剰もしくは水不足が起こった理由をつきとめることである．概念的には，溶質の喪失，例えば水分を伴わないNaの喪失でも血漿浸透圧の変化につながると考えることもできる．これは概念的には正しいが，水の喪失量以上に溶質を喪失するような臨床状況はほとんどないのが実際である．例えば，汗は通常低張液であるため，発汗により溶質よりも相対的に多くの水が失われ，体液は高浸透圧になる傾向がある．胃液の喪失（嘔吐）では，通常体液は等張性である．なぜなら，胃腸粘膜の上皮細胞層はtight junctionを有さず，水を自由に透過させるためである．同様に，下痢などで失われる体液（腸液）も等張性または低張性になる傾向がある．これらの生理学的原則から，低浸透圧は，溶質の喪失ではなく水分の過剰によるということがわかる．

ひょっとしたら，水過剰によって，血漿浸透圧の変化に加え，血管内もしくは間質といった体液量に影響を及ぼす可能性があると考える人がいるかもしれない．これはある意味では正しいが，実際のところ，その影響は非常に小さい．例えば，患者が10Lの水を飲み，まったく排尿がない（透

析患者で，無尿である）場合，もちろん，血清 Na 濃度は低下し，体液量は 10L 増加する．しかし，その水分の大部分は，脳細胞を含む細胞内に分布する（2 章参照）．脳は頭蓋骨に覆われ，またその敏感な神経機能のために，細胞容量の変化に耐えることができない．したがって，患者は神経学的症状を呈し，頭痛，痙攣，さらには死に至ることもある．10L の水のうち，細胞内に分布した容量（2/3）が細胞腫大を起こし重大な影響をもたらす一方，血管内に分布した容量（1/9）はわずかであり影響は少ない．したがって，臨床上，水の過剰は血漿浸透圧の低下を呈し，その水が主に分布する場所にちなんで，「体液量の異常」よりもむしろ「水バランスの異常」と定義される．

血漿浸透圧が低下する疾患

　これまで，血漿浸透圧の変化に対する体の防御機構を説明してきた．臨床現場で血漿浸透圧に異常のある患者を診察した時，その原因を解明することがわれわれの仕事である．現時点で，OVLT 内の浸透圧受容体活性を直接測定する方法はない．したがって，浸透圧異常が，浸透圧受容体内の異常に起因するのか，非浸透圧性刺激の存在に起因するのかを特定することは不可能である．そのため，患者の臨床的な生理学的評価に基づいて可能性を考える必要がある．推論の鍵となる要素は，（浸透圧異常に対する）応答反応，つまり ADH 活性と口渇感の評価である．この項では，臨床現場で出会う浸透圧異常へのアプローチ方法について説明する．

　前述したように，chem-7 を検査することが，評価の第一ステップである．これにより，血漿浸透圧を計算できる．臨床現場では，chem-7 項目の 1 つである血清 Na の異常か，血漿浸透圧（chem-7 から計算した値）の異常により血漿濃度異常が認識されることが多い．

　しかし，低 Na 血症または高 Na 血症の評価の第一ステップは，低 Na 血症が血漿浸透圧と相関しているかを確認することである．われわれの浸透圧受容体は，血清 Na 濃度の変化ではなく，血漿浸透圧の変化を感知していることを思い出してほしい．血漿浸透圧は，Na および Cl などの電解質だけでなく，尿素，ブドウ糖およびアルコール類などの他の溶質によっ

ても規定される．したがって，われわれは Na 値について議論しがちであるが，Na 値は常に血漿浸透圧とともに解釈されなければならない．

? 思考のための問題［8-1］

1 型糖尿病の若者が，インスリンを自己中断した．かかりつけ医を受診したところ，検査結果は以下の通りであった（括弧内は正常範囲）．Na 120 mEq/L（136 〜 144 mEq/L），K 3 mEq/L（3.6 〜 5.0 mEq/L），Cl 90 mEq/L（96 〜 105 mEq/L），重炭酸 20 mEq/L（22 〜 26 mEq/L），尿素窒素 20 mg/dL（5 〜 15 mg/dL），クレアチニン 1 mg/dL（0.6 〜 1.2 mg/dL），ブドウ糖 800 mg/dL（70 〜 110 mg/dL）．低 Na 血症の原因を説明せよ．また血漿浸透圧を求めよ．

　低 Na 血症だが血漿浸透圧が正常または高値である状況にはいくつか重要なものがある．最も有名なのは，糖尿病患者における高血糖である．（糖尿病患者ではインスリンが不足しているため）ブドウ糖は細胞膜を通過できず，細胞内外に浸透圧勾配が形成され，水分が細胞内から細胞外に移動して血清 Na が希釈される．また，マンニトールは脳浮腫を有する患者に投与されることが多いが，マンニトールも細胞膜を通過しないため，細胞外へ水分を移動させ，細胞内容量を縮小させ，頭蓋内圧を低下させる目的で使用される．この細胞外への水分移動により，血清 Na 濃度が低下する．しかし，上記のどちらの例においても，血漿中の実際の粒子数は増加している．したがって，高血糖においてもマンニトール投与においても，chem-7 では「低 Na 血症」と判断されるが，浸透圧を直接測定すると高値を示し，患者は高浸透圧状況に陥っていることがわかる．

　高血糖では，血糖値がルーチンで測定する chem-7 の 1 項目であるため，余分に存在している粒子（ブドウ糖）の特定は容易である．しかし，マンニトールは chem-7 に含まれないため，マンニトールの特定は困難となる．浸透圧の計算は chem-7 の項目を使用するので，マンニトール投与の場合，計算上の血漿浸透圧は低く出る．そのため，凝固点降下法を用い

た血漿浸透圧の測定を検査室に依頼する必要がある．マンニトールの存在により凝固点が降下するので，計算上の血漿浸透圧には反映されない溶質の存在を認識することができる．マンニトールを投与された患者では，「浸透圧ギャップ」を認める．浸透圧ギャップとは，(chem-7 による) 計算上の血漿浸透圧と，(凝固点降下法による) 実測の血漿浸透圧の差を指す (この差が 10 mOsm /L 以上の場合，計算上の血漿浸透圧には反映されない溶質の存在を意味する)．マンニトールを投与された患者では，低 Na 血症，計算上の浸透圧低値，実測の浸透圧 (つまり真実の浸透圧) 高値となる．

ここまで，血清 Na 値が血漿浸透圧を反映しない例を紹介してきた．これらはある体液コンパートメントから他のコンパートメントに水が移動することによって血清 Na 値の異常をきたしていた．ここからは，体内の水分量の異常によって血清 Na 値の異常をきたすという，より一般的な例を紹介する．

低浸透圧の患者を診察する時，なぜ体が濃度異常を補正できないかを考える．前述したように，感知機構は浸透圧受容体である．低浸透圧の状況では，浸透圧受容体の活性が低下し，それに伴い ADH の分泌停止と希釈尿の形成，口渇感の減弱と飲水行動の減少につながるはずである．浸透圧異常へのアプローチでは，浸透圧受容体が関連する機構 (ADH 分泌と口渇感) をなぜ制御できないのか，すなわちなぜ過剰な水分を取り除き血漿濃度を正常化することができないのかを考える必要がある．

? 思考のための問題 [8-2]

ある患者が強力な利尿薬治療を受け，腎臓での Na の再吸収が阻害されている．この Na の喪失により低 Na 血症を発症するだろうか？ 理由とともに説明せよ．

まず症例から始めよう．ある患者の血清 Na 値は 120 mEq / L であり，血漿浸透圧は 250 mOsm / kg と低値である．図 8-3 を見ると，この浸透

圧の値では，患者の口渇感と ADH 分泌は通常全く刺激されないことがわかる．患者は特に口渇感を訴えておらず，自分の妻の飲水量（約 2 〜 3 L / 日）ほどは水を飲んでいないと言っている．これらのことから，水の過剰摂取が低 Na 血症の原因ではないと考えられる．

　次のステップは，低浸透圧にもかかわらず ADH が産生され，水が保持されているかどうかを評価することである．残念ながら，ADH 値は中央検査室で測定することはできない．そのかわり，尿の濃度を ADH 活性の指標として使用することができる．希釈尿は ADH 活性が消失していることを意味し，濃縮尿は，ADH 活性があることを意味する．しかし，この尿濃縮と ADH の対比には例外があることを思い出してほしい．7 章で述べたように，ADH は尿を非常に濃いレベルまで濃縮させるための 1 つの手段にすぎない．対向流増幅系や尿素リサイクル，尿細管の ADH に対する反応性がすべて濃縮尿の産生に必要である．これらの ADH 活性以外の要素もあるが，通常，尿浸透圧は ADH 活性を反映し，尿の濃縮度の指標となる．

　典型的には，希釈尿とは尿浸透圧 40 〜 80 mOsm / L と定義され，濃縮尿とは約 350 mOsm / L 以上と定義される．等張尿とは，尿が濃縮も希釈もされていない状況で，血漿濃度と同等の濃度の尿を指す．これらは一般論であり，尿浸透圧の値は常に個々の臨床状況に応じて解釈する必要がある．高齢になると尿の最大希釈能，最大濃縮能は低下する．したがって，18 歳時には最大濃縮尿は約 1,000 mOsm / L であるのに対し，80 歳時には約 600 mOsm / L に低下する．反対に，ほとんどの若者は 40 mOsm / L まで尿を希釈することができるが，高齢者ではそこまで希釈することはできない．

　再び症例に戻ってみよう．この患者において口渇感に異常がないことまで確認した．血漿浸透圧は非常に低いので，通常，ADH 産生は存在しないと考えられる．ADH 分泌曲線の傾きが急勾配であることを思い出してほしい．つまり，血漿浸透圧が低下すると ADH 分泌が急激に減少する．患者の尿浸透圧をオーダーしたところ，400 mOsm / L であった．したがって，血漿浸透圧が低値であるにもかかわらず，依然として患者の

ADHは産生されつづけ，尿が濃縮されている．これこそが，低浸透圧状態を持続させるための機構である．つまり，ADHの水保持作用により，患者は過剰な水分を尿中へ排泄することができない．

　ここまでで，この患者における水保持機構を理解できたので，最後のステップは，この患者においてなぜ（血漿浸透圧が低値にもかかわらず）不適切にADHが産生されているかを説明することだ．浸透圧受容体の異常でADHが不適切に産生されているか，ADH産生を起こす非浸透圧性刺激が存在しているかのどちらかである．

　浸透圧受容体の機能を直接評価する方法はない．したがって，問題が浸透圧性刺激にあるのか，それとも非浸透圧性刺激にあるのかを特定することは不可能である．最終的にはわれわれが臨床的に判断しなければならない．しかし，最も頻度の高い非浸透圧性刺激はわかっているので，ある程度原因を絞りこむことができる．

　前述したように，血行動態の破綻は，ADH分泌をもたらす非浸透圧性刺激の一般的な原因である．したがって，われわれが最初に行うことは，体液量欠乏が感知されるような状況があるか評価することである．体は，体液濃度を犠牲にしても，体液量維持を優先することを思い出してほしい．つまり，低血圧の存在下では，低Na血症に陥るリスクをおかしても水分を保持しようとする．頸動脈内の圧受容体が低血圧を感知すると，浸透圧受容体とは独立してADH分泌が刺激される．したがって，ADH分泌につながるような血行動態的要因が存在するか判断する必要がある．

　これを行うためには，病歴，身体所見，およびレニン-アンジオテンシン-アルドステロン（RAA）系を網羅的に評価する必要がある．嘔吐や下痢などの患者の体液量欠乏を示唆する病歴はないだろうか？　さらに，身体所見上，体液量欠乏の所見（皮膚のツルゴール低下，起立性の心拍数や血圧の変化）はないだろうか？　そして最後に，RAA系の亢進はないだろうか？　臨床的に最も有用なRAA系活性の指標は尿中Na濃度である．アルドステロン分泌により遠位尿細管でNaが再吸収されるからである．

　圧受容体の活性の評価には，病歴，身体所見，および尿中Na濃度をす

べて組み合わせて用いる必要がある．この中の1つの所見だけでは，全体像はわからない．例えば，健常人が利尿薬を投与されると，体液量欠乏をきたし圧受容体が活性化される．もし体液量欠乏が重度であれば，ADH分泌が生じる．しかし，尿中Na濃度は，体液量欠乏にもかかわらず高値のままである．利尿薬により尿細管でのNa再吸収が抑制され，尿中へのNa喪失が持続するからである．

再び症例に戻ると，この患者では嘔吐や下痢はみられなかった．身体所見では全く異常を認めない．尿中Na濃度は100 mEq/Lである（体液量減少があれば，通常，尿Na濃度は20 mEq/L未満になる）．彼は，最近抗うつ薬の内服を開始したと言った．さあ，診断はわかっただろうか？

症例を要約する．患者は特に口渇感を訴えていない．さらに，血漿浸透圧が低値であるにもかかわらず，尿は不適切に濃縮しており，低Na血症がADH分泌に関連していることを示している．次に，このADH分泌が浸透圧性刺激または非浸透圧性刺激によって引き起こされるかどうかを判断する．非浸透圧性刺激は非常に頻度が高いので，まずこちらについて考える．ADH分泌を促す非浸透圧性刺激の中で，血行動態的刺激が最も多い原因である．しかし，この患者では病歴，身体検査に特記すべきことなく，尿中Na濃度が高値であるため，圧受容体が活性化されている所見は全くない．したがって，圧受容体の活性化によりADH分泌が引き起こされたとは考えにくい．

結果，低浸透圧の状況で不適切にADH分泌を起こす他の病態を考える必要がある．これは，抗利尿ホルモン不適合分泌症候群（syndrome of inappropriate antidiuretic hormone: SIADH）とよばれ，ADHが血漿浸透圧や感知された体液量とは独立して産生される病態である．この患者の所見はすべて，過剰な（もしくは制御を受けない）ADH産生によって説明することができる．

血漿浸透圧が上昇する疾患

血漿浸透圧が上昇した状態は，低下した状態よりも頻度は少ないが，同様に重要で理解すべき事項である．生理的原理は低浸透圧の場合と同じで

ある.

　以下の例を考えてみよう．あなたは地元の病院で勤務中である．検査室から異常値報告の電話があった．Na値が152 mEq / Lとのことである．この問題についてどう考えたらよいだろうか？

　図 8-3 からわかるように，Na値が150 mEq / L（つまり浸透圧は300 mOsm / kg）の時には，患者の口渇感およびADH分泌は活性化されるはずである．実際に診察したところ，患者は非常に喉が渇いていると訴えた．つまり，口渇感のほうは正常に機能しているということだ．さらに患者は，尿が非常に濃い色をしていると訴えた．検査結果をさらに注意深くみたところ，尿浸透圧が提出されており，500 mOsm / Lと非常に高い値であった．したがって，口渇感とADH分泌の両方とも正常に反応していると考えられる．それではなぜ，患者は高Na血症をきたしたのだろうか．

　さらに問診を続けると，患者は非常に高齢で，独居であり，転倒し受傷した後より寝たきりになっていることがわかった．彼は水を飲むためにベッドから出ることができず，近所の人に水と食事を持ってきてもらっていた．そのような時に，訪問看護師が血液を採取したのであった．あなたはその訪問看護師に連絡をとり，この高齢患者がもう少し良い在宅サービスを受けられるように調整した．この症例では，高Na血症の原因はただ単に水へのアクセス不足であった．

　状況を少し変えた別の例をみてみよう．この例も同じ状況で始まる．あなたは病院からNa値152 mEq / Lとの報告を受けた．患者に電話すると，非常に強い口渇感を訴えており，1日のほとんどを飲水に費やしている．尿浸透圧も提出されており，先ほどの例とは異なり，50 mOsm / Lと非常に低値であった．これは明らかに異常である．前述したように，浸透圧受容体が正常であれば高浸透圧を感知し，ADH分泌を刺激し，尿細管からの体への水の移動を促し，濃縮尿の排泄につながるはずである．しかし，この患者の尿は希釈尿である．

　血漿浸透圧が高値であるにもかかわらず希釈尿が排泄されている時には，2つの状況が考えられる．ADHが産生されていないか，尿細管がADHに対して抵抗性であるかのいずれかである．これらは，総称して尿

崩症とよばれ，血漿浸透圧が高い状況下での希釈尿の存在により診断できる．この状態がADHの分泌低下に起因する場合，中枢性尿崩症とよばれ，ADHに対し尿細管が抵抗性である場合は腎性尿崩症とよばれる．ADHは中央検査室で測定することができないため，これらを鑑別するためには，外因性にADHを投与し，その反応を評価する必要がある．

中枢性尿崩症では，問題はADH産生低下に起因するため，尿細管機能は良好である．したがって，外因性のADH投与により尿浸透圧は上昇する．しかし，腎性尿崩症では尿細管はADHに対し抵抗性であり，ホルモンを投与しても尿浸透圧はほとんど変化しない．この患者は血漿浸透圧が高値の状況下で希釈尿を認めており，尿崩症と診断できる．ADHを投与したところ，尿浸透圧が50 mOsm / Lから400 mOsm / Lに上昇したため，中枢性尿崩症の確定診断に至った．

? 思考のための問題 [8-3]

ある女性が，常に口渇感を感じ頻尿があるといってあなたの診療所を受診した．彼女は双極性障害の病歴があり，何年も前からリチウムを内服している．血糖値は正常であった．尿浸透圧を確認したところ50 mOsm / Lと非常に低値であった．これらの症状，所見が起こる機序を説明せよ．

尿量の異常

われわれが1日に産生する尿量は何によって規定されるのだろうか？本章では，水の恒常性を維持するための機構について説明してきた．恒常性維持のために，正味の水分摂取量と正味の水消費量と水喪失量は釣り合うようになっている．ADH分泌の変動により，尿が希釈または濃縮され，水の排泄量が最終的に決定される．したがって，尿量は，水排泄量によってある程度規定される．

しかし，水は尿の一成分にすぎない．尿中には多くの溶質が含まれている．日々，摂取した食物の代謝により，尿素などの老廃物が生成され，これらを尿に排泄しなければならない．さらに，食事で摂取した過剰な塩も

取り除く必要があり，前述したように，Na摂取量がNa排泄量に等しくなるように微調整を行う機構がある．これらの溶質はまとめて尿量を規定する第二の因子となり，溶質排泄のためにある一定の尿量を必要とする．そのため，尿量は最終的に，水排泄量と溶質排泄量の両者により規定される．

正常な生理学では，水排泄を制御するホルモン系（ADH）とNa排泄を制御するホルモン系（RAA系）は，互いに独立して機能する．浸透圧受容体は体液濃度を感知および反応し，圧受容体および流量受容体は体液量の指標として機能することを思い出してほしい．それぞれの系の刺激は，互いに独立して起こる．さらに，個人が摂取する食事量は日々変化するので，それに従って尿素の排泄量も変化する．結果的に，水，塩分，尿素の排泄量は，水，塩分，尿素（蛋白質）の摂取量によって主に規定される．水，塩分，蛋白質といった各成分の摂取量は日々変化するため，ある成分の排泄量を変えることなく，もう1つの成分の排泄量を調整することが必要とされる．

尿の産生量を予測するためには，いくつかの情報（前提条件）が必要である．まず，ほとんどの人が，平均的な食事で600 mOsmの溶質（Naと尿素を含む）を消費するとしよう．つまり尿中に600 mOsmを排泄しなければならない．この前提条件だけでも，排泄すべき溶質量を推定できるようになる．尿量を知るためには，これらの溶質が排泄される際の尿の濃度も推定しなければならない．

ADH分泌は，日々の飲水量によって変動し，完全に抑制されて希釈尿を産生したり，完全に活性化されて濃縮尿の産生につながったりする．前述したように，ほとんどの人は尿を約40 mOsm/Lまで希釈することができ（腎臓は溶質を全く含まない尿を産生することはできないため，0 mOsm/Lになることはない），約1,000 mOsm/Lまで濃縮することができる．例えば，ある人が600 mOsmの溶質を摂取し，600 mOsmの溶質を排泄する必要がある場合，飲水量が多く尿浸透圧が40 mOsm/Lに低下していれば，15 Lの尿が産生される．一方，同じ600 mOsmを排泄する必要があるが，飲水量が非常に少なく，尿が最大に濃縮されていれば（1000 mOsm/L），1日の尿量は600 mLとなる．

正常尿量は，25 mL / 分（600 mL / 日）以上，3 L 未満である．乏尿とは尿量 600 mL / 日未満を指し，多尿とは 3 L/ 日以上を指す．これらの定義はわれわれが先ほど行ったような計算から導かれており，平均的な食事量の摂取が前提となっている．

　乏尿は，通常，腎不全の代名詞である．言い換えると，乏尿とは，老廃物を排泄するのに必要な尿量を意味する．もし，600 mOsm / 日の溶質を排泄する必要があり，腎臓が尿を最大に濃縮したとしても，尿量は 600 mL / 日必要である（600 mOsm / 1,000 mOsm / L = 0.6 L）．尿量が 600 mL/ 日未満であれば，体内の老廃物（尿素および過剰の Na）を取り除くことができず，腎不全であることを示す．

❓ 思考のための問題 [8-4]

腎機能が正常の人が，通常の食事を摂取する場合，低 Na 血症を発症することなく摂取できる飲水量は最大何 L か？　理由とともに説明せよ．

　多尿は，溶質または水が過剰に排泄されたときに発症する．通常，尿浸透圧を測定するだけで，多尿が溶質利尿によって起こっているのか水利尿によって起こっているのかを判断できる．例えば，1 日尿量が 10 L で，尿浸透圧が 70 mOsm / L である場合，その人は約 700 mOsm の溶質を含んだ 10 L の水を排泄していることになる．平均的な食事に含まれる溶質は約 600 mOsm なので，これは比較的正常の溶質排泄量である．希釈尿であれば，多尿が主に水分の過剰摂取によるものであることを示している．

　しかし，尿中に溶質を多く含む場合，尿はより濃縮され，尿浸透圧は高値となる．例えば，1 日尿量が 10 L で，尿浸透圧が 500 mOsm / L である場合，毎日 5,000 mOsm もの溶質を排泄していることになる．これは，平均的な食事で摂取する溶質量の 10 倍であるため，溶質利尿による多尿であることを示している．

　水利尿および溶質利尿はともに，正常の場合も異常の場合もあり得る．例えば，1 日に何 L もの水を飲む場合，正常の反応は，1 日に何 L もの希

釈尿を排泄することである．しかし，尿崩症の患者では，尿を濃縮することができず，異常な水利尿をきたす．そして，水分喪失に追いつくために頻繁に飲水する必要がある．

8. まとめ

4人の患者が外来受診したところ，全員，血清 Na 値 120mEq/L と同一の値であった．血漿浸透圧をチェックし，全員，浸透圧も低値であることを確認した．病歴や身体所見を補うために一連の検査を提出し，精査を行った．検査結果を 表8-1 に示す．それぞれの患者の診断名はわかるだろうか？ どのように治療すればよいだろうか？ 以下の説明に移る前に，自分なりに分析をしてほしい．

注：尿中 Na 濃度および尿浸透圧の「正常」値または予測値は，毎日摂取される水および溶質量によって異なる．

患者は4人とも，血清 Na 値が低値で血漿浸透圧も低値である．したがって，問題は，高血糖症やマンニトール投与でみられるような細胞から血漿への水の移動によるものではない．これらの水の細胞内外シフトが関与している患者では，血清 Na 値は低い（水シフトを反映する）が，凝固点降下法により測定された血漿浸透圧は適切に上昇しており，測定されない粒子の存在を反映する．したがって，今回の患者は4人とも，低張性低 Na 血症である．

次に，各患者において水過剰を引き起こす機序を考える必要がある．その機序は2つしかない．患者が過剰の飲水を行っているか，腎臓が十分

表8-1 低 Na 血症の4つの臨床例

	患者 A	患者 B	患者 C	患者 D
病歴	嘔吐	呼吸苦	肺癌	常に口渇を感じる
血圧（mm Hg）	90/40	90/40	120/80	120/80
身体所見	皮膚ツルゴールの低下	浮腫	正常	正常
尿中 Na 濃度（mEq/L）	10	10	80	30
尿中浸透圧（mOsm/kg）	500	500	500	40

8. まとめ

な水を取り除いていないかのいずれかである．それ以外に低Na血症を発症させる機序はない．

まず，患者Aから始めよう．患者の尿浸透圧は高値であり，ADH分泌が活性化されていることを示す．これまで 図8-3 で何度も見てきたように，血清Na値が120 mEq/Lの場合，ADH分泌は抑制されているはずである．したがって，なぜADHが低Na血症にもかかわらず分泌されているのかを考えなければならない．浸透圧受容体活性を直接評価することはできないので，まず，ADHの非浸透圧性刺激となりうる要素があるかを評価する．臨床的には，血行動態的な刺激が最も重要な非浸透圧性刺激である．この患者は，嘔吐の病歴があり，低血圧，および皮膚ツルゴールの低下を認めているので，体液量欠乏が強く疑われる．尿中Na濃度の低値はRAA系活性の亢進を反映しているので，圧受容体が活性化されていることの傍証となる．さらに，この圧受容体の活性化によっても，ADH分泌が刺激される．前述したように，体は体液濃度を犠牲にしても体液量維持を優先しようとする．つまり，主要臓器への灌流が最優先される．患者Aの低Na血症は，体液量欠乏が感知されたために圧受容体が活性化し，適切にADHが分泌されたことに起因する（血行動態的ADH分泌刺激）．

患者Aをどのように治療すればよいだろうか？ 生理食塩水の静脈投与により，体液量欠乏を補正することができ，これにより圧受容体が不活化し，ADH分泌が抑制させる．それにより，患者は希釈尿の産生が可能となり，体内の過剰な水を除去し，正常な血漿浸透圧に再び戻すことができる．

患者Bをみてみよう．患者Aと同様に，濃縮尿を呈しており，ADH分泌が活性化されていることを示す．患者Aと同様，尿中Na濃度が低く，RAA系が活性化されていることを示す．つまり，患者Aと患者Bは，同様の検査所見を呈する．しかし，患者Aと異なり，患者Bには呼吸苦の訴えがあり，身体所見では低血圧および末梢浮腫が認められる．これは，うっ血性心不全（CHF）の病態である．患者Bの低Na血症は，体液量欠乏の感知によるADH分泌に起因する．

次に，患者Cをみてみよう．前述した2人の患者と同様，濃縮尿を呈

しており，ADH 分泌が活性化されていることを示す．しかし，先ほどの 2 人とは異なり，尿中 Na 濃度は低値でなく，RAA 系が活性化されていないことを示す．さらに，血圧および身体所見は正常であり，感知された体液量には問題がないことを示している．したがって，圧受容体は活性化されておらず，血行動態的な刺激や圧受容体刺激による ADH 分泌とはいえない．

そこで，制御を受けない ADH 分泌を起こす他の原因について考える必要がある．問診では，嘔気や疼痛はなく，抗うつ薬の内服もなかった．しかし，患者は肺がんの病歴があり，肺がんの中には SIADH を合併するものがある．まさしくこれが患者 C の病態である．

SIADH の診断は，体液量欠乏が感知されていない状況でのみ行うことができる．したがって，SIADH の診断は，患者の尿中 Na 濃度が非常に低い場合には困難である．その場合，SIADH のように ADH が不適切に分泌されているのか，もしくは体液量欠乏により ADH が適切に分泌されているのかを判断できないからだ．SIADH に関する最も大事なポイントは，SIADH がまさに水バランスの異常であるということだ．つまり，SIADH とは ADH 産生の異常な亢進である．Na ハンドリングには全く異常がない．言い換えると，体液量センサーは正常に機能している．

患者 C の治療は，主に水制限である．飲水量は，尿量（厳密にはこれに加えて汗や呼気からの不感蒸散量）よりも少なくすべきでありこれは重要な点である．さもなくば，血漿浸透圧がさらに低下してしまう．

最後に，患者 D をみてみよう．先ほどの 3 人とは異なり，尿は濃縮されておらず，40 mOsm / L と非常に希釈されている．したがって，ADH 分泌は適切に抑制されていることがわかる．図8-3 で示したように，血清 Na 値が 120 mEq / L の時には（血漿浸透圧約 240 mOsm / kg に相当する），浸透圧受容体は活性化されず，ADH 産生は完全に停止している．そのため，この患者において，ADH 分泌抑制は正常な反応である．問題となるのは患者の口渇感の発生機序である．背景にある精神疾患やその治療薬など，さまざまな理由により，一部の患者では口渇感が強まる．口渇感の増強が，普通よりも敏感に口渇を感知することによって引き起こされ

るのか，それとも行動的または精神的衝動に関連するのかは明らかになっていない．それにもかかわらず，これらの患者は大量の水を飲む．実際，ADH の down regulation が起こり，最大希釈尿を形成して大量の希釈尿を排泄していても，腎臓の排泄能を超える量の水を飲む．この状態を心因性多飲症という．Na ハンドリング（RAA 系）に異常はないので，患者の身体所見や尿中 Na 濃度は正常である．この患者の唯一の異常は水分過剰である．

要点

- 体液濃度は，浸透圧受容体とよばれる脳内の特殊な細胞によって感知される．
- 間質，血管内，および細胞内の体液コンパートメントは水を完全に透過させるので，各コンパートメント内の濃度は同じである．
- 血漿濃度の変化により浸透圧受容体が刺激され，ADH 分泌と口渇感が刺激される．これらはどちらも水分保持につながる．口渇感の出現より ADH による水分保持が先行する．
- 体液量欠乏などの非浸透圧性刺激によっても，ADH 分泌および口渇感が刺激される．
- 血清 Na 値または血漿浸透圧の異常は，水バランスの異常である．
- 水分保持により，細胞内容量が変化し，脳細胞に影響が及ぶと神経学的症状が出現する．水分保持効果による脳への影響は，通常，体液量の変化が明らかになるよりも早期にみられる．
- 血漿浸透圧は凝固点降下法によって最も正確に測定されるが，ルーチンで測定する生化学検査項目（臨床で用いる標準的な血液検査）から計算して近似することもできる．
- 血漿浸透圧の構成する主要成分は電解質，ブドウ糖，尿素である．
- アルコール類の摂取により，血漿浸透圧が変化しうる．
- 水分過剰は低 Na 血症として，水分欠乏は高 Na 血症として現れる．
- 水バランスの異常は ADH 分泌または口渇感のいずれかの異常による．
- 乏尿は，1 日の老廃物を排泄するのに必要な尿量と定義される．すなわち，摂取した溶質を除去するのに必要な最小量の尿量のことであり，乏尿とは腎不全を意味する．

- 多尿症は尿量が多いことと定義されるが，それは，大量の溶質または水分を排泄する必要性があるからである．

 思考のための問題に対する解答

[8-1] 一見すると，患者は低Na血症であるようにみえる．しかし，血漿浸透圧を計算すると（2 Na + BUN / 2.8 + glu / 18），291 mOsm / kgであり，これは正常上限の範囲であることがわかる．なぜ，低Na血症と血漿浸透圧上昇という解離が起こるのだろうか？

　インスリンが存在しない場合（1型糖尿病患者など），ブドウ糖は細胞膜を越えて輸送されず，不透過性の溶質として働く．水は浸透圧が低い領域から高い領域に移動する．その結果，水は細胞から細胞外である間質および血管内に移動し，これが血漿中のNaを希釈し，測定された血清Na値を減少させる．しかし，溶液中の粒子の総数は依然として著しく増加している．したがって，低Na血症がみられても，実際には患者の血漿は高張である．

　高血糖に伴い血清Na値が低下するため，高血糖の影響を補正するために臨床的に有用な補正係数が開発されている．この補正係数によって，血中の「過剰」なブドウ糖が細胞内にすべて移動した場合（水分が細胞外から細胞内に移動する），血清Na値がどうなるか予測できる．つまり，糖尿病患者にインスリンを投与したときの血清Na値の変化を予測できる．血糖値が正常値の100 mg / dLから100 mg / dL上昇するごとに，細胞内から血漿中に水分が移動し，血清Na濃度が1.6 mEq / L（訳注：~2.5 mEq/L）低下する．

[8-2] この例において，利尿薬を投与された患者のNaバランスは負になるだろう．このNa喪失によってなぜ低Na血症を発症しないかを理解することは，腎臓生理学の理解に非常に重要である．第一に，利尿薬は通常，腎臓の濃縮能を低下させ，尿は等張尿となり，血漿濃度と等しい濃度の尿排泄をもたらす．結果的に，利尿薬の使用は，血漿と同じ濃度の溶液の喪失につながる．体液量は変化するが，体液濃度は変化しない．

　ここで，利尿薬が低Na血症の一般的な原因ではないといいたいわけで

はない．というのも，実際利尿薬は低 Na 血症の原因となりうるからである．しかし，利尿薬使用下での低 Na 血症は Na の喪失によるものではない．代償的な水分保持が原因である．利尿薬使用に伴う体液量の喪失が深刻な場合，非浸透圧性刺激として ADH が分泌され（体は濃度を犠牲にして体液量を優先する），腎臓からの水分排泄は妨げられる．この状況下では，患者が飲んだ水の大部分は保持され，低 Na 血症および低浸透圧血症をきたす．

[8-3] この患者は，多尿（多量の尿による頻尿）および多飲（口渇感の増加）といったよくある症状を主訴としている．患者の尿は希釈尿であり，すなわち，ADH 分泌が行われていないことがわかる．2 つの状況が考えられる．1 つは，彼女が単に水分を多く飲みすぎているということである．これは心因性多飲といい，精神疾患のある患者に最もよくみられる．この疾患では，患者は飲水量に応じて，適切に大量の希釈尿を排泄している．

もう 1 つの状況は，リチウムにより腎性尿崩症に陥ったという可能性である．つまり，血中に循環する ADH に対し尿細管が抵抗性となる状況である．この状況では，腎臓が不適切に希釈尿を排泄するので，血漿浸透圧を維持するためには口渇感知機構に頼らざるをえない（つまり，希釈尿の排泄により血清 Na が上昇し，口渇感をもたらす）．

心因性多飲では，浸透圧受容体は水過剰に対し正常に反応し，ADH 産生を減少させ，水利尿を引き起こす．尿崩症では，ADH 分泌機構は正常に作動しない．どのようにこれらを鑑別できるだろうか？

この 2 つの病態を見分けるためには血漿浸透圧をみればよい．心因性多飲は，低 Na 血症を呈する疾患である．体が過剰な水分を排泄しようとするので，口渇感と ADH 分泌がどちらも適切に抑制される．一方，尿崩症は，高 Na 血症を呈する疾患である．血清 Na 値が上昇するため，ADH 分泌は完全に活性化され，尿は濃縮されるはずである．ADH の産生低下もしくは ADH に対する尿細管の抵抗性により，血漿が高張なのに尿が不適切に希釈されている場合は，患者の血清 Na 値を測定するだけで病態が明らかになる．血清 Na 値が上昇していたら，診断は尿崩症であり，血清 Na 値が低値であれば，診断は心因性多飲である．注目すべきは，これらの病態が重複しうる点である．つまり，尿崩症を有する患者は飲水を習慣として

いるため，必要以上の水を摂取してしまうことがあり，心因性多飲と同様の病態にも陥ってしまうのである．

[8-4] この問題の焦点は，腎臓における水の排泄能である．水過剰の状態における体の正常な反応は，最大希釈尿を排泄するために ADH の分泌を抑制することである．ほとんどの人は，尿浸透圧を約 40 mOsm / L まで希釈することができる．この尿浸透圧では，尿量は，恒常性を維持するために排泄されるべき溶質量によって規定される．約 600 mOsm / 日の溶質を含む平均的な食事であれば，尿を 15 L 排泄することになる（600 mOsm / 40 mOsm / L）．したがって，15 L まで水を飲むことができる．しかし，もし，飲水量が最大水排泄能を超えてしまうと，水分が保持されることになり，低 Na 血症を発症する．もし，平均以上の食事量を摂取すれば（例えば溶質 1,000 mOsm/ 日），尿量は 25 L / 日まで排泄可能となり，飲水量も 25 L/ 日を超えなければ低 Na 血症を発症することはない．

章末問題

次の設問に対する答えとして適切なものはどれか．それぞれ 1 つ選べ．

問 8-1
あなたは，腎臓病のために透析を受けている患者を診ている．彼は過剰な体液や有害な老廃物を除去するため，週に 3 回透析を受けている．彼は無尿である．各透析間に彼の血清 Na はどのように変化するか？

- A. 上昇する
- B. 低下する
- C. 変化しない

問 8-2
精神病の病歴をもつ若い男性が，多くの投薬を受けており，いつも口渇感が強く，頻尿であることを訴えている．彼の血清 Na 値は 137 mEq/L と正常であるが，1 日尿量は 5 L を超えている．可能性のある診断は以下

要点

のどれか？

　A. 糖尿病
　B. 尿崩症
　C. 心因性多飲
　D. 上記のいずれも可能性がある

問 8-3
患者が救急搬送され，110 mEq/L の重度の低 Na 血症であることがわかった．その後，痙攣発作がみられた．どのように治療すべきか？

　A. 利尿薬を投与する
　B. 飲水制限を行う
　C. 高張液（正常の体液の 3 倍の Na 濃度を有する溶液）を投与する

問 8-4
SIADH の長期罹患歴のある患者が，飲水量を 2L/日以下に制限することで，血清 Na を正常範囲に保つことができている．この患者が，生魚摂取後より胃部不快感が出現し，2 日間は何も食事を摂取できなくなった．しかし，彼は 2L/日の水を飲みつづけた．血清 Na 値はどうなるか？

　A. 低下する
　B. 上昇する
　C. 変化しない

血清 pH を維持する
酸塩基平衡

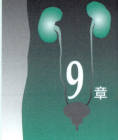

9 章

章の概説

- はじめに
- 緩衝系
- 重炭酸プール（貯留槽）
- CO_2 の産生
- 生体の pH ― 重炭酸による緩衝と CO_2 のバランス
- 血清重炭酸濃度の維持
- 健常人における酸の負荷
- 尿細管での重炭酸の再吸収
- 新たな重炭酸の産生
- アンモニア産生
- 滴定酸
- 過剰な陰イオンの排泄
- 腎機能が低下した患者の酸バランス
- 尿細管性アシドーシス
- 酸過剰な状態 ― 酸産生増加によるアシドーシス
- ケトアシドーシス
- 乳酸アシドーシス
- アルコール中毒
- まとめ
- 要点

学習目標

本章の終わりまでに，以下の内容を習得すること．

- 生体が，どのように pH の変化を最小限にし，日々の酸負荷を処理しているかを説明できる．
- 「緩衝系」とは何かを説明できる．
- 生体の 2 つの重炭酸プール（貯留槽）を説明できる．
- 揮発性酸（炭酸）と不揮発性酸（非炭酸）を区別して考えることができる．
- CO_2 排泄の経路を説明できる．
- Henderson–Hasselbalch の式を説明できる．
- アシドーシスとアルカローシスの定義を説明できる．
- 濾過された重炭酸が腎臓でどのように調節されるか説明できる．

- 腎臓でどのように新たに重炭酸が産生されるかを説明できる．
- 正味の酸排泄における，尿 pH の重要性を説明できる．
- 血清アニオンギャップの定義を説明できる．
- 酸産生増加によるアシドーシスが発生したときの体内の代謝状況を説明できる．
- 酸産生増加によるアシドーシスにおける，血清重炭酸濃度とアニオンギャップの関係を説明できる．

1. はじめに

　人間の体は，血清 pH の変化に非常に敏感である．血清 pH の正常値は通常 7.4 で，6.8 〜 7.8 の狭い範囲を超えてしまうと，生命の維持が困難になる．つまり，蛋白が変性し，酵素活性が停止し，基本的な細胞の機能のほとんどが破綻してしまう．そこで，血清 pH の変化に対する防御反応として，厳密な調整機構をあみだした．その調整機構のおかげで，健常人では，たとえ多くの酸，塩基の負荷があったとしても，血清 pH はほとんど変化しないようになっている．

　人間の生理機能を表現する際，われわれは，H^+（プロトン）濃度よりも pH をよく用いる．H^+ 濃度と pH の関係は重要であり，これについて少し説明する．pH は遊離 H^+ 濃度の常用対数（底が 10 の対数）にマイナスをつけたものとして定義される（pH＝$-\log_{10}[H^+]$）．pH 7.4 が人間の pH の正常範囲の中央値だが，これは 0.000000039 mEq/L の H^+ 濃度に相当する．これは対数のスケールなので，H^+ 濃度が 0.00000039 mEq/L（小数点以下が 1 桁減る）に増加しただけで，pH は，6.4 というヒトが生きていけないような数値になってしまう．

　日々，人間の体は大量の酸負荷にさらされている．細胞の代謝によって酸が産生され，有機酸，つまり炭素化合物からは 1 日 15,000 mmol の酸が，炭酸（H_2CO_3）という形で産生される．食物（基本的に蛋白質）は代謝されると 1 日 70 mmol の無機酸（システインやメチオニンの分解により生じる硫酸など）が産生される．生命を維持するために，体は血清 pH

9章｜血清pHを維持する

を変化させることなく，日々産生されるすべての酸を処理しなければならない 図9-1．本章では，これがどのように行われるかに焦点をあてて説明する．

> **編集者のまとめ**
>
> 　細胞の代謝により日々産生される15,000 mEqのH^+は，二酸化炭素という形態（炭酸の分解産物）で肺から除去される．そのため，二酸化炭素はしばしば「揮発性酸」とよばれる．一方，蛋白の代謝によって生じる酸は，腎臓から排泄され「不揮発性酸」といわれる．もし呼吸停止に陥れば，pHは数分のうちに低下する．もし，腎不全に陥れば，酸の蓄積により致命的になるまで数日の猶予がある．注目すべきは，呼吸器系が正常なpHを保つのに重要な役割を担っているということである（詳細な内容は姉妹書 Respiratory physiology: a clinical approach の7章を参照してほしい）．

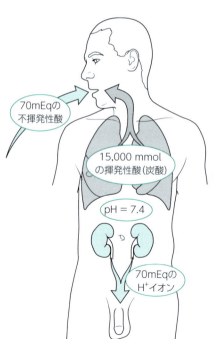

図9-1 酸平衡を保つため，酸産生量と，酸排泄量は同量でなければならない

細胞の代謝により，日々約15,000 mmolの二酸化炭素（酸に相当する）が産生される．二酸化炭素は気体なので，肺で速やかに排泄される．平均的な日々の食事では，代謝によって，70 mEqの不揮発性酸がつくられる．これらの酸は，酸平衡を保つため，腎臓で排泄される必要がある．揮発性酸（炭酸），不揮発性酸の両方の酸は，血清のH^+濃度がほとんど変化しないように排泄される（血清pHは非常に狭い範囲で保たれる）．

1. はじめに

緩衝系

　酸平衡を維持するために，細胞の代謝や，食事中の蛋白質の消化によって産生された酸を排泄しなければならない．後述するが，細胞の代謝によって産生された炭酸のほとんどは肺で排泄される．一方，食事由来の不揮発性酸は腎臓で排泄される．しかし，このように肺と腎臓で酸の排泄を行っているなか，体はさらに pH を変化させないよう H^+ の「吸収」も行わなければならない．これは緩衝系によって行われ，通常，弱酸または弱塩基が H^+ を吸収することで，H^+ 濃度をほとんど変化させずに保っている．

　簡単に説明すると，pH は溶液中の遊離 H^+ の量によって規定される．下記の式のように，酸は，平衡状態において電離したイオンとともに存在する．

$$HX \rightarrow H^+ + X^-$$

　HX が強酸の場合，分子は電離し，ほとんどすべての H^+ が溶液中で遊離イオンとして存在し，陰イオンである X とは結合しない．HX がかなりの弱酸の場合は，上記の反応は左に強くシフトし，遊離 H^+ はほとんど存在しなくなる．どちらの状況においても H^+ の負荷または除去は，遊離 H^+ 濃度に重大な影響を及ぼす．しかし，酸が相対的な弱酸で，HX と遊離 X^- の量が同等であれば，H^+ の負荷または除去による遊離 H^+ 濃度変化への影響は，比較的小さくなる．例えば，もし H^+ を溶液中に加えたとしても，陰イオンと結合して HX となるので，H^+ 濃度の増加は抑えられることとなる．

　この概念は，化学では，Le Chatelier–Braun（ルシャトリエ – ブラウン）の原理として知られており，基本的には，平衡状態にある化学反応において濃度変化が起こった場合，その変化を抑える方向に平衡がシフトするというものである．このように，酸が H^+ を「受け取る」または「与える」ことで pH の変化を緩和する（つまり，緩衝する）能力は，溶液に対するその酸の強さによって規定される．

　ある酸の強さというのは，その酸の解離定数によって規定される．解離定数は対数の形で pK_a として表され，単にその酸（Hx）が共役塩基（X^-）

と平衡状態にあるときのpHを示している．上記の反応では，平衡状態において HX と X⁻ の濃度は等しくなる．すべての酸は独自の pK_a を有する．

しかし，ある酸の緩衝能を理解するためには，溶液のpHを考慮した上で pK_a を評価しなければならない．例えば，蟻酸の pK_a は3.75である．

$$蟻酸 \leftrightarrow H^+ + 蟻酸イオン^-$$

蟻酸を pH 3.75 の溶液に入れた場合，蟻酸と，その共役塩基である蟻酸イオンの濃度は等しくなる．ここに，さらに H^+ を追加したとしても，蟻酸イオンにより緩衝される．しかし，蟻酸を pH 1.0 の溶液に入れた場合，蟻酸は溶液に対して相対的に塩基となり，即座に大量の H^+ を受け取り，反応は左方へシフトする．ほとんどすべての蟻酸イオンが H^+ と結合するため，もはや H^+ と結合できる蟻酸イオンがなくなり，この反応系は緩衝能をほとんどもたなくなる．対して，もし蟻酸を pH 10.0 の溶液に入れた場合，溶液中のほとんどすべての蟻酸/蟻酸イオンは，蟻酸イオンの形をとるようになり，溶液のpHを変えるほどの大量の H^+ を負荷しない限り，H^+ と結合できる蟻酸イオンがなくなり，この溶液は緩衝能をほとんどもたなくなる．このことから，緩衝能のない溶液に H^+ を負荷すると，pHを劇的に変化させてしまうことがわかる（pHは溶液中の遊離 H^+ 濃度に相関するからである）．

要約すると，酸の溶液を緩衝する能力，つまり H^+ が負荷されても H^+ 濃度の変化から溶液を守る能力は，溶液に対する酸の pK_a によって規定される．最も効果的に作用する緩衝物質は，その pK_a 値が溶液のpHと同程度のものである．ヒトでは，最も効果的な緩衝系は，pK_a 値が7.4に近い反応系である．

人間の体には，多くの緩衝系が存在し，炭酸，リン酸，尿酸，硫酸，そして細胞内蛋白がある．これらはすべて平衡状態にあり，日々産生される大量の酸に対して血清のpHを守るために協調して機能している．肺は二酸化炭素を排泄できるため，CO_2/HCO_3^- 緩衝系はpHの調節において最も重要である．

1. はじめに

重炭酸プール（貯留槽）

重炭酸（HCO_3^-）は，H^+の受け取り手として，体内で最も重要な塩基である．H^+と結合すると炭酸が生成され，これは速やかに二酸化炭素と水に分解される．正味の効果は，負荷された酸の中和である．重炭酸系のpK_aは 6.1 であり，正常の血清 pH 値と比較的近い．そのため，重炭酸はH^+産生の変動に対応し，血清 pH の変化を防ぐことができる．この反応を以下に示す．

$$HCO_3^- + H^+ \longleftrightarrow H_2CO_3 \longleftrightarrow CO_2 + H_2O$$

体内には重炭酸プール（貯留槽）が主に 2 つ存在する．1 つめは，総体液中に溶解している重炭酸である．重炭酸は陰イオンなので，通常，重炭酸ナトリウム塩として循環している．重炭酸の実際の分布容積は定かではないが，総体液量のおよそ半分とされている．言い換えると，70 kg の人では，総体液量は 45 L なので，重炭酸の分布容積は約 22.5 L ということになる．これは，もし 22.5 mEq の重炭酸を摂取したとすると，血清重炭酸濃度は約 1 mEq/L 上昇するということを意味する．

しかし，この式はおおまかな概算であり，体内の重炭酸プールの量によって大きく変動する．この変動は主にもう 1 つの体内の重炭酸プール，つまり骨と関係している．骨は固体構造物なので，非常に多くの鉱化イオンからなり，Ca やリン酸塩，炭酸塩を含む．体内の総炭酸塩のほとんどが骨組織の中にあり，約 25,000 mEq の重炭酸が骨内に存在するとされる．

しかし，血清の重炭酸プールとは異なり，骨内の重炭酸は固形で鉱化した形で存在している．そのため，体内の H^+ 量の急速な変化に対し，効果的な緩衝として作用できない．しかし，長い目で見ると，骨は酸への重要な緩衝物質として働く．慢性的な酸負荷の状況下では，血清の重炭酸プールを守るために，骨から重炭酸が浸み出してくる．この酸の浸出は，骨の脱灰，および Ca や P のような他の重要なミネラルの喪失を伴う．長期にわたると，この過程は骨組織の著明な脆弱化につながり，反復性の骨折を引き起こす可能性がある．

このように，2 つの重炭酸プールは異なる役割を担っている．水溶性の

重炭酸プールは急な血清 pH の変動に対する緩衝系としてスタンバイしており，固形の鉱化したプールは，より多くの重炭酸を有し，骨の脱灰という代償を払うものの，より慢性的に緩衝に関わる．

CO_2 の産生

前述したように，遊離 H^+ の負荷は，重炭酸によって緩衝される．しかし，われわれの体内では，反対の反応も常に起こっている．細胞内での炭水化物の代謝により，持続的に CO_2 が産生される．二酸化炭素は水と結合し炭酸の形態をとるが，速やかに重炭酸と H^+ に分解される．

$$CO_2 + H_2O \longleftrightarrow H_2CO_3 \longleftrightarrow HCO_3^- + H^+$$

触媒がないと，この反応の左側部分はとても遅い．右向きの反応（$CO_2 + H_2O \longrightarrow H_2CO_3$）は 0.039/秒と遅いのに対し，その逆の反応（$H_2CO_3 \longrightarrow CO_2 + H_2O$）は 23/秒という速さで起こる．そのため，細胞の代謝産物である二酸化炭素は持続的に産生されることになる．

細胞では，1 日に約 15,000 mmol の CO_2 が産生される．CO_2 は気体の形では，細胞膜を通過して，周囲の間質や血清へと拡散していく．健常人の動脈血内の二酸化炭素分圧は，約 40 mmHg である（CO_2 は最終的に肺胞内のガスと平衡状態に達するため，血清に溶解している CO_2 濃度は分圧で表される）．CO_2 は溶解し，溶解した CO_2 濃度は以下のシンプルな式で定義される．

$$CO_2\ (mmol/L) = 0.03 \times CO_2\ 分圧\ (mmHg)$$

したがって，ほとんどの人では，血清の CO_2 濃度は 1.2 mmol/L となる．前述の式で，炭酸を形成する右向きの反応は非常に遅いが，CO_2 が高濃度で存在し，細胞の代謝により持続的に CO_2 が産生されるため，血清中に炭酸がいくらか生成される．炭酸は相対的な強酸であるため（pK_a：3.5），速やかに重炭酸と H^+ に分解する．このように，二酸化炭素は潜在的な酸といえる．

日々，大量の CO_2 が産生されるにもかかわらず，なぜ高度のアシドー

シスが起こらないのか疑問に思う人がいるかもしれない．その答えは，肺の持つ CO_2 を排泄する並外れた力にある．肺，およびその他の呼吸器系（呼吸筋や呼吸中枢）が正常に機能する限り，細胞代謝により産生された CO_2 はすべて，速やかに肺から排泄され，結果，正味の酸負荷は起こらない．

> **編集者のまとめ**
>
> 脳幹にある呼吸中枢は，頸動脈小体や脳底部に存在する化学受容体からシグナルを受ける．これらの受容体は，動脈血の pCO_2 や pH を監視している．pCO_2 の上昇，または pH の低下が生じると，シグナルが化学受容体から呼吸中枢へ送られ，CO_2（つまり酸）の排泄を促すために換気が促進される．

　CO_2 を組織から肺へ，アシドーシスを引き起こすことなく運ぶことは，生体にとって難題である．赤血球の炭酸脱水酵素がこの運搬の過程で重要な役割を担う．炭酸脱水酵素は，CO_2 と水から炭酸を形成する反応を触媒する酵素である．血漿には炭酸脱水酵素は存在しないが，赤血球には存在するため，赤血球は CO_2 の「受け手」として働くことができる．CO_2 が赤血球内へ拡散すると，炭酸脱水酵素により速やかに炭酸に変換される．そのため，次から次へと CO_2 が赤血球内に拡散し，炭酸形成が促進される．

　赤血球内では，炭酸は速やかに H^+ とその共役塩基である重炭酸に分解される．重炭酸は，細胞膜に多く発現している Cl/HCO_3 交換体を経て細胞から出ていき，一方，H^+ はヘモグロビンによって緩衝され，細胞内アシドーシスを防いでいる．赤血球が肺に届くと，CO_2 が速やかに排泄されるため，逆向きの反応が起こる．したがって，CO_2 はどれほど組織内で産生されても，肺ですべて排泄することができ，そのおかげで血液中の CO_2，H_2CO_3，H^+ 濃度は安定して維持される．赤血球は単に CO_2 を組織から肺に運ぶ役割を果たす．

生体の pH ― 重炭酸による緩衝と CO_2 のバランス

　日々，大量の CO_2 が産生され，CO_2 は炭酸へ変換されるため，血清の CO_2 の量は，H^+ の量に重要な影響を及ぼす．くわえて，不揮発性酸に対する最も重要な緩衝系として，血清の重炭酸が同様に重要な役割を担っている．この CO_2 と重炭酸の関係は **Henderson-Hasselbalch の式**でよく表されている．簡単にいうと，Henderson-Hasselbalch の式では，あらゆる酸塩基系において存在する H^+ の量が定義される．言い換えると，酸，共役塩基の濃度と，その酸塩基系の pK_a さえわかれば，pH を予想することができる．炭酸系では，以下の式が成り立つ．

$$pH = pK_a + \log \frac{[塩基]}{[酸]}$$

$$pH = 6.1 + \log ([HCO_3^-] / 0.03 [pCO_2])$$

　この式は，腎生理全般において，最も重要なものの1つである．なぜなら，H^+ を反映する pH が，CO_2 濃度，血清重炭酸濃度の両方とどのような関係にあるかを示しているからである．肺は CO_2 の排泄を担っている．本章で後述するが，腎臓は血清重炭酸濃度の維持を担っている．したがって，Henderson-Hasselbalch の式は，酸塩基の調節という点において肺と腎臓の関係性を表し，最終的な pH を予測することができる．

　正常の動脈血 pH は約 7.4 である．すべての生理学の「正常値」がそうであるように，pH の正常値にも幅があり，7.35〜7.45 の値をとる．pH が 7.35 未満の場合，**アシデミア**（血清 pH が正常より酸性の状態）といい，pH が 7.45 より大きい場合，**アルカレミア**（血清 pH が正常よりアルカリ性の状態）という．これらの用語は，しばしば，アシドーシス，アルカローシスという言葉と混同して使われる．アシドーシス，アルカローシスはそれぞれの血清 pH の変化をもたらすプロセス（力）を表している．しかし，これらの用語を区別することは重要である．血清 pH は，正常かアシデミアかアルカレミアかのいずれか1つだが，複数の変化をもたらすプロセス（力）が同時に混在する場合もある（アルカローシス＋アシドーシスなど）からである．

1. はじめに

　pH は，Henderson-Hasselbalch の式の分子と分母の関係性によって決まるため，血清重炭酸濃度か pCO_2 のいずれかだけでは pH を予測することはできない．これら2つは常に一緒に解釈されなければならない．例えば，血清重炭酸濃度 15 mEq/L（正常値は 25 mEq/L）であっても，血清 pH を測定しないことには，その患者がアルカレミアかアシデミアかわからない．この患者で，呼吸が速く，深く（換気量が増え），大量の CO_2 が血中から除去され，CO_2 分圧が 20 mmHg まで減っているとしよう．この血清重炭酸濃度と pCO_2 から Henderson-Hasselbalch の式を解くと pH は 7.5 と，明らかにアルカレミアとなる．分母の減少のほうが分子の減少よりも大きいため，pH が上昇するのである．この症例では，一次性の問題は過呼吸（つまり過換気）であり，この患者は呼吸性アルカローシスに陥っている．血清 pH を保つために，腎臓は重炭酸を排泄し，分子を分母と同じ方向へ動かそうとする．この変化は腎性代償として知られており，48～72時間かけて起こる．

　反対に，もし一次性の変化が重炭酸の喪失であれば，アシドーシスとなる．血清重炭酸濃度が 15 mEq/L で CO_2 値が変化しなければ（正常値の 40 mmHg），pH は 7.20 となり，強いアシデミアになる．しかし，pH を保つために呼吸性代償が働き，換気量を増やし CO_2 を排泄する．この状況では，分母が分子と同じ方向に動こうとしている．もし換気量が増えて十分な量の CO_2 が血中から除去され，血清の CO_2 分圧が 35 mmHg まで低下すると，pH は 7.25 となる．CO_2 分圧が 30 mmHg まで低下すると，pH は 7.32 となる．呼吸性アシドーシスに対する腎性代償は数日かかるが，代謝性の酸塩基異常に対する呼吸性代償は秒から分単位で起こる．

　代謝性アシドーシス（重炭酸の低下）に対して，呼吸性代償がどの程度生じるかに関してはよく研究されており，下記に示す **Winter の式** で示される．

$$PaCO_2 = 1.5 \times [HCO_3^-] + 8$$

　この式は，重炭酸の低下に対して CO_2 がどの程度低下するか健常人の観察によって得られたものである．つまり，一次性の重炭酸の喪失に呼吸

器系がどれほど反応するかを示している．注目すべきは，稀な例外を除いて，代償機構によって pH は完全には代償されず 7.4 には戻らないこと，また，一次性の変化がもたらす pH の値に対し 7.4 を超えて戻すことはないということである．

> **編集者のまとめ**
>
> 　代謝性アシドーシス（重炭酸の低下）に対する，呼吸器系の代償反応は，肺だけでなく呼吸器系全体によって行われると考えることが重要である．代償過程には，正常な化学受容体，延髄の呼吸中枢，脳と呼吸筋をつなぐ末梢神経，そして安定した胸壁，正常な肺胞と肺毛細血管が必要である．この統合システムについては，姉妹書 Respiratory physiology: a clinical approach で説明している．

? 思考のための問題 [9-1]

若い男性が救急室を受診し，脱水（dehydration）の診断で 4L の生食が投与された．体液量の増加により（その結果血清重炭酸濃度は減少するので），アシドーシスが生じるだろうか？

2. 血清重炭酸濃度の維持

健常人における酸の負荷

　健常人の体内では常に酸が産生されている．前述したように，細胞の代謝により 1 日に約 15,000 mmol の CO_2 が産生され，それらは赤血球により運ばれ，肺で排泄される．したがって，肺が機能している限り，炭酸が貯留することはない．

2. 血清重炭酸濃度の維持

> **編集者のまとめ**
>
> 細胞の代謝によって産生される CO_2 の量は，エネルギー産生のために使用される燃料によって異なる．例えば，炭水化物では，脂肪や蛋白質よりも，消費量1gあたり多くの CO_2 が産生される．これらの違いは呼吸商（RQ）として，好気性代謝の過程で産生された二酸化炭素分子と，消費された酸素分子の割合で表される．平均的なアメリカ人の食事ではRQは0.8である．もし炭水化物のみ食べれば，RQ = 1.0となり，蛋白質のみの摂取であれば0.8，脂肪のみでは0.7となる．このことから，換気量を増やすことができないような肺疾患で肺の予備能が少ない患者が炭水化物のみ摂取すれば，CO_2 産生量が増え，炭酸の排泄が困難になることがわかる．

しかし，日々，炭酸以外に他の酸も持続的に産生されている．これらは不揮発性酸として知られている，硫酸やリン酸のような酸は，摂取した蛋白質の代謝により産生される．平均的なアメリカ人の食事には，蛋白質を多く含むので，毎日約70mEqの不揮発性酸が産生される．菜食主義者ではこの量は少なくなる．この食事による不揮発性酸の増加は，生体にいくつかの試練を与える．酸を H^+X^-，それぞれの陰イオン（リン酸，硫酸，シュウ酸など）を X^- として表す（これらの陰イオンは体内で同様に処理されるので X^- と一律に表す）．

新しく酸が産生されると，以下の反応に示すように重炭酸プールによって緩衝される．

$$H^+X^- + Na^+HCO_3^- \longleftrightarrow H_2CO_3 + Na^+X^-$$

当然，われわれは電気的に中性なので，重炭酸は Na^+ と釣りあい，電気的中性を保っている．酸の H^+ は即座に重炭酸による緩衝を受け，H_2CO_3 が産生される．H_2CO_3 は速やかに H_2O と CO_2 に分解され，CO_2 は肺で排泄される．結局，この反応で重炭酸を喪失し，Na塩である Na^+X^- の産生が起こることになる．

前述したように，平均的な食事では70mEqの不揮発性酸が生体に負荷

される．生体への影響を 図 9-2 に示した．

　H^+X^- が 1 mEq 増えると，1 mEq の HCO_3^- が消費され，1 mEq の Na^+X^- が産生される．H^+X^- が 2 mEq 増えると，2 mEq の HCO_3^- が消費され，2 mEq の Na^+X^- が産生される．重炭酸プールは限られており，血清重炭酸濃度の正常値は 25 mEq/L なので，時間の経過とともに重炭酸の蓄えが少しずつ消費されていくことがわかる．さらに反応が持続すれば，次から次へと Na^+X^- 塩が蓄積していく．恒常性を保つため，生体は 2 つのことを行う必要がある．1 つめは，血清の重炭酸プールを正常に回復させることである．2 つめは，蓄積した塩を体外へ排泄することである．これらの重要な過程は，いずれも腎臓で行われる．

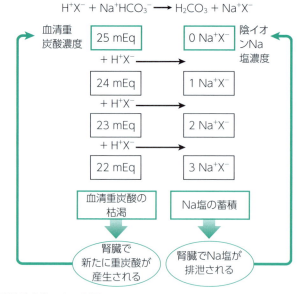

図 9-2 不揮発性酸産生による影響
不揮発性酸が緩衝を受けると，血清重炭酸濃度は低下し，陰イオン Na 塩が蓄積する（図では，1 mEq/L の H^+ が増えるごとに 1 mEq/L の HCO_3^- が失われている）．血清重炭酸の蓄えの減少や，陰イオン Na 塩の蓄積を防ぐために，腎臓は新たに重炭酸を補い，陰イオン Na 塩の排泄を行う．

2. 血清重炭酸濃度の維持

尿細管での重炭酸の再吸収

　血清重炭酸濃度を正常に戻すための第一ステップは，重炭酸の尿中喪失を抑えることである．重炭酸は小さな荷電粒子であるため，糸球体を自由に通過し濾過される．日々，健常人では，約 4,500 mEq の重炭酸が濾過されている．この数字は，ただ単純に，GFR と血清重炭酸濃度をかけたものである（正常 GFR を 125 cc/ 分，つまり 180 L/ 日とし，正常血清重炭酸濃度を 25 mEq/L とすると，1 日 4,500 mEq の重炭酸が濾過されることになる）．

　緩衝による重炭酸プールの急速な減少を防ぐために，濾過された重炭酸はすべて再吸収されなければならない．5 章で，重炭酸の再吸収に関わる分子機構について説明した．近位尿細管にある NHE（Na/H 交換体）は，炭酸脱水酵素の作用下で，Na と交換する形で H^+ を排泄し，濾過された重炭酸の再吸収を促している．濾過された重炭酸の約 85 ％が近位尿細管で再吸収される．したがって，近位尿細管の前半部では濾液の pH は血清と同じ 7.4 だが，近位尿細管の後半部にくると，重炭酸が再吸収され（H^+ が分泌され）るので，pH は 6.8 まで落ちる．

　残りの 15 ％は，尿細管のより遠位部で再吸収される．集合管の間在細胞の管腔側で，H^+-ATPase により H^+ が排泄され，この過程で ATP が消費される．これにより，濾過された重炭酸をより多く再吸収することができる．この H^+-ATPase は，アルドステロンにより刺激される．図 9-3 にこの過程を示している．

　尿細管における重炭酸の再吸収は，濾過された重炭酸の喪失を防いではいるが，蛋白質代謝で産生された酸の緩衝に消費された重炭酸を補っているわけではない．酸の産生に対抗して重炭酸プールを維持するために，腎臓は，濾過された重炭酸を尿細管で再吸収するだけではなく，新たに重炭酸を産生しなければならない．これは，H^+ を尿中に排泄することで可能となる．H^+ を尿中に排泄すると，「新たな」重炭酸分子が体内へ流入し，日々の酸負荷の緩衝に必要な重炭酸を補充することができる．この過程については，次の項で説明する．

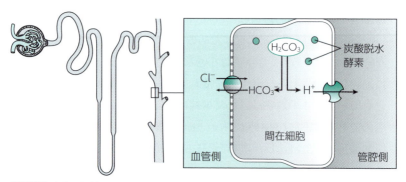

図 9-3 遠位尿細管での H^+ 分泌
細胞内に炭酸脱水酵素が存在するため, 炭酸は H^+ と重炭酸へ分解される. H^+-ATPase は, 集合管間在細胞の管腔側に存在し, これにより, H^+ が尿細管管腔へ分泌される. 重炭酸は, HCO_3/Cl 輸送体を介して全身循環へ戻る.

新たな重炭酸の産生

酸塩基平衡を保つため, われわれは, 1日に消費した量と同量の H^+ を排泄しなければならない. H^+ を尿細管へ排泄することで, 新しい重炭酸を産生し, 不揮発性酸の産生で消費される重炭酸を補うことができる. 尿細管細胞内の二酸化炭素は, 炭酸脱水酵素と水により, 炭酸に変換される. 前述したように, 炭酸は H^+ と重炭酸に分解され, H^+ は尿細管内に分泌され, 重炭酸は尿細管細胞の血管側を通過して間質へ移動する. その結果, 重炭酸が産生される.

NHE と H^+-ATPase は酸の分泌に関わっているが, この H^+ 分泌だけで, 日々の食事で産生される約 70 mEq の H^+ を除去することはできない. 胃の上皮細胞は粘膜バリアが強いため, pH 1 の状態にも耐えられるが, 尿細管上皮は比較的酸に弱く, pH4.5 未満には耐えることができない. そのため, 重炭酸が再吸収され, H^+ が分泌される時に, 尿中の pH を緩衝する機構が必要である. 近位尿細管を通過するにしたがって, pH は約 6.8 まで落ち, これは H^+ 濃度 0.00000015 mEq/L と相関する. 遠位尿細管では尿の酸性化により, pH は約 4.5 まで低下し, それは H^+ 濃度 0.00003 mEq/L と相関する. もしわれわれが H^+ の分泌だけで 1 日に 70 mEq の H^+ を除去しなければならないとすれば, H^+ 濃度 0.00003

mEq/L の尿の場合，1日に約 200 万 L もの尿を産生しなければならない！ しかし，実際はそのような大量の尿は排泄されることはない．つまり，単なる H^+ の分泌以外に H^+ を排泄する方法がわれわれの体には備わっているのだ．

　尿細管上皮を破壊せずに，十分な酸を排泄し，酸バランスを維持するためには，単なる H^+ の分泌以外の方法が必要である．次の項で，腎臓が H^+ を排泄するための 2 つの主要な機構を説明する．前述したように，H^+ の分泌により新たな重炭酸が産生され，これが体内に戻っていく．

アンモニア産生

　腎臓に特有の化学反応だが，近位尿細管の細胞は，豊富に存在するさまざまなアミノ酸を使って重炭酸を作ることができる．この過程は，「**アンモニア産生（ammoniagenesis）**」とよばれ，これにより，さらなる H^+ の排泄と，新たな重炭酸の産生が可能になる．

　グルタミンは，最も豊富に存在する非必須アミノ酸で，あらゆる食べ物に含まれている．また，合成されやすいため，グルタミンは腎臓でのアンモニア産生のために，絶えず基質として利用される．近位尿細管細胞は，尿細管周囲毛細血管からグルタミンを吸収し，複雑な反応を経て，グルタミンをアンモニウムイオン（NH_4^+）と α ケトグルタル酸へ変換する．つづいて α ケトグルタル酸の代謝によって，2 つの重炭酸が作られ，それらが全身循環へと戻る．NH_4^+ は管腔側に存在する NHE を介して輸送され，尿中に排泄される．結果的に，新たな重炭酸が産生される．図 9-4 にこの過程を示している．

　この反応が継続的に起こるためには，NH_4^+ が最終尿に排泄されなければならない．NH_4^+ は水溶性なので，特殊な蛋白輸送体なしでは尿細管上皮を通過できず，尿細管液とともに流れていき，再吸収されないと思うかもしれない．しかし，NH_4^+ は下記の反応に示されるようにアンモニア（NH_3）と平衡状態にある．

$$NH_3 + H^+ \leftrightarrow NH_4^+$$

9章 | 血清pHを維持する

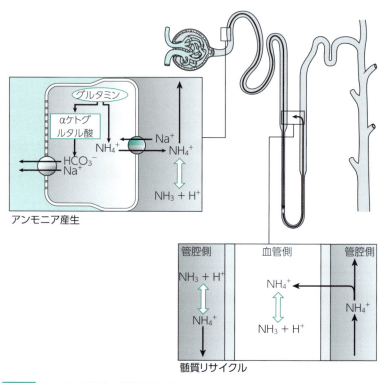

図9-4 アンモニア産生と髄質リサイクル
近位尿細管細胞は，アミノ酸であるグルタミンをNH_4^+とαケトグルタル酸へ変換する．αケトグルタル酸は，2つの重炭酸へ代謝され，これらは，Na-HCO_3共輸送体（訳注：原書ではHCO_3/Cl輸送体とあるが，誤りと思われる）を介して間質へ輸送されることで，新たな重炭酸の形成につながる．NH_4^+はNHE（5章参照）を介して細胞内から尿細管管腔へ出る．NH_4^+はNH_3と平衡を保っており，NH_4^+は荷電しているため尿細管細胞の管腔側を通過できないが，NH_3は通過することができる．NH_3が尿細管から出て行くのを防ぐため，髄質リサイクルが起こる．尿細管液のNH_4^+は，太い上行脚で再吸収され間質に入り，その後NH_3とH^+へ分解される．これにより，間質内の高NH_3濃度が形成され，NH_3が尿細管から拡散し，出ていくのを防いでいる．

　NH_4^+と違い，NH_3は脂溶性で，尿細管上皮を通過することができる．ゆえに，管腔内のNH_3が間質へ移動すると，上記の反応が左方向にシフトし，尿細管でH^+が産生され，尿細管液pHが低下する．これは，NH_3/NH_4^+系の酸を受け取る力を台無しにしてしまう．

　NH_3とNH_4^+の関係性は，pK_a：9で表される．NH_3の管腔から間質へ

の相対的な拡散量は，尿細管のpHによって規定される．尿細管近位部（pH 6～7）には，酸性の遠位部（通常pH 5.5未満）よりも多くのNH_3が存在している．NH_3は脂溶性であるため，近位部ではNH_3が間質に移動して体内に戻り，尿細管での酸の排泄が阻害されてしまう可能性がある．一方，高度に酸性な遠位部では，上記の反応が右へシフトするため，このような問題は起こりにくい．

尿細管の近位部でNH_3が尿細管から出て行くのを防ぐため，図9-4に示すように，対向流系が存在している．尿の濃縮に必要な対向流交換系と同様（5章参照），間質のNH_3濃度も髄質でのリサイクルによって高く維持されている．近位尿細管でアミノ酸（グルタミン）から新たな重炭酸が産生されるときにNH_4^+も産生される．NH_4^+は可溶性の共役塩基であるNH_3と平衡状態を保ちながら，ヘンレのループへと尿細管内を流れていく．ヘンレのループの上行脚で，NH_4^+はNK2Cl共輸送体を介して再吸収される．NH_4^+が酸性度の低い尿細管上皮細胞内へ入ると，NH_3に変換され，NH_3は髄質間質へ入った後，ヘンレのループの下行脚に戻ることになる．この対向流系によって，間質の高NH_3濃度を維持することができる．尿細管から間質へのNH_3の移動は，尿細管の透過性と，尿細管内と間質の濃度勾配の両方によって規定されるので，間質の濃度を高く保つことで，NH_3が尿細管から出て行くのを防いでいる．

アンモニア産生は非常に複雑な過程で，そのため腎機能の変化にきわめて敏感である．体液量欠乏による低灌流で腎機能が軽度低下しただけで，この過程は障害される．一方，アンモニア産生は，生体の酸排泄能を増幅させることができる．髄質の効率的なNH_3リサイクルと，無制限のグルタミン供給により，アンモニア産生はH^+排泄（NH_4^+の形）を1日600～700 mEqまで増幅させることができる．

滴定酸

血清での役割と同様，尿においても，緩衝系は，尿中への酸排泄促進において重要な役割を果たしている．緩衝物質がH^+の受け手として働くため（緩衝物質がH^+と結合してH^+を除去するため，尿細管液のpHは変

化しない．pHが溶液中の遊離H^+濃度を反映することを思い出してほしい)．尿細管上皮に障害を与えることなく多量のH^+を排泄することができる．血清では，最も重要な緩衝系は重炭酸である．しかし，前述したように，濾過された重炭酸はほとんどすべて尿細管で再吸収されるので，尿中では緩衝物質として作用することができない．そのかわり，他の尿中の緩衝系が，H^+排泄を促進させるために作用する．

　リン酸系は，最も重要な尿中の緩衝系の1つである．リン酸イオンは，リン酸を形成する際に，3つのH^+を受け取ることができる．リン酸は比較的強酸で，各段階の反応のpK_aを下記に示す．

pK_a　　2.14　　　　6.80　　　　12.4
$H_3PO_4 \longrightarrow H_2PO_4^- \longrightarrow HPO_4^{2-} \longrightarrow PO_4^{3-}$

　最初のH^+電離後の陰イオンは$H_2PO_4^-$で，リン酸二水素イオンとよばれる．HPO_4^{2-}はリン酸一水素イオンとよばれ，すべてのH^+が遊離した後の酸は，シンプルにリン酸イオンとよばれる．血清リン値を測定すると，これらの異なる構造がすべて含まれる．しかし，pH7.4の血清pH（$H_2PO_4^-$と比較すると相対的にアルカリ性で，PO_4^{3-}と比較すると明らかに酸性環境）では，ほとんどの血清リンは，一水素であるHPO_4^{2-}の形で存在している．

　小さいイオンなので，リン酸は自由に糸球体を通過し濾過される．尿細管液は，尿細管の近位部では血清のpH 7.4とほぼ同じであるため，ほとんどすべてのリン酸は，一水素の形で存在している．リン酸がさらにH^+を受け取るためには，尿はさらに酸性になり，少なくともpHが，二水素と一水素の間のpK_aを下回る必要がある．言い換えると，リン酸系は，尿pHが6.8未満まで酸性になった時に初めて，緩衝物質として効果を発揮することができる．したがって，リン酸系は使いやすい緩衝物質であるが，緩衝反応を起こすためには，尿を血清pHよりはるかに酸性化することが必須である．

　リン酸系緩衝には，もう1つ欠点がある．体内のリン酸の量は決まっており，食事での摂取量と，濾過量，再吸収量のバランスによって規定さ

れる．尿細管でのリン酸の再吸収は，pH とは独立した多数の因子によって調節されている．したがって，緩衝物質として使用できるリン酸の量は，個人の酸塩基平衡と関係のない因子によって規定される．

シュウ酸や硫酸など他の濾過される陰イオンも緩衝系として働く．しかし，これらの陰イオンもリン酸と同様，使用できる量に限りがあり，リン酸より低い pK_a 値を有しているため，通常，緩衝物質としてはリン酸より効率が悪い．これらの濾過される陰イオンをすべてまとめて「**滴定酸**」とよぶ．この"滴定"酸という用語は，これらの陰イオンの緩衝能を測定する時の方法に由来する．前述したように，尿中リン酸濃度は，すべての異なる形態のリン酸（一水素，二水素など）を含む．したがって，尿中リン酸濃度はこの系の H^+ を受け取る能力を正確に評価したものではない．そのかわり，さまざまな形の陰イオンで緩衝された H^+ の量を測定するには，尿の pH が 7.4 に上がるまでアルカリを尿に加えればよい（滴定すればよい）．尿の pH が 7.4 に到達したら，緩衝された H^+ がすべて中和され除去されたことを意味するので，分泌された H^+ の量と濾過された陰イオンによって緩衝を受けた H^+ の量を定量することができる．

平均すると，1 日に排泄される H^+ の約 1/3 は，滴定酸として尿中に排泄される．しかし，pH が 5.5 を下回らなければ，ほとんどの緩衝物質は効果を発揮できず，正味の酸の排泄が大幅に低下する．さらに，尿中のこれらの酸の量には限りがあるので，H^+ 排泄量の増減に応じて発揮できる緩衝能にも限界がある．したがって，たとえ尿を酸性化して，濾過される緩衝物質をすべて利用できたとしても，H^+ を排泄する力には限界がある．酸負荷が増え，滴定酸の緩衝能を超えると，酸排泄を十分に行えず，血中 pH を正常に維持できなくなる．

過剰な陰イオンの排泄

ここまで，腎臓がどのようにして新たな重炭酸をつくり，過剰な H^+ がどのようにして尿細管上皮を傷害することなく尿中へ排泄されるかについて説明してきた．ここからは，図 9-2 の式に示されるように，酸が緩衝されるときに生じる陰イオン Na 塩（$Na^+ X^-$）の除去という，腎臓が行

う2つめの重要な仕事について説明する．食事中の酸であれば，この陰イオンは主にリン酸と硫酸である．

　体がどのようにこの陰イオンを除去するか説明する前に，まず臨床現場でこの陰イオンの存在をどのように評価するのかを説明したい．もっとも簡単な方法は，すべての陽性荷電粒子を一方に描いて，もう一方にすべての陰性荷電粒子を描くことだろう．当然，われわれは電気的に中性なので，体内のすべての陽性荷電，陰性荷電を合わせると，電荷はゼロにならなければならない．つまり，すべての陽性荷電粒子は陰性荷電粒子と等量でなければならない．この関係性は 図9-5 に示されている．

　一般的な血液検査では，NaやK，Cl，重炭酸など，数種類の一般的なイオンのみ測定される．その他の陰イオンや陽イオンの存在は，これらの測定されるイオンの変化から推測する必要がある．ほとんどの人では，食事中の酸，つまり硫酸やリン酸が貯まると，緩衝反応が起こり，重炭酸が減少する．したがって，陽イオンの総量は，陰イオンの総量と常に同量であるが，もし，「一般的に測定できるイオン」だけに注目すれば，NaとKの和はClと重炭酸の和よりも相対的に多くなることに気づくだろう．なぜなら，リン酸や硫酸（血中蛋白の大半を占めるアルブミンも陰性に荷電しているので代表的な測定されない陰イオンである）など，その他の陰イオンが存在しているからである．これらの測定されない陰イオンによっ

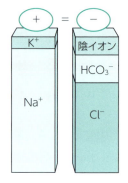

$(Na^+ + K^+) - (HCO_3^- + Cl^-) = $ アニオンギャップ

図9-5 血清アニオンギャップ
血中では，陽性荷電数と陰性荷電数がつりあう必要がある．一般的な血液検査では，すべての陰イオンを測定するわけではない．そのため，測定される陽イオンと測定される陰イオンの間に差が生じる．この差をアニオンギャップといい，ルーチン検査で測定されない陰イオンの存在を示す．

て，いわゆる「**アニオンギャップ**」が構成され，一般検査では測定されない陰イオンの存在を示している．

アニオンギャップは，次の式で表される．

$$(Na^+ + K^+) - (HCO_3^- + Cl^-) = アニオンギャップ$$

K は，血液検査で，標準的な電解質の 1 つとして測定されるが，生体は K 値をきわめて厳密に調整しており，正常値は 3.6 〜 4.4 mEq/L である．したがって，血清 K の変化がアニオンギャップに与える影響は小さく，アニオンギャップの計算では K を含まないことが多い．K を含まない場合のアニオンギャップの正常上限値は 12 となる．これらの測定されない陰イオンには，蛋白やアルブミン，血中のリン酸や硫酸などが含まれている．

前述したように，平均的なアメリカ人は 1 日平均 70 mEq の酸（食事中の蛋白質の代謝で生じる）を摂取し，70 mEq の新たな陰イオンが産生される．このような状況で，われわれはどのようにして正常なアニオンギャップを維持しているのだろうか？　答えは，腎臓がこれらの陰イオンを除去しているのである．これらの陰イオンの除去は，単純に糸球体濾過によって行われる．前述したように，これらの濾過された陰イオンは，尿中で重要な H^+ の受け手となり，緩衝作用により pH の変化を抑える．したがって，前述したように，濾過された陰イオンは H^+ の除去に関与し，新たな重炭酸の産生に必須である．注目すべきは，これらの濾過された陰イオンの多くが，尿細管で再吸収を受けるということである．それでも，陰イオンの濾過は，正味の H^+ 排泄において，重要な役割を果たしている．

要約すると，日々の食事に伴う酸負荷に対して，腎臓は H^+ を尿中へ排泄しなければならず，それに伴い消費された重炭酸を補充する必要がある．さらに，腎臓は，緩衝の過程で血中に産生されたリン酸 Na や硫酸 Na などの Na 塩を濾過しなければならない．ほとんどの人では，この腎臓での 2 つの過程は同時進行している．しかし，H^+ の排泄（特にアンモニア産生の部分）は，陰イオンの濾過の過程よりもずっと繊細であり，陰イオンの濾過が比較的保たれていても，H^+ 排泄が高度に低下することがある．

腎機能が低下した患者の酸バランス

　日々，バランスを保つために，腎臓は，食事で消費するH^+と同量のH^+を排泄しなければならない．さまざまな腎臓病の患者では，この持続的な酸負荷への対応が困難で，酸の貯留は腎不全の特徴の1つである．健常人の腎は，陰イオン塩の濾過とH^+の排泄の両方を行っているので，腎臓病患者におけるアシドーシスには2つの種類がある．すなわち，アニオンギャップが正常な場合と，アニオンギャップが上昇している場合である．

　前述したように，アンモニア産生は，非常に複雑な細胞内の過程で，腎機能が軽度低下しただけでも容易に障害される．したがって，軽度の腎機能障害でも，腎臓でのH^+の排泄能は低下しており，正味のH^+のバランスは正となる．臨床的には，正味のH^+バランスを評価するのはきわめて難しい．骨の緩衝能は大きく，酸バランスが正であっても重炭酸濃度の低下に至らないことがある．これは，骨の健康を犠牲にして起こっている．つまり，骨の重炭酸は炭酸カルシウムとして貯蔵されているため，H^+の緩衝のために重炭酸を使用すると，Caの喪失と緩徐な骨の脱灰につながる．

　腎機能がさらに低下すると，やがて骨の緩衝能は枯渇し，血清重炭酸濃度は低下し始める．そして血清Cl濃度は，電気的中性を維持するために上昇する．しかし，腎臓の濾過能は比較的頑強であり，陰イオンの排泄能は保たれ，アニオンギャップの上昇は起こらない．この時点では，血清重炭酸低値，pH低値からわかるようにアシデミアではあるが，アニオンギャップは正常である．臨床では，このような状態は「アニオンギャップ正常」代謝性アシドーシスとよばれ，血清への陰イオン貯留によらない代謝性アシドーシスを指す．

　経時的に腎機能低下がさらに高度に進行すると，H^+の排泄能と糸球体濾過能の両方が低下する．したがって，その結果起こる代謝性アシドーシスはアニオンギャップの上昇を伴っており，この状態は「アニオンギャップ開大性」代謝性アシドーシスとよばれる．この場合，代謝性アシドーシスは，食事により摂取したH^+を十分に排泄できないことにより生じ，ア

ニオンギャップの開大は，硫酸 Na やリン酸 Na を濾過できないことにより生じる．腎臓の濾過能（代謝産物の排泄能のことで，GFR で間接的に評価される）は GFR が高度に低下するまで保たれることが多い．したがって，腎機能低下によるアニオンギャップ開大性の代謝性アシドーシスは，通常，腎機能が顕著に障害された場合にのみに生じる．

　次項で後述するが，アニオンギャップ開大性代謝性アシドーシスには，腎機能の変化とは関係なく起こるものが数多く存在する．それらはたいてい，酸の摂取や，糖尿病，低酸素血症によって起こる体内での異常な代謝が原因である．

　この項では，GFR 低下を伴う腎機能障害における酸の蓄積について説明してきた．これは GFR が腎機能を評価する標準的な指標だからである．しかし，GFR が正常であっても腎臓での酸の排泄障害が起こる病態がある．これらの疾患は，一次性尿細管疾患とよばれ，腎での重炭酸再吸収または H^+ 分泌のみが単独で障害され代謝性アシドーシスを引き起こす疾患群で，臨床的には「**尿細管性アシドーシス（RTA）**」として知られる．GFR は正常であるため，アニオンギャップの上昇は伴わない．したがって，これらはアニオンギャップ正常代謝性アシドーシスとなる．この点では，早期の腎障害と類似しているが，RTA では GFR が保たれているという点で異なる．

尿細管性アシドーシス

　前述したように，尿細管は代謝性アシドーシスを防ぐために，濾過された重炭酸をすべて再吸収し，（食事摂取による酸負荷に対して）H^+ を排泄しなければならない．これらの過程のどちらが障害されても酸の蓄積を引き起こす．

　RTA にはいくつかの種類があり，代謝性アシドーシスを起こす尿細管障害の部位によって分類される．いずれの RTA も，障害部位によって特徴的な所見を呈する．近位型 RTA は，近位尿細管での重炭酸の再吸収障害によって起こり，NHE に障害があることが多い．これにより，近位尿細管で重炭酸の再吸収される量が低下する．ほとんどの人は濾過された重

炭酸（およそ 4,500 mEq/ 日）をすべて再吸収できるが，近位型 RTA の患者では，再吸収量が著明に低下する．したがって，これらの患者では尿中に重炭酸を失うため，尿中 pH が上昇する．重炭酸を喪失するため，血清重炭酸濃度は下がり，結果としてアシデミアが起こる．この過程が続くと，血清重炭酸濃度が低下し，ついには重炭酸濾過量が減少する．そして，障害された近位尿細管が，濾過された重炭酸をすべて再吸収できるほどに，重炭酸濾過量が減少した時，新たな平衡に達し，尿中 pH は次第に低下する．通常，近位型 RTA の患者の血清重炭酸濃度は，15 mEq/L を下回ることはない．

近位型 RTA に対して，遠位尿細管の障害は，H^+ 排泄の問題と関連している．遠位型 RTA には 2 種類ある．1 つめは，遠位の H^+-ATPase に重大な異常がある場合であり，尿の酸性化が完全に障害されている．前述のように，尿の酸性化が障害されている状況でのアンモニウムや滴定酸の緩衝能は限られており，正味の酸排泄が著明に障害される．これらの患者では高度のアシデミアを呈し，血清重炭酸濃度が 10 mEq/L を下回ることもある．患者によっては K 喪失を伴うこともあり，「低 K 血症性遠位型 RTA」とよばれる．

2 つめの遠位型 RTA は高 K 血症を呈する．前述したように，アルドステロンは遠位の H^+-ATPase を活性化し，H^+ 排泄を促す．したがって，アルドステロン欠乏によって H^+ 排泄と K 排泄が障害され，結果として「高 K 血症性遠位型 RTA」となる．さらに，この高 K 血症によってアンモニア産生が妨げられ，H^+ の排泄に使用できる緩衝量が減少する．H^+-ATPase が比較的正常である（アルドステロンがないため適切に刺激されないという点を除いて正常である）ことと，アルドステロンとは独立して H^+ 排泄を促す機構があることから，アシドーシスの程度は軽度である．通常，血清重炭酸濃度は 15 mEq/L を下回ることはない．

> **? 思考のための問題 [9-2]**
>
> 近位型 RTA，低 K 血症性遠位型 RTA，高 K 血症性 RTA の患者の尿 pH はそれぞれどうなるか？ 理由とともに説明せよ．

3. 酸過剰な状態 ── 酸産生増加によるアシドーシス

　常に食事で酸を摂取するため，腎機能障害のある患者はアシデミアを合併する．しかし，酸の産生が増えたり，体内から重炭酸を喪失するような状況では，正常腎機能でもアシデミアを引き起こす．下記の式をもう一度見てほしい．

$$H^+X^- + Na^+HCO_3^- \longleftrightarrow H_2CO_3 + Na^+X^-$$

　これまで，1 日に約 70 mEq のリン酸や硫酸（蛋白質の代謝産物）が体に負荷されると説明してきた．血清重炭酸は，負荷された酸を緩衝し炭酸を形成するが，これは CO_2 と H_2O に変換され，Na 塩（Na^+X^- で表わされる）が残る．健常人では，喪失した重炭酸は，尿中に H^+ が排泄されることで再生され，Na^+X^- 塩は濾過され尿中へ排泄される．

　しかし，もし大量の酸が，突然体に加えられたら，どうなるだろうか？ そのような場合，重炭酸は低下し Na^+X^- が形成されるだろう．体に負荷された酸の量が，腎臓の酸排泄能と塩濾過能を超えるほど多ければ，Na^+X^- が蓄積し，アニオンギャップの上昇を伴うアシデミアを生じる．

　これこそ，まさに**酸産生増加による代謝性アシドーシス**（production acidosis）で起こっていることである．つまり，体が突然多量の酸を作り始め，腎での H^+ 排泄能と塩濾過能を超えてしまうような状況である．その結果，アニオンギャップ開大性の代謝性アシドーシスが進行する．

ケトアシドーシス

　健常人は通常，エネルギー源として炭水化物の代謝に依存している．しかし，ある状況下では，炭水化物ではなくアミノ酸や脂肪酸が代謝され，代わりのエネルギー源としてケトンが形成される．ケトーシスは，糖尿病

患者におけるインスリンの相対的欠乏でよくみられるが，飢餓状態や，低栄養のアルコール依存症患者でもみられる．

ヒトで産生される一般的なケトンは2つあり，アセトンへ分解されるアセト酢酸と，βヒドロキシ酪酸である．いずれも酸で，pK_aはそれぞれ3.5，4.7である．これらは血清では完全に電離して存在し，遊離H^+と陰イオンを産生する．

前述の式に戻るが，ケトンをH^+X^-で表すと，たくさんのH^+X^-が負荷されるとすぐに式は右にシフトする．結果的に，血清重炭酸は低下し，炭酸を形成するが，これはCO_2とH_2Oに変換され，Na塩が残る．これらの塩は，ケトンの共役塩基からなり，酢酸Na（アセト酢酸由来），もしくは酪酸Na（βヒドロキシ酪酸由来）である．

ケト酸が産生されている患者では，アシドーシスやアニオンギャップ上昇の程度は，酸の産生量と腎臓での排泄量のバランスによって最終的に規定される．短期間の絶食後など，ケトン産生が少ない場合は，腎臓が排泄できるレベルであり，何の異常もみられない．飢餓やアルコール性ケトアシドーシスでは，通常，ケトン産生量は中等度である．そのため，腎臓が完全に排泄することはできないが，アシドーシスやアニオンギャップ上昇の程度は比較的軽度である．一方，1型糖尿病の患者では，インスリンを欠乏しており，1日に数百mmolものケトンを産生し，ケトーシスは高度で重症になる．この突然の酸産生の増加により，著明なアニオンギャップ上昇を伴う高度のアシデミアを引き起こす．

腎機能が正常であれば，アンモニアの産生量を増加させ，1日に500〜700 mEqのH^+を排泄することができるが，なぜ1日にほぼ同量のケト酸を産生する糖尿病性ケトアシドーシスでは，アシデミアになってしまうのだろうか．この場合，「正常腎機能」という定義に問題がある．糖尿病性ケトアシドーシスの患者では，高度の体液量欠乏によりGFRは低下し，アンモニア産生も障害される．そのため，腎臓でのアンモニア産生能と陰イオン濾過能は著しく低下している．体液量欠乏は，糖尿病性アシドーシスでよくみられる嘔吐や，尿糖排泄で起こる浸透圧利尿による塩分，水分の喪失によって起こる．さらに，突然増加した尿中ケトンは，再

3. 酸過剰な状態 — 酸産生増加によるアシドーシス

吸収されにくい陰イオンとして働く．つまりケトン塩は，尿細管での再吸収能を超えるほど大量に濾過されると，尿中へ排泄されケトン塩の喪失をまねく．

尿中へのケトンの喪失は，酸塩基平衡に副次的な影響を与える．ケト陰イオンは，共役塩基として濾過されると，H^+の受け取り手となりうる．インスリン療法によりインスリン値が回復すると，肝臓がケト陰イオンを代謝して重炭酸が産生されるようになる．つまり，尿中にケト陰イオンを濾過することは，将来の塩基を失うことを意味する．

糖尿病性ケトアシドーシスの治療は，大量補液を経静脈的に投与することで，これにより腎臓のH^+の排泄能が改善する．また，重症例ではアルカリの経静脈的投与を行い，喪失したケト陰イオンの代わりに補う．

臨床的には，ケトアシドーシスの診断は，患者の糖尿病の既往歴や症状から疑われ，尿中または血清のケトンの存在により確定する．ケトン測定のために最もよく使用される検査方法は，尿試験紙法である．この検査法はニトロプルシド試薬を使用したもので，アセトンやアセト酢酸の検出には感度が高いが，βヒドロキシ酪酸には反応しない．

❓ 思考のための問題 [9-3]

1型糖尿病（インスリン欠乏）の2人の患者が，肺炎で救急室へ運ばれ，2人とも糖尿病性ケトアシドーシスによる高度のアニオンギャップ開大性アシドーシスを認めていた．2人とも血清pH: 7.15で血清重炭酸濃度: 10 mEq/L，アニオンギャップ: 26 mEq/Lであった．1人目の患者は，長期にわたる腎不全歴があり，5年前から血液透析を受け無尿である．また，2人目の患者は，腎疾患の既往はない．体液と酸塩基平衡の点において，これらの患者の治療はどのように異なるだろうか？　生理学の知識をもとに考えてほしい．

乳酸アシドーシス

乳酸アシドーシスは組織が低酸素状態に陥った時に起こる．低酸素状態では，細胞の代謝が好気性代謝であるクエン酸回路から，嫌気性代謝であ

るコリ回路へ変換される．後者は乳酸の産生につながる．乳酸アシドーシスは，敗血症（重症感染）や著しい血圧低下などの病態で最もよくみられる．さらに，乳酸アシドーシスは腸管虚血などでも認められ，細胞死のマーカーとしても有用である．

アルコール中毒

　アルコールには多数の種類があり，摂取によりアシドーシスを引き起こしうる．エタノール（C_2H_5OH，分子量 46）は，ビールやワイン，リキュールなどに含まれる標準的なアルコールである．メタノール（CH_3OH，分子量 32）は，不凍液や溶媒に用いられる．エチレングリコール（$HOCH_2CH_2OH$，分子量 62）は，凝固点が非常に低く，除氷剤や不凍液，エアコンのシステムなど多岐にわたって使用される．メタノールとエチレングリコールは，どちらも毒性アルコールで，少量の摂取でも致命的になる．しかし，これらは甘い味がするので，アルコール依存症患者によりエタノールの安価な代用として使われたり，自殺企図者により使用される．

　エタノールは肝臓で 2 つの酸化反応によって代謝される．まず，アルコール脱水素酵素によりアセトアルデヒドへ変換される．次に，アセトアルデヒドはアルデヒド脱水素酵素により酢酸へ変換される．いずれのステップにおいても，電子はエネルギーの運び手である NAD^+ へと輸送され，その結果，細胞質内の NADH が著明に増加する．NADH が多量に存在すると，肝臓での糖新生は抑制され，ケトンなどの他のタイプのエネルギー産生が亢進する．特に，慢性的なアルコール多飲者では，この糖新生からケトン産生への移行によって，高度の低血糖を起こしうる．これは，飲酒による行動異常をさらに悪化させる．つまり，脳の機能をさらに傷害することになる．さらに，ケトン産生により重症のアニオンギャップ開大性代謝性アシドーシスに至る．しかし，糖尿病性ケトアシドーシスとは異なり，アルコール性ケトアシドーシスでは，通常，血糖は正常もしくは低値であり，この点は，臨床における鑑別点として役立つ．また，アルコール性ケトアシドーシスの治療には，通常インスリンは用いない．

　アルコール性ケトアシドーシスの診断は，ときに困難である．ケトンの

3. 酸過剰な状態 — 酸産生増加によるアシドーシス

代謝過程で，アセト酢酸には2つの最終経路がある．アセトンへ変換されるか，還元型 NADH の存在下で，βヒドロキシ酪酸が形成される．アルコール代謝では NADH が産生されるため，主に産生されるケトンはβヒドロキシ酪酸である．しかし，前述したように，ケトンのスクリーニングに用いる尿試験紙では，アセト酢酸とアセトンは検出できるが，βヒドロキシ酪酸は検出できない．したがって，尿試験紙ではアルコール性ケトアシドーシスを見逃してしまうことがある．そのため，臨床的に疑われる場合は，血清中のケトン3形態をすべて測定することが望ましい．

隠れ飲酒は，**浸透圧ギャップ**で発見されることがある．浸透圧ギャップとは，計算上の浸透圧と，実測の浸透圧の差を指す（8章で浸透圧の測定法，計算法について説明した）．アルコールもまた浸透圧を形成する「粒子（溶質）」であり，血漿浸透圧に影響するが，浸透圧の計算式には含まれない（**計算上の浸透圧**）．しかし，凝固点降下度を用いて，血漿中のすべての粒子数をわりだし血漿浸透圧を求める方法を用いれば，アルコールの存在を推測することができる（**実測の浸透圧**）．したがって，アルコール摂取をしていると，実測の浸透圧が計算上の浸透圧よりも高値に出ることが多く，これを「浸透圧ギャップ」が開大するという．したがって，直接血漿浸透圧を測定し，計算によって求めた数値と比較することで，測定されない粒子（浸透圧物質，溶質）の存在を検出することができる．浸透圧ギャップが10より大きい時，測定されない粒子（溶質）の存在が示唆される．

医療者にとって，エチレングリコール摂取とメタノール摂取に気づくことは重要である．つまり，これらの摂取に気づかなければ，即座に致死的となるが，速やかに治療を行うことで救命することができるからである．エチレングリコールは，アルコール脱水素酵素によってグリコール酸とシュウ酸に代謝される．両方とも比較的強酸で，pK_a は4未満である．これらの酸は，H^+を供給し，アシドーシスを引き起こす．また，陰イオン（グリコール酸とシュウ酸）が生成され，これが血清に蓄積するためアニオンギャップが上昇する．これらの代謝産物はきわめて毒性が強く，神経系，心血管系，腎機能障害によるさまざまな症状を引き起こす．

メタノールはホルムアルデヒドに代謝され，その後，蟻酸になる．メタノール摂取により，初期には浸透圧ギャップの開大がみられるが，メタノールが代謝されると，アシドーシスが進み，血清アニオンギャップが上昇し，逆に浸透圧ギャップは小さくなる．蟻酸は特に脳毒性が強く，失明や昏睡を引き起こし，死に至ることもある．

アニオンギャップ開大性代謝性アシドーシスの患者の大半は，乳酸アシドーシスかケトアシドーシスのいずれかであるが，その中でもアルコール摂取を示唆する代謝異常を見逃さないことは重要である．エタノールは浸透圧ギャップの開大を伴うが，二酸化炭素と水へ代謝され，酸の産生はない．一方，エチレングリコールとメタノールは初期には浸透圧ギャップの開大を伴うが，代謝されるとアニオンギャップ開大性代謝性アシドーシスを引き起こす．有毒な酸代謝物（グリコール酸，シュウ酸，蟻酸）の生成を抑えるために，迅速な介入が救命につながる．

4. まとめ

若い男性が4日前からの水様性下痢を主訴に救急室を受診した．低血圧を認めた．血清pH: 7.2，重炭酸: 16 mEq/L と代謝性アシドーシスを呈していた．アニオンギャップは正常であった．糸球体濾過量の指標であるCr値は軽度上昇しており，多量の下痢による体液量欠乏の影響と考えられた．アシドーシスは，便への重炭酸喪失によってのみ起こったのだろうか，それとも，他の要因が関与していたのだろうか．この問題にどのように取り組めばよいだろうか．実際に考えてほしい．

数日間続く下痢により，腸管運動の亢進による重炭酸の喪失をきたしていることは明らかである．便中の重炭酸濃度は，消化器疾患のタイプによって異なる．ほとんどの場合，便中の重炭酸濃度は15〜30 mEq/L である．前述したように，腎機能が正常であれば，アンモニアの産生量を増加させ，1日に500から700 mEq の H^+ を排泄することができる．もし，この患者が600 mEq の H^+ を尿中に排泄できていたら（600 mEq の重炭酸が血清に戻ってくるため），1日20Lまでの便排泄を許容することができたはずである（1Lあたり30 mEq の重炭酸が含まれるとする）．この患

者では下痢がそこまでひどくないことは明らかである．なぜなら，20 L もの体液量減少があれば，心血管虚脱に陥るはずだからである．

　アニオンギャップが正常であるという時点で，乳酸アシドーシスは除外できる（乳酸アシドーシスは下痢に伴う体液量減少で組織灌流が障害されれば起こりうる）．同様に，アニオンギャップが正常なので，アルコール類の摂取や中等症から重症の腎不全も除外できる．

　この代謝性アシドーシスの原因は，体液量が H^+ 排泄能に及ぼす影響を考えるとわかりやすい．この患者では体液量欠乏がみられ，アンモニア産生能がきわめて低下している．前述したように，アンモニア産生は繊細で腎機能の変化に敏感である．体液量欠乏の状況では，腎臓はアンモニアを産生できなくなり，アンモニウムイオンとしての酸排泄が著明に減少する．もし，この患者が，症状が出現した最初の日に救急室を受診し，十分に輸液を投与され体液量欠乏を防げていれば，重炭酸の喪失量につりあうだけのアンモニウムイオンを尿中へ排泄でき，代謝性アシドーシスをきたさなかっただろう．

要点

- 平均的なアメリカ人の食事では，1 日に約 70 mEq の不揮発性酸が作られる．
- 約 15,000 mmol の炭酸（揮発性酸）が細胞の代謝により生成され，速やかに肺へ輸送され，肺での換気により CO_2 として排泄される．
- 不揮発性酸は，主に血清の重炭酸によって緩衝を受ける．
- 不揮発性酸の緩衝によって，Na 塩が生成され，これは血清のアニオンギャップとして測定できる．
- 腎臓は，緩衝過程で消費した重炭酸を補うために新たな重炭酸を産生し，さらに不揮発性酸の緩衝により産生された Na 塩を濾過する役割を担う．
- 新たな重炭酸を産生するためには，H^+ の尿中への排泄が必要である．
- 尿 pH は 4.5 を下回ることはない．
- アンモニアと滴定酸は，重要な尿中の緩衝物質であり，これらのおかげで尿 pH をほとんど変化させずに多量の H^+ を尿中へ排泄することができる．
- 滴定酸が作用するためには，尿の酸性化が必要条件である．
- アンモニア産生は，H^+ 排泄において非常に効果的な機構である．

- アニオンギャップは，一般検査では測定されない食事由来の陰イオン（硫酸やリン酸などの弱塩基）の蓄積を意味する．
- 生体は，食事由来の陰イオンを，糸球体から濾過することで排泄している．
- アニオンギャップは，酸産生増加による代謝性アシドーシス（乳酸アシドーシスなど）や，腎不全（GFR が低下すると食事による酸負荷を腎臓で濾過できないため）で上昇する．
- 早期の腎障害では，アニオンギャップ正常の代謝性アシドーシスとなる（アンモニア産生が傷害され H^+ 分泌能が低下することが主因である）．しかし，腎機能障害が進み濾過能が高度に低下すると，アニオンギャップ開大性代謝性アシドーシスとなる．
- 糸球体濾過能は保たれているが，尿細管での H^+ 調整が単独で障害されることによる代謝性アシドーシスは，「尿細管性アシドーシス」とよばれる．これはアニオンギャップ正常の代謝性アシドーシスである．
- 下痢に伴うアシドーシスは，重炭酸が多く含まれている便の喪失によるもので，アニオンギャップ正常代謝性アシドーシスが特徴である．
- 酸産生増加による代謝性アシドーシスは，酸の産生量が，食物の代謝から予想される量を超える状態を指す．産生された酸の共役塩基は，測定されない陰イオンを形成する．つまり，この場合アニオンギャップ開大性代謝性アシドーシスとなる．
- ケトアシドーシスと乳酸アシドーシスは，酸産生増加によるアニオンギャップ開大性代謝性アシドーシスの中で最も頻度が高い．
- アルコール類の中には，その代謝産物によって生命に関わる問題を引き起こすものがあり，その場合，アニオンギャップ開大性代謝性アシドーシスおよび浸透圧ギャップの上昇がみられる．

A 思考のための問題に対する解答

[9-1] 輸液が大量に投与されると，血清重炭酸濃度は低下する．その結果，体内で使用できる緩衝物質が減少する．しかし，溶解している CO_2 濃度も減少するので，Henderson-Hasselbalch の式における酸と塩基の相対的な比率は変化せず pH は変化しない．さらに，血清重炭酸が低下しても，体内には他の緩衝系が多数あり（細胞内蛋白や骨など），体の pH が変化す

るのを防ぐ．結果的に，輸液によって血清重炭酸が低下した場合，これを「dilution acidosis（希釈性アシドーシス）」と表現するが，実際の血清 pH の変化はほんのわずかであることが多い（訳注：臨床的に問題となるのは，急速［ボーラス投与］かつ大量［数リットル以上］の生理食塩水投与であり，通常 ICU セッティングのみである）．

[9-2]　近位型 RTA では，重炭酸の濾過量が再吸収能を超えたときに，近位尿細管で重炭酸の排泄が起こる．血清重炭酸が 15 mEq/L 以上であれば，常に重炭酸尿がみられ，尿 pH は 5.5 を上回る．しかし，もし血清重炭酸が十分に低値なら，濾過量が非常に少ないため，異常な尿細管でも濾過された重炭酸をすべて再吸収することができ，尿は再び酸性尿となる（近位型 RTA の患者では遠位での尿の酸性化は保たれていることを思い出してほしい）．よって近位 RTA では定常状態では尿 pH＜6.0 となる．

　低 K 血症性（または K 正常の）遠位型 RTA では，H^+ はほとんど排泄されない．そのため，遠位尿細管での酸性化が障害され尿の pH は 5.5 を「常に」上回る．高 K 血症性遠位型 RTA では，低 K 血症性遠位型 RTA よりも障害が軽度なので H^+ はある程度排泄される．さらに，高 K 血症によってアンモニア産生が障害されるので，重要な尿の緩衝物質が不足する．したがって，尿 pH は比較的低下しやすい．これらの患者では酸性尿を呈することが多い（pH＜5.5）．

　要約すると，近位型 RTA では重炭酸尿の程度によって尿 pH は上昇も低下もありうる．低 K 血症性遠位型 RTA では H^+ の排泄が完全に障害されているので尿 pH は 5.5 を上回る．高 K 血症性遠位型 RTA では障害が軽度であることと，アンモニアが緩衝に使用できないことから尿 pH は酸性になることが多い．

[9-3]　これらの患者は，2 人ともケトン産生によるアニオンギャップ開大性代謝性アシドーシスを呈している．そのため，2 人とも相対的インスリン欠乏を是正するためにインスリンが必要である（肺炎は多くの感染症と同様，細胞のインスリン感受性を低下させるため，もともとインスリンの絶対値が低下している状況をさらに悪化させ，ケトアシドーシス発生につながる）．

しかし，各患者の体液量は大きく異なっている．腎機能が正常な患者では著明な体液量欠乏を認める．その原因として，1つめは，糖尿病性ケトアシドーシス（DKA）に伴う高血糖により尿糖が増えることである．尿糖が増えると，尿細管のブドウ糖再吸収能を超え，浸透圧利尿をきたし，塩分と水分の喪失につながる．2つめは，ケト陰イオンが腎で濾過されるため，尿で排泄されるときにNaと水を伴うことである．さらに，ケト陰イオンはインスリンが投与されると肝臓で重炭酸に代謝されるので，尿中にケトンが存在するということは，将来の塩基を喪失していることを意味する．したがってこの患者では，インスリン投与以外に生理食塩水の経静脈投与が必要であり，重炭酸の補充も検討する．

　一方，透析依存の患者は無尿であり浸透圧利尿は起こらない．さらに，ケトンとその共役塩基が産生されるが，尿で濾過されることはない．つまり，体内に蓄積する．そのため，この患者では体液量欠乏をきたさない．肺炎に対する抗菌薬とともにインスリンも投与されるので，炭水化物が代謝されるようになり，蓄積したケトンは重炭酸に代謝される．つまり，透析患者に対する治療はインスリン治療がメインであり，生理食塩水投与の必要性は少なく，重炭酸補充の必要性はさらに少ない．

章末問題

次の設問に対する答えとして適切なものはどれか．それぞれ1つ選べ．

問 9-1

ある生物学者が慢性腎臓病と診断された．普段の食事で，1日に正味70 mEqの不揮発性酸を摂取している．1日の酸排泄量を測定したところ，ほとんどの日で50 mEqしか酸を排泄していなかった．日々，正味の酸負荷があるにもかかわらず，血清重炭酸濃度は24 mEq/Lで変化がない．正味の酸負荷にもかかわらず重炭酸濃度が安定しているのはなぜか？

A. 肺から呼気で炭酸を排泄することで代償している．
B. 便から酸を排泄している．
C. 骨の重炭酸で過剰な酸を緩衝している．
D. 食事からすべての酸を吸収していない．

問 9-2
2回の尿検査で患者の尿 pH は 7 から 6 に低下した．正味の酸排泄がどのようになったことを意味するか？

A. 尿 pH の低下は酸の排泄が増加したことを意味する．
B. 尿 pH の低下は酸の排泄が低下したことを意味する．
C. 尿 pH の低下は正味の酸排泄の変化を意味しない．

問 9-3
透析患者（残腎機能はないと仮定する）が腹痛で入院した．初日の血清重炭酸濃度は 24 mEq/L だった．翌日，血清重炭酸濃度：14 mEq/L，pH：7.10 となった．アシドーシスをきたした理由に関して正しいものはどれか？

A. 食事での酸負荷を排泄できないからである．
B. 新たな酸を産生しているからである．
C. 呼吸に問題があるからである．

代謝性アルカローシス
腎臓における酸塩基調節の別の側面

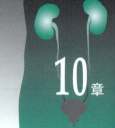

10章

■ 章の概説
- はじめに
- アルカローシスを防ぐ
  □ GFRの重要性
- 尿細管における重炭酸ハンドリング
- アルカローシスにおける体液量評価
- 胃液喪失による代謝性アルカローシス
- 遠位尿細管からの酸排泄による代謝性アルカローシス
- まとめ
- 要点

学習目標

本章の終わりまでに，以下の内容を習得すること

- アルカローシスを定義できる．
- 重炭酸の増加が一次性の変化なのか，それとも呼吸性の CO_2 上昇に対する二次性の変化（腎性代償）なのか，区別できる．
- 腎臓における重炭酸のハンドリングを説明できる．
- 腎臓の重炭酸の最大排泄能を説明できる．
- 腎臓で重炭酸の再吸収が亢進する機序を説明できる．
- 代謝性アルカローシスの形成において，GFRと尿細管での重炭酸調整が果たす役割について説明できる．
- アルカローシスの形成・維持において，近位尿細管および遠位尿細管の役割について説明できる．

---

1. はじめに

9章では，日々の酸負荷に対して，大量の重炭酸プール（貯留槽）が最前線に立って体を守っていることを学んだ．重炭酸は，液体成分（血清），固形成分（骨）いずれであっても，血清pHを安定化させるうえできわめ

て重要な役割を担う．血漿のH$^+$は約0.000000039 mEq/Lと驚くほど少ないのに対し，血清重炭酸濃度は通常24〜26 mEq/LとH$^+$のおよそ6億1,500万倍もの高濃度で存在するのである！　pHが厳密に調整できているのは，われわれの体内にこれだけ多くの重炭酸が存在するからである．

この重炭酸プールは酸負荷に対する防御機構として重要な役割を担うが，血清重炭酸濃度は，ときに，「不適切」に上昇してしまうことがある．この「不適切」という単語は，血中のCO_2分圧（pCO_2）を反映する血清CO_2濃度の上昇に応じて，重炭酸濃度が適切に上昇する状況と区別するために使っている．もし肺が適切に機能しなければ，血清CO_2濃度が上昇する．その結果，炭酸が形成され，pHの低下につながる（呼吸性アシドーシス）．この時の腎臓の適切な反応は，遠位尿細管からの酸排泄であり，それにより重炭酸が産生され血中へ再吸収される（9章参照）．結果的に，pCO_2の上昇と並行して血清重炭酸濃度が上昇する．この血清重炭酸濃度の上昇は，腎臓で酸が排泄されることによって生じる．重炭酸の「不適切」な上昇とは，呼吸性アシドーシスとは無関係に血清重炭酸濃度が上昇し，血液がアルカリ化してしまう状況を指す．この過程は代謝性アルカローシスとよばれる．

周期的に重炭酸が摂取もしくは産生されているにもかかわらず，大半の時間は血清重炭酸濃度が正常に維持される．これはいくつかの生理機構により，アルカローシスの発生が予防されているからである．しかし，ある状況下においては，このアルカローシスの防御機構が破綻してしまうことがある．本章では，代謝性アルカローシスの生理学に迫ることにする．

2. アルカローシスを防ぐ

腎臓は体から過剰な重炭酸を除去するのに長けている．犬を対象とした昔の生理学実験によって，腎臓での重炭酸排泄の過程が明らかにされた．最初，犬はアシデミアにされ，その後，重炭酸ナトリウムが投与されるという実験である．血清の重炭酸濃度が正常（約25 mEq/L）未満のときには，投与された重炭酸が尿から排泄されることはなかった．つまり，尿の重炭酸排泄はゼロだった．予想通り，投与された重炭酸はアシデミア改善

のために使用されたのである．しかし，一度重炭酸濃度が 25 mEq/L を超えると（つまりアルカレミアになると），腎臓から大量の重炭酸が排泄され始めた．重炭酸の投与量が多くなればなるほど，重炭酸の濾過量が増え，その結果尿での排泄が増加した．

　腎臓は体から過剰な重炭酸を除去するのに優れており，その能力に関しては計算で推定可能である．他の血清中の小さな荷電粒子（Na，K など）と同様に，重炭酸は糸球体を自由に通過し濾過される．したがって，重炭酸の濾過量は，単純に GFR と血清重炭酸濃度の掛け算で求めることができる．正常な GFR（125 mL/分，つまり 180 L/日）で血清重炭酸濃度が正常（25 mEq/L）の人では，1 日に 4,500 mEq もの重炭酸が濾過される．GFR が重炭酸の調整においていかに重要な規定因子であるかがわかるだろう．

　当然，濾過された重炭酸は尿細管で再吸収されなければならない．さもなければ，重度のアシドーシスをきたしてしまう．通常，ほとんどの人は，平均的な食事摂取により酸負荷状態となっているので，濾過された重炭酸は尿細管でほぼ 100％吸収される．濾過された重炭酸の約 85％が近位尿細管の NHE（Na/H 交換体）によって再吸収され，残りの 15％は，より遠位の集合管 H^+-ATPase によって再吸収される．正常状態における一日の重炭酸の調整を 図 10-1 に示す．

　しかし，ある条件下においては，尿細管での重炭酸の再吸収量が著しく減少し，濾過された重炭酸がそのまま尿へ排泄されることがある．正確な数値は不明確だが，一般的に，腎臓は尿細管での重炭酸の再吸収を約 65％に減少できると考えられている．言い換えると，重炭酸が最大限排泄されている状況では，腎臓は重炭酸濾過量の 35％を尿に排泄することができる．

　そのため，腎機能が正常であれば，重炭酸のプラスバランスをきたすことなく，約 1,500 mEq（≒ 4,500 × 0.35）まで重炭酸を摂取することができる．これを総体的に考えると，ふくらし粉（重曹）はティースプーン 1 杯に 50 mEq の重炭酸を含むが，アルカレミアをきたすにはティースプーン 30 杯分以上のふくらし粉を摂取しなければならない．

2. アルカローシスを防ぐ

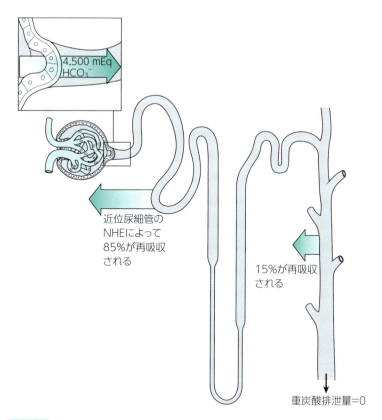

図 10-1 腎臓における重炭酸ハンドリング
重炭酸は糸球体で自由に濾過されるため，日々，腎臓で濾過される重炭酸の総量は単純にGFR と血清重炭酸濃度の掛け算で求められる．平均的には，1 日約 4,500 mEq の重炭酸が濾過される．平均的な食事摂取により正味の酸負荷となるので，緩衝能を維持するため腎臓ではすべての重炭酸が再吸収され，尿から排泄される重炭酸は存在しない．この再吸収はほとんどが近位尿細管で行われ，わずか 15% がより遠位部で行われる．

体から過剰な重炭酸を除去するという腎臓の能力は並外れているのに，なぜ重炭酸過剰の状況が生じるのか，と疑問に思うかもしれない．後述するが，腎臓における重炭酸の調整状況が変化すると，腎臓固有の重炭酸の排泄能力が大きく損なわれる．腎臓には過剰な重炭酸を排泄する仕組みがあるが，なぜ腎臓で重炭酸の再吸収状態が維持されるのかを理解することが代謝性アルカローシスの理解には重要である．

10章 | 代謝性アルカローシス

GFRの重要性

重炭酸の濾過量はGFRによって規定されるので，実際，正味の重炭酸排泄量もGFRと関連する．透析を受けている無尿の患者では，糸球体濾過がないので，重炭酸は排泄されない（訳注：ということは，透析患者ではアルカリ負荷による代謝性アルカローシスを発症しやすいということである）．他の多くの患者では，正味の重炭酸排泄量においてGFRの担う役割は比較的小さい．これは，簡単な計算で説明することができる．

GFRが90%低下し，125 mL/分（180 L/日）から12.5 mL/分（18 L/日）になると，正味の重炭酸濾過量は4,500 mEq/日から450 mEq/日に減少する．尿細管での最大排泄率（濾過量の約35%を排泄）を考慮すると，約150 mEqの重炭酸を排泄できる．この重炭酸量は多くの人が食べることができる量よりはるかに多い量である．GFRが著しく低下しても，腎臓は体内に負荷される量以上の十分量の重炭酸を排泄することができる．つまり，糸球体濾過が障害されても，ほとんどの場合，アルカローシスの発生には至らない．そのため，糸球体での重炭酸濾過量の低下というよりも，尿細管での重炭酸再吸収量の異常によって，代謝性アルカローシスの発生機序を説明できる．したがって，アルカローシスを理解する上で最も重要な質問は，「どうして尿細管は一定の条件下で濾過された重炭酸を再吸収しつづけるのか？」ということになる．

? 思考のための問題 [10-1]

透析患者が長期にわたる胃潰瘍の既往があり，毎日，ふくらし粉ティースプーン1杯（重炭酸ナトリウム50 mEq）からなる自家製の制酸薬を作り，自己治療をしている．毎日何mEqの重炭酸を腎臓から捨てられるだろうか？ 透析と透析の間で，重炭酸濃度がどのように変化することが予測されるか？

3. 尿細管における重炭酸ハンドリング

重炭酸の過剰状態が発生する機序と同じということで，ここではアシ

3. 尿細管における重炭酸ハンドリング

ドーシスの発生を防ぐための機序を簡単に説明する（9 章で前述した）．言い換えると，日々の食事で酸摂取をすると酸の緩衝のために重炭酸が消費され，同量の重炭酸が産生されるが，この機序は，ある状況下で重炭酸が過剰になる時の機序と同じである．近位尿細管では，NHE によって H^+ が管腔側に排泄され，それと交換に Na イオンが再吸収される．この過程で，重炭酸の再吸収も行われる（前述したように，H^+ は管腔で重炭酸と結合し，炭酸を形成する．炭酸は炭酸脱水酵素の存在下で CO_2 と H_2O に分解される．この CO_2 は尿細管上皮細胞内へ拡散し，細胞内で先ほどと逆の反応が起こり，重炭酸が形成される）．濾過された重炭酸の再吸収とは対照的に，新たな重炭酸の産生は酸排泄の時に生じる．酸排泄は，H^+ が管腔側に分泌され，アンモニアや滴定酸によって緩衝されることで行われる．これらの 2 つの過程，つまり重炭酸の再吸収および重炭酸の産生により，血清の重炭酸濃度が規定される．体内の酸塩基状態によってこれらの過程は影響を受ける．例えば，アシデミア（つまり重炭酸欠乏）の時には，重炭酸の欠乏を補うために，濾過された重炭酸はすべて再吸収され，重炭酸の新たな産生も行われる．

しかし，pH とは関係なく，尿細管での重炭酸ハンドリングを行う重要な因子がいくつかある．これらの pH 非依存性の調整機構を理解することが本章の目的である．

まず，近位尿細管の NHE からみてみよう．5 章で説明したように，この重要な蛋白は，多くの溶質の経尿細管移動（尿細管での再吸収や分泌・排泄）において主要な役割を果たす．この蛋白によって，濾過された Na，重炭酸，有機イオンの大半が再吸収され，さらにアンモニウムイオンの排泄も促進される．よって，酸塩基平衡状態以外にもこの蛋白の調節因子が存在することは，当然のこととといえる．

この重要な蛋白を DNA から翻訳し，蛋白を生成し，修飾し，最終的に管腔側に運ぶ，という一連の過程は生物学的に複雑で，どの過程もすべて調節を受けている．最も重要な調節過程の 1 つは，体液量欠乏を感知し近位尿細管の NHE 発現を刺激することである．NHE の活性化によって Na が再吸収され（アクアポリンが存在するので Na の再吸収に伴い水も

移動する），体液量の等張性膨張が起こる．Na が再吸収されることで H^+ が排泄されるので，濾過された重炭酸が再吸収されることになる．つまり，体液量欠乏が感知されると，尿細管における重炭酸の再吸収が活性化される．これは重要な機序で，体液量欠乏の時に，血清重炭酸が過剰なのにもかかわらず，尿細管で重炭酸の再吸収が活発に行われる理由を理解する基礎になる．この現象は，「腎臓は酸塩基平衡を犠牲にしても，体液量維持を優先しようとする」ことを示している．言い換えると，アルカレミアであっても，腎臓は体液量欠乏を感知すると，Na の再吸収を刺激する．この過程で重炭酸も再吸収される．アルカローシスは，ほとんどの場合，NHE の活性化による，濾過された重炭酸の近位尿細管での再吸収によって維持される．これが，体から過剰な重炭酸を除去できない機序である．

　（訳注：これは，これまで "contraction alkalosis" とよばれてきた，体液量欠乏[contraction]によりアルカローシスが形成される病態である．しかし，必ずしも体液量欠乏を是正してもアルカローシスが改善しない病態が知られている．これが "Cl depletion alkalosis" とよばれ，利尿薬や嘔吐などで Cl を喪失した時に生じる．代謝性アルカローシスを生じた場合，正常では集合管の β 間在細胞での HCO_3 の排泄が亢進することで，その回復が得られる．この集合管の β 間在細胞での HCO_3 の排泄を担っているのが管腔側に存在する **Cl/HCO$_3$ 交換体**[ペンドリン]であることが最近知られるようになった．ペンドリンは集合管で管腔内の Cl と細胞内の重炭酸を交換し，尿中への重炭酸排泄を行う役割をもつ．利尿薬使用や嘔吐などにより Cl 欠乏に至ると，集合管に到達する Cl 量が少なくなり，ペンドリンを介した重炭酸との交換ができなくなる．このような病態に対する治療は体液量の是正ではなく，Cl 補充[NaCl あるいは KCL]であり，Cl を補充しない限り代謝性アルカローシスが維持される．実際，利尿薬による代謝性アルカローシスに対して，アルブミン液の投与で体液量は是正されても，代謝性アルカローシスの改善は得られない）

　近位尿細管で重炭酸の再吸収が活発に行われると体から過剰な重炭酸を除去できないが，これがアルカローシスの成因ではないことは強調したい．言い換えると，尿細管での重炭酸再吸収はすでに形成されたアルカ

3. 尿細管における重炭酸ハンドリング

ローシスの維持要因にはなるが，成因にはならない．正常状態で，われわれは濾過された重炭酸をほとんどすべて再吸収しているが，アルカローシスにならないことを思い出してほしい．通常，アルカローシスを形成する最初の過程は，酸の喪失であり，消化管からの喪失であることが多い．嘔吐は最も一般的な原因である．胃のプロトンポンプが酸を排泄し，それによって重炭酸が産生され，間質液に吸収される．この過程は遠位尿細管での酸排泄および重炭酸産生ときわめて似ている．

　遠位尿細管での重炭酸ハンドリングもアルカローシス形成に関係する．集合管でのH^+分泌機序については9章で説明した．間在細胞の管腔側にはH^+-ATPase が存在する．さらに，ある状況下では，H/K 交換体もH^+分泌を行う．これらの蛋白によって持続的なH^+分泌経路が形成され，もし制御機構がなければアルカローシスの形成につながる．H^+が管腔に分泌され尿へ排泄されるごとに，重炭酸が産生され体内に吸収されることを思い出してほしい．

　体内がすでにアルカレミアである時に，pH 非依存性にこれらのH^+分泌ポンプを活性化させ，重炭酸を産生させる機序は一体どのようなものだろうか？　最も重要な pH 非依存性の機序は，アルドステロンである．アルドステロンは間在細胞の血管側に存在する Na/K ATPase を活性化し，電気化学的勾配が形成され，管腔内の Na が再吸収されるため，H^+が分泌される．アルドステロンはさらにH^+-ATPase の発現も増加させる．体液量欠乏が感知され，レニン–アンジオテンシン–アルドステロン（RAA）系が活性化した状況でよくみられるように，アルドステロンが過剰に産生されると，集合管のH^+分泌が増加しアルカローシスに至る（訳注：RAA 系のうち，アンジオテンシン II は近位尿細管の Na/K ATPase を活性化し，近位尿細管での NHE 活性化につながることで重炭酸の再吸収につながる）．尿細管での重炭酸ハンドリングにおける，感知された体液量の重要性について 図10-2 に示す（訳注：図には集合管のα間在細胞が示され，β間在細胞が示されていないが，β間在細胞の管腔側に存在するペンドリン［Cl/HCO_3 交換体］は "Cl depletion alkalosis" の維持に大きく関与する［前述のペンドリンについて訳注参照］）．

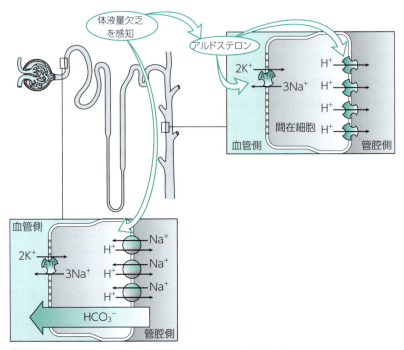

図 10-2 アルドステロンと腎臓における重炭酸ハンドリング
感知された体液量は，尿細管の重炭酸ハンドリングにおいて，非常に重要な調節因子である．体液量欠乏と感知される状況では，近位尿細管の NHE と集合管の H^+-ATPase の両方が活性化し，H^+ 分泌が行われる．近位尿細管では，H^+ の分泌によって重炭酸が再吸収される．遠位尿細管では，H^+ の分泌によって新たな重炭酸が産生される．体液量減少は血清 pH よりも強力な刺激となり（アルカレミアは許容できるが，体液量欠乏は許容できない），これらの機序によりアルカレミアが維持される．

　感知された体液量以外にも，pH 非依存性の刺激が存在する．電解質異常もこれらの H^+ ポンプの活性に影響を与える．重度の K 濃度低下（K＜2 mEq/L）によって，集合管の管腔側に存在する H/K 交換体の活性が刺激され，H^+ の分泌と交換に K が吸収される．結果として，重度の低 K 血症によって代謝性アルカローシスが生じうる．血清 K の変化がそこまで高度でなければ，H^+ 分泌への影響は小さく，低 K 血症単独でアルカローシスの原因になることは稀である．さらに，アルドステロンがレニン－アンジオテンシン系とは無関係に分泌される状況がある（アルドステロン産

生腫瘍).この病態では,Naの再吸収が活発に行われ,体液量が過剰になる傾向にある.しかし,アルドステロンによってH^+-ATPase が活性化されるため,しばしばアルカローシスが生じる.

　要約すると,尿細管で重炭酸ハンドリングが行われる部位は主に2つある.近位尿細管と遠位尿細管である.通常,これらの部位では酸塩基平衡に応じてH^+の分泌を変化させるが,pH 非依存性の調節機構によってアルカレミアが発生する状況がいくつかある.体液量欠乏が感知されると,近位尿細管で(RAA 系亢進も手伝って)重炭酸の再吸収が精力的に行われる.アルドステロン産生亢進や低K血症(こちらは頻度が低い)では,遠位尿細管でのH^+分泌が増加し,アルカレミアが形成され,維持される.ほとんどすべてのアルカローシスがこれらの2つの機序のうちのいずれかで説明できる.

? 思考のための問題 [10-2]

うっ血性心不全の患者がループ利尿薬を処方されている.ループ利尿薬はヘンレのループの太い上行脚に存在するNK2Cl 共輸送体を阻害するため,NaとKの排泄が亢進する.この患者で代謝性アルカローシスがみられた.理由を説明せよ.

4. アルカローシスにおける体液量評価

　前述したように,感知された体液量は,アルカローシスを維持する上で重要な役割を果たす.アルカローシスの患者における体液量評価方法は,他の患者に行う評価法と何ら変わりない.つまり,診察時の血圧,起立性の血圧変化,体重の変化,頸静脈圧の上昇,浮腫,皮膚のツルゴールの評価である.さらに,尿の電解質で評価することもできる.体液量欠乏が感知されると,それに対する正常な反応はRAA 系の活性化であり,これは臨床では尿中Na 濃度の低下で推測することができる.多くの患者で,尿中Na 濃度<10 mEq/L は体液量欠乏とそれによるRAA 系の亢進を示唆する.しかし,アルカローシスの患者では,体液量やRAA 系活性を判断

する上で，尿中 Na 濃度はよい指標とならないことがある．

　体液量欠乏によりアルカレミアになっている患者では，尿細管で積極的に重炭酸が再吸収されるが，濾過された重炭酸のなかで少量だけ尿細管を通り抜け尿に排泄されるものがある．この重炭酸排泄は少量であり体内のアルカレミアを改善させるには不十分だが，尿の pH を上げるという点においては十分な量である．重炭酸は陰イオンなので，尿細管を通り抜けるときに，陽イオンを引きつける．多くの場合，この陽イオンは Na である．つまり，この時の重炭酸は吸収されない陰イオンとして働き，尿中 Na 濃度を強制的に増加させる．体液量欠乏があり，その結果 RAA 系が亢進している患者においても，尿中 Na 濃度は高くなる．

　代謝性アルカローシスの患者における RAA 系のより優れた指標は尿中 Cl 濃度である．Cl は陰性に荷電し，重炭酸の尿中排泄に影響されないので，患者の体液量の比較的よい指標となる．つまり，代謝性アルカローシスの患者で尿中 Cl 濃度が低ければ，体液量欠乏（訳注：または Cl 欠乏．前述のペンドリンについての訳注参照）が示唆される．尿中 Cl 濃度が高ければ体液量過剰を示唆し，他の機序があることを示す．

5. 胃液喪失による代謝性アルカローシス

　前述したように，近位尿細管で活発に重炭酸の再吸収が起こると，アルカローシスの改善が妨げられるが，この機序でアルカローシスが形成されるわけではない．アルカローシスの状態を形成するそもそもの要因があるはずである．

　多くの場合，アルカローシスの形成は胃液の喪失によって起こる．通常胃液の H^+ 濃度は 60〜140 mEq/L である．入院患者が経鼻胃管を挿入され，何リットルもの胃液をドレナージされ高度のアルカレミアを引き起こすということは稀ではない．胃液は血液と等張である．つまり，胃液の浸透圧は主に Na と Cl で規定され，胃液の浸透圧は血液と等しい．この等張かつ H^+ を豊富に含む体液を喪失することで，2 つの状態が生じる．アルカローシスと体液量欠乏（訳注：または Cl 欠乏．前述のペンドリンについての訳注参照）である．反対に，腸液喪失をきたす場合（下痢など）

は，重炭酸を豊富に含む体液を喪失することが多いので，アシドーシスを引き起こす．

　補正されない限り，嘔吐による体液量欠乏はアルカローシスを維持する方向に働く．この状況では，尿細管でNaClが積極的に再吸収されるので，一般的には尿中Cl濃度は低値を示す．尿中Na濃度は低い時も低くない時もあり，一定しない．これは，前述したように，尿細管で再吸収される重炭酸量の程度によって規定される．もし体液量欠乏が軽度であれば，尿細管で再吸収されずに通り抜ける重炭酸が存在する．この尿中に排泄される重炭酸量は少量であり，アルカレミアを改善させるには不十分である．しかし，尿のpHを上げるという点においては十分な量で，重炭酸は陰性に荷電しているので陽性に荷電しているNaを一緒に運び，尿中Na濃度は高値となる．体液量欠乏が高度になると，ほとんどすべての重炭酸が尿細管で再吸収される．この場合，尿中Cl濃度と尿中Na濃度はどちらも低値となる．

6. 遠位尿細管からの酸排泄による代謝性アルカローシス

　近位尿細管における重炭酸の再吸収とは異なり，遠位尿細管におけるH^+分泌はアルカローシスの形成とアルカローシスの維持の両方に関係し，体液量欠乏状況においても体液量増加状況においても起こりうる．遠位尿細管でのH^+分泌は正味のH^+排泄につながるので，重炭酸過剰の状態を形成しうる．こうして形成されたアルカローシスが維持されるためには，遠位尿細管におけるH^+分泌の継続が不可欠である．

　利尿薬の使用はアルカローシスの原因として比較的頻度が高い．利尿薬の中でも，特にヘンレのループの太い上行脚や遠位尿細管に作用するものは，Na（Cl）の再吸収を阻害する．これらの薬剤は，近位尿細管での重炭酸の再吸収や遠位尿細管でのH^+分泌に対して直接影響を及ぼさない．つまり，これらの薬剤投与はNa，Clの喪失を起こすが，重炭酸濃度に対して直接影響を及ぼすことはない．しかし，慢性的に使用すると，体液量欠乏に至り，近位尿細管での重炭酸の再吸収が増加する．さらに，体液量欠乏によりRAA系が活性化され，集合管における管腔側のH^+-ATPase

と血管側のNa/K ATPaseの発現が増加する（訳注：さらに，Cl欠乏によるペンドリンでの重炭酸排泄の低下も関与する．前述のペンドリンについての訳注参照）．利尿薬はヘンレのループの太い上行脚や遠位曲尿細管でのNa再吸収を阻害するので，体液量欠乏にもかかわらず，集合管へのNa到達は多いまま維持される．H^+-ATPaseとNa/K ATPaseの発現増加と，遠位へのNa到達量増加が組み合わさって，H^+分泌が増強される．これが，利尿薬によるアルカローシス形成・維持の機序である．

　アルドステロンが，レニン-アンジオテンシン系の活性化によって産生されるのではなく，自律的に産生される状況がいくつかある．このような状況では，体液量とは関係なく尿細管でNa（Cl）が再吸収されつづけるため，体液量が過剰になる．Naの再吸収と同様，H^+分泌も制御を受けずに持続的に起こるので，アルカローシスが形成・維持される．この場合，体液量増加を伴うアルカローシスが生じ，多くの場合，血圧上昇を認め，尿細管でK喪失も生じ，低K血症になる．

? 思考のための問題 ［10-3］

ハロルドとボブは近くのパブで一緒に夕食をとっている．ハロルドは胃潰瘍の既往があり，胃細胞から胃の管腔へH^+が分泌されるのを阻害するプロトンポンプ阻害薬を服用している．ボブは健康で，内服中の薬はない．食後に2人の血清と尿のpHを測定すると，1時間後と6時間後にはどのようになるだろうか？

7. まとめ

　若い男性が教会のBBQ後に食中毒を起こし，強い胃の痛みと嘔吐を起こした．翌日，かかりつけ医を受診したが，頻回の嘔吐により受診中じっとしていられなかった．元来健康であり，今回の症状はウイルス感染によるものと考えられたので，かかりつけ医は，塩の入ったチキンスープを食べるよう指導し，3日後に再診するよう説明した．ウイルス感染は自然経過をたどり，48時間後に嘔吐はおさまったが，嘔気は持続し，食事摂取

7. まとめ

表 10-1 長期間の嘔吐による生理的変化

	1回目の受診 (24時間)	2回目の受診 (72時間)
血圧	108/60	94/60
血清 pH	7.44	7.5
血清 HCO_3	29	31
尿 pH	8	5
尿 Cl	?	?
尿 Na	?	?

ができないため，再診した．

　かかりつけ医はこの2回の診察時に血液検査と尿検査を行っていた．血圧，血清生化学検査，尿 pH は表に示した通りである．2回の診察時の尿 pH がなぜこの値になるか，説明できるだろうか？　また，この2回の診察時の尿の Na と Cl 濃度はどうなるだろうか？　この患者で何が起こっているのだろうか？（**表 10-1** を完成させてほしい）

　この若い男性はウイルス感染によってひどい嘔吐に見舞われた．この嘔吐による H^+ 喪失は血清重炭酸濃度の過剰につながる．胃上皮が胃の管腔に H^+ を放出する際に，重炭酸が間質液に入り，最終的には血液に入る．消化の過程で，H^+ を分泌することで重炭酸イオンが形成されることは珍しいことではない．しかし，多くの場合，速やかに重炭酸は糸球体毛細血管で濾過され，尿細管で重炭酸の再吸収が抑制されることで，食直後に重炭酸尿を呈する．その結果，われわれが食後にアルカレミアになることはない．しかし，この不運な患者では，嘔吐により溶質と体液を喪失し，体液量欠乏に陥った．最初に受診した時は，血圧がすでに低下し，pH 7.44，血清重炭酸濃度の上昇からわかる通り，代謝性アルカローシスを呈していた．

　初診時の彼の体液量欠乏は比較的軽度だったが，近位尿細管における Na と重炭酸の再吸収を起こすには十分な程度であった．濾過されたほとんどの重炭酸が再吸収されるため，アルカレミアの改善が妨げられた．前述したように，腎臓は酸塩基平衡を犠牲にしても，体液量の維持を優先しようとする．この防御機構により，腎臓は大量の重炭酸を保持し，アルカ

レミアを維持させる．しかし，体液量欠乏がまだ比較的軽度なので，濾過された重炭酸のうち，少量の重炭酸が近位尿細管での再吸収を免れ，尿から排泄される．このことは尿pHが高値であることからも明らかである．重炭酸は陰性に荷電しており，尿細管を通過する際に陽性に荷電しているNaを引きつけるので，尿中Na濃度は体液量欠乏の状況とは思えないほど上昇することがある．したがって，このような状況において，尿中Na濃度はRAA系活性のよい指標とはならない．陰性荷電である尿中Clは重炭酸イオンに影響されないので，体液量のよりよい指標となる．初診時の尿中Cl濃度は10 mEq/Lであり，体液量欠乏によるRAA系の活性化を示している．この時の尿中Na濃度は30 mEq/Lだった．

　その後の2日間で，彼の嘔吐は徐々に治まったが，体液量減少を改善させるだけの量のチキンスープを飲むことはできなかった．したがって，依然，近位尿細管での重炭酸の再吸収は十分に活性化されている状況だった．著明な血圧低下からもわかるように，この患者の体液量欠乏はより深刻化し，体液量を回復させるために，ほとんどのNaと重炭酸が再吸収された．その結局，尿pHは低下に転じた．この「逆説的酸性尿」は以下の2つの原因で生じる．1つめは，濾過された重炭酸がほとんどすべて再吸収されることによる．2つめは，嘔吐にしばしば低K血症を合併するため，低K血症により遠位尿細管でのH$^+$分泌が増加することによる．低K血症は管腔側のH/K交換体の発現を刺激する．体液量欠乏が深刻なので，近位尿細管で完全に重炭酸が再吸収され，重炭酸尿は生じず，尿細管にはNaを引きつけるような陰性荷電は存在しない．結果的に，尿中のNa, Cl濃度は非常に低い値になる（< 10 mEq/L）．

■ 要 点

- 体内にはアシドーシスに対する防御機構として血清重炭酸が大量に存在する．
- 正常の状況下では，腎臓が過剰な重炭酸を濾過し，血清重炭酸の上昇を防いでいる．
- 特定の状況下では，血清pH高値にもかかわらず腎臓が重炭酸を再吸収する．この状況が代謝性アルカローシスとして知られる．

要　点

- 嘔吐のような状況では，酸の喪失により重炭酸産生が引き起こされる．この新たに産生された重炭酸が血清に入る．その他の状況では，腎臓そのものが H^+ 排泄の原因となり，血清重炭酸濃度を上昇させる．しかし，どちらの状況においても，腎臓がアルカローシスの維持に関与しており，重炭酸の再吸収または産生を過剰に行う．
- RAA 系は腎臓における重炭酸再吸収を刺激する重要な役割を果たす．RAA 系の活性化は体液量欠乏に対する体の正常な反応なので，体液量欠乏は代謝性アルカローシスの維持要因として頻度が多い．
- アルドステロンが自律的に産生される状況では，体液量過剰とアルカローシスを生じる．
- 遠位尿細管の輸送体が H^+ と K を同時に調整するため，K 濃度の異常はしばしば代謝性アルカローシスを合併する．

A　思考のための問題に対する解答

[10-1]　この患者は 1 日に多くの重炭酸を摂取している．透析をしているので，おそらく腎機能は廃絶しており GFR は 0 に近い．そのため，重炭酸を腎臓で濾過できず，食べた分が体に残ることになる．

　2 つめの質問はもう少し難解である．アシドーシスの時に腎臓が H^+ の排泄を担うことを思い出してほしい．つまり，蛋白質をどれだけ摂取したかによって，酸バランスが正になりうる（蛋白質の代謝によって酸が産生されるからである）（訳注：透析患者での正の酸バランスは蛋白質摂取量と体液量増加量に依存している．後者はおそらく "dilutional acidosis" の影響と考えられる）．例えば，もしこの患者が高蛋白食を摂取したとすると，蛋白の代謝によって 100mEq の酸が産生され，結果として正味の酸バランスは正になる．この状況では，重炭酸が酸の緩衝に利用されるため，血清重炭酸濃度は毎日緩徐に低下していくだろう．しかし，もし低蛋白食を摂取し，1 日に産生される酸が 35mEq のみであれば，正のアルカリバランスになり，血清重炭酸濃度は毎日緩徐に上昇していくだろう．

[10-2]　この患者はうっ血性心不全があるため，体は体液量が欠乏していると感知する（実際は体液量が過剰にもかかわらず）．このように体液量

欠乏が感知されることで，集合管の H/K ATPase と近位尿細管の NHE 活性が刺激され，前者により H^+ が排泄され（アルカローシスの形成），後者により近位尿細管で活発に重炭酸が再吸収される（アルカローシスの維持）．さらに，ループ利尿薬により，K 喪失から低 K 血症をきたし，これもまた集合管での H^+ 排泄につながる（訳注：Cl depletion による重炭酸排泄低下もある）．

[10-3] ボブの胃は正常に機能している．したがって，消化の過程で，胃細胞から胃の管腔に H^+ が分泌され，同時に重炭酸が血清に加わる．これにより，血清の重炭酸濃度が一過性にわずかに上昇するかもしれないが，呼吸性代償によって pH はほぼ正常に保たれる．つまり，血清 pH はほとんど変化しないと予想される．さらに，ボブの腎機能は正常なので，一過性の重炭酸の増加は，腎臓での濾過と尿への排泄により速やかに処理され，食後 3〜4 時間は尿の pH がアルカリに傾く（通常 6.5〜7.0）．

編集者のまとめ

食物が胃から小腸に移動するとき，消化過程において，酸性環境では機能しないさまざまな酵素活性が必要となる．胃から移動してきた酸性の物質を中和するために，膵臓が重炭酸を分泌する．この重炭酸は膵管を通って小腸の管腔に到達し，分泌される．これが，重炭酸喪失のもう 1 つの原因になる．

ハロルドの胃は塩酸を産生しないので，血清に加わる重炭酸は少ない．したがって，血清 pH は正常のままで，尿 pH も変化せず酸性のままである．

食後 6 時間では，ハロルドもボブも血清 pH は正常で，尿 pH は酸性になるだろう．平均的なアメリカ人の食事は酸産生につながることを思い出してほしい．最初，この一連の尿 pH の変化は理解しづらいかもしれない．この胃に端を発した「一過性アルカリ化 alkaline tide」は，胃液分泌に伴う一過性のアルカリ産生を示す．アルカリが産生されても，腎臓で速やかに重炭酸が濾過され，酸塩基平衡は変化しない．しかし，摂取した蛋白が代謝されると，硫酸やリン酸といった不揮発性酸が産生されるので，食事による正味の効果は酸負荷となる．腎臓は持続的な酸の猛攻に対応する役

割を担っており，遠位尿細管から尿にH⁺を排泄し，血清に新たな重炭酸を産生する．したがって，食後数時間以上経過すれば，多くの場合，尿pHは酸性になっている．

章末問題

次の設問に対する答えとして適切なものはどれか．それぞれ1つ選べ．

問10-1
60歳の男性が新規発症の高血圧精査のためにかかりつけ医を受診した．この2カ月で5ポンドの体重増加を認めている（訳注：1ポンドは約450 g）．血圧は180/90 mmHgと高く，下肢浮腫を認めた．血液検査では，血清重炭酸濃度：40 mEq/L，血清K濃度：2 mEq/L，血清pH：7.49であった．血清重炭酸濃度高値の原因で考えられるものは以下のどれか？

- A. ふくらし粉（重曹）を過剰摂取している．
- B. 体液量欠乏と感知され，腎臓が重炭酸を排泄できない．
- C. アルドステロン産生腫瘍がある．

問10-2
若い男性が，冷蔵庫に入れずに置いておいた寿司を食べた後，2日間大量の嘔吐をした．地元の救急室を受診したところ，血圧が94/62 mmHgと低下していた．血清重炭酸濃度：37 mEq/Lで血清pH：7.50であった．血液pHを補正するための最善の治療は以下のどれか？

- A. 酸を投与する．
- B. 補液する．
- C. 近位尿細管の重炭酸再吸収を阻害する利尿薬を投与する．

問10-3
高齢女性が心臓発作を起こし，うっ血性心不全を発症した．Naの貯留により体重が20ポンド増加し，呼吸苦を認めている．医師が，フロセミドという強力な利尿薬を処方したところ，Na利尿により体重が5ポンド減

少した．利尿薬を開始して1週間後，血清重炭酸濃度が，25 mEq/L から 29 mEq/L に上昇し，pH は 7.47，血清 K 濃度は正常である．アルカレミアになった原因は以下のどれか？

- A. ふくらし粉を過剰に摂取している．
- B. 体液量欠乏と感知され，腎臓が重炭酸を十分に排泄できない．
- C. アルドステロン産生腫瘍がある．

問 10-4
問 10-3 の患者の治療は以下のどれが適切か？

- A. 酸を投与する．
- B. 補液する．
- C. 近位尿細管での重炭酸再吸収を阻害する利尿薬を投与する．

最終章
マラソンランナーのケースから学ぶ
何が悪かったのか？　どのようにして体は代償したのか？
そして，どのようにすればわれわれは彼を回復させること
ができるか？

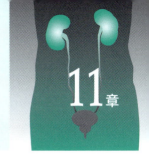

11章

章の概説
- はじめに
- マラソンランナーのケース
- おわりに

学習目標

本章の終わりまでに，以下の内容を習得すること

- 水分摂取あるいは体液喪失による各体液コンパートメントの反応がどのようにして起こるか記述できる．
- どのように生体が循環血漿量を維持するために複数の生理学的機構を使用しているか説明できる．
- 不意な体液量の変化に伴いどのように糸球体濾過量が調整されるか説明できる．
- 不意な体液量の変化に伴いどのように尿細管輸送が調整されるか詳細に説明できる．
- 大量の水分摂取や喪失が持続した場合，どのように血漿浸透圧が維持されるか説明できる．

---

1. はじめに

　これまで，腎臓で行われるさまざまな作用について学んできた．それは，血液から代謝によって産生された毒性物質を除去する作用であったり，体の需要に応じて主要な電解質を排泄または保持する作用であったり，血圧を維持する作用，水分の制限された環境でも生きていけるように調整する作用であった．あらゆる生理過程の普遍的なテーマは，環境や疾患によって平衡状態が乱れた時に，体を最適な恒常状態に戻すことである．

11章 | 最終章

本章では，マラソンランナーの例を用いて，この本を通じて学んだ多くの概念を統合させる．暑く湿度の高い状況で26マイル（約42 km）のレースを行うと，体はいくつかの生理的課題に直面する．簡単に症例提示をした後，いくつか問題を用意している．解答を読む前に，じっくり考えてほしい．必要であれば，前の章に戻り，主要な原理について思い出してほしい．これによって，知識が強固なものとなり，学んできたことを臨床現場に応用できるようになるだろう．

2. マラソンランナーのケース

25歳の会計士がボストンマラソン出場を計画している．レース当日は非常に暑くなることが予想されたため，マラソン前日に彼は大量の水とスポーツ飲料を飲み，前夜には炭水化物負荷を行うために大盛りのパスタを食べた．マラソン当日，彼は塩と砂糖のサプリを持参し忘れたが，普段10マイル走ったあとに起こる膝の痛みを予防するため，忘れずに非ステロイド性抗炎症薬（イブプロフェン）を内服した．

レース中，暑さと大量の汗を気にして，1マイル毎に設置してある給水所で1～2杯の水を飲んだ．彼は1マイル10分のペースで最初の20マイルを走った．コース上の長い丘の頂上までは快調だったが，この時点で軽度のめまいを自覚し始めた（この時点は22マイルであった）．

コース上は太陽が照りつけ，無風で，気温は80°F（摂氏：26.7℃）であった．これまでの長距離練習の時には4時間経過すれば尿意を感じトイレに行く必要があったが，今回のレース中は4時間経っても尿意を感じることはなかった．残すところあと4マイルのみというところで，3マイルは踏ん張れたが，ゴール手前の1マイル前で倒れてしまった．救護隊が駆け寄り医療テントへ搬送した．意識はなく，脈拍は140回/分で微弱であった．収縮期血圧は80 mmHg，呼吸回数は32回/分で喘ぎ呼吸であった．彼の前額部や指先は温かく，顔面は紅潮していた．

ボストンマラソンの医療スタッフは，緊急で測定できる血清Na濃度測定器を準備しており，測定の結果120 mEq/L（低Na血症）であった．意識のない会計士の腕に末梢静脈路が確保され，生理食塩水の急速投与が行

2. マラソンランナーのケース

表 11-1 検査項目の正常値

ナトリウム	136 〜 144 mEq/L
カリウム	3.5 〜 5.0 mEq/L
クロール	98 〜 106 mEq/L
重炭酸濃度	22 〜 28 mEq/L
血漿浸透圧	285 〜 295 mOsm/kg

われた．その後，救急室へ搬送され，血液検査が行われたところ結果は以下の通りであった．ヘマトクリット：50％（正常：39 〜 44），Na: 121 mEq/L，K: 3.9 mEq/L，Cl: 85 mEq/L，重炭酸濃度：18 mEq/L，血漿浸透圧：238 mOsm/kg であった．尿道カテーテルが挿入された．尿量は 50 mL であり，濃縮尿で，尿浸透圧は 980 mOsm/kg，尿中 Na 濃度は 9 mEq/L であった（表 11-1 検査項目の正常値参照）．

これから何が起こったかを説明するが，その前に，いくつか問題を掲載している．これらの問題は，長距離マラソンというストレスに対する体の反応に関するもので，これまで学んできた腎生理の知識を利用して答えてほしい．

? 思考のための問題

[11-1] 彼の体内の Na と水の量に何が起こったのだろうか？

[11-2] 彼の細胞内容量，間質容量，血管内容量に何が起こったのだろうか？

[11-3] 彼がマラソンを走っているとき，体は生理学的にどのように反応していただろうか？ どのように体は代償し，恒常性の回復に努めたのだろうか？

[11-4] マラソン中に大量に水分を摂取したが，尿が全く産生されなかった．なぜこのようなことが起こったのだろうか？ 糸球体濾過量に何が起こったのだろうか？ マラソンに対して，どのように輸入・輸出細動脈が適応したのだろうか？ マラソンに対して，尿細管での Na 再吸収がどのように変化したのだろうか？

[11-5] 口渇感知機構や ADH の産生と分泌に何が起こったのだろうか？これによって，尿細管での水ハンドリングがどのように影響を受けたのだろうか？ なぜ血清 Na 濃度が 120 mEq/L まで低下したのだろうか？ この低下によってどのようなことが起こりうるだろうか？

思考のための問題に対する解答

[11-1, 11-2] 体内の Na と水の量，および各体液コンパートメントへの Na と水の分布について

　暑いなか，マラソンを開始してから，汗の蒸散，筋肉への酸素供給のための換気が増加し，急速な水分喪失が起こっている．発汗により塩分の喪失も生じている．マラソンの間，彼は塩のサプリを飲まず，水分のみを摂取していた．つまり，塩分を喪失し，補給できずにいた．

　暑かったため，体温調節性反射により末梢血管の拡張が起こった（血液と熱を体表に運ぶために，皮膚表面の血管が拡張する．これにより，発汗での水分と塩分の喪失が促進される．これは，運動中に熱を放散させるための主要な反応である）．間質の静水圧の減少により，塩分と水が血管内から血管外へ移動しやすくなる．このとき，赤血球は血管内にとどまるので，ヘマトクリット値が上昇する．

　彼は，運動と環境要因によって，間質や血管内から大量に塩分と水を喪失し，その結果血圧低下，心拍数上昇につながった（前述したように，血管拡張も血圧低下につながる）．十分な水分摂取量があったため，喪失した体液の補充はできた（搬送時の体重はマラソン前と同じであった）が，喪失した体液と同じ組成で補充することはできなかった．それどころか，水だけを飲んでいたので，体内の塩分量は低下し，塩分と水の比率も低下した（低 Na 血症という事実から明らかなように体内の Na 濃度は低下している）（訳注：さらに，細胞外液 Na 濃度の急な低下は細胞内外の浸透圧［張度］勾配を作り，細胞外から細胞内への水分の移動をもたらし細胞外液量および血管内容量はさらに低下する）．

2. マラソンランナーのケース

> **編集者のまとめ**
>
> 運動中の体の需要に応えるために，心血管系，呼吸器系もさまざまな刺激によって「活性化」される．交感神経系は，運動前から，運動とレースでの競争に先立って活性化され，運動中も，駆使する筋肉の血管拡張に伴う血圧低下に応じて活性化される．ニューロンからノルエピネフリンが，副腎からエピネフリンが分泌され，心拍数と心筋収縮力が上昇し，分時心拍出量が 500％にまで増加する．呼吸器系も活性化される．細胞の代謝によって運動に必要なエネルギーが産生されるため，酸素需要が増加し，二酸化炭素産生が増加する．そのため，呼吸数が増加し，深い呼吸になる．心血管系と呼吸器系が運動中の体をどのように支えるかに関する詳細な内容は姉妹書 Respiratory physiology: a clinical approach を参照してほしい．

[11-3] 塩分保持機構の活性化について

　血管内容量の喪失によって，心臓への血液灌流量（前負荷）が減少し，心拍出量の低下と大動脈弓と頸動脈における圧低下を引き起こす．血圧低下を感知して，これら（大動脈弓・頸動脈）の圧受容体が反応し，交感神経活性が上昇し，血中のカテコラミン量が増加する．血圧の低下，交感神経の活性化，高濃度のカテコラミンは，すべて，輸入細動脈の収縮をもたらし，腎灌流圧を低下させる．初期には，輸出細動脈も同時に収縮するため，GFR は保たれる．しかし，輸入細動脈の収縮がさらに強くなると，糸球体毛細血管床の静水圧が非常に低くなり，適切な濾過ができなくなる．濾過が減少すると，それに伴い尿細管の流量が低下し，傍糸球体装置が刺激され，レニン分泌，アンジオテンシンⅡ産生につながる．高濃度のカテコラミン，アンジオテンシンⅡによって副腎皮質が刺激され，アルドステロンが産生される．一連の反応により，Na の再吸収は最高潮に達する．

[11-4] 初期の Na 再吸収機構に対する腎臓の反応について

　前述したように，腎灌流圧は低下しているので，初期に起こる輸出細動脈の収縮によって GFR が保持できたかもしれない．しかし，NSAIDs の内服により，輸入細動脈における血管拡張物質であるプロスタグランジンの

分泌が阻害されていた．その結果，腎還流圧の低下に対し輸入細動脈と輸出細動脈の両方が収縮し，GFR の低下をまねいた．GFR が低下すると，高濃度のカテコラミン，交感神経の活性化，アンジオテンシン II は，すべて，近位尿細管における Na 再吸収を亢進させる．アルドステロンは遠位ネフロン（太い上行脚，遠位曲尿細管，集合管）における Na 再吸収を亢進させる．その結果，尿中 Na 濃度は低下する．これらの糸球体や尿細管に対する作用が組み合わさると，尿量は激減する．

[11-5] 口渇感知機構と水ハンドリング

重度の体液量減少が感知され，浸透圧非依存性の口渇と ADH 分泌が刺激される．これによって，さらに水分摂取が促される．また，体液量欠乏の感知以外の経路によって，運動中に ADH 分泌が亢進しうる[1]．これは浸透圧低下にもかかわらず引き起こされ，低 Na 血症の原因になる．アクアポリンが集合管に発現することによって，腎臓の水保持効果が持続する．腎臓による自由水の保持作用と，口渇による大量の自由水の摂取が組み合わさって，血漿浸透圧が急速に低下する（彼が Na と水の喪失を水のみで補ったことを思い出してほしい）．脳細胞の浸透圧は血漿浸透圧より高いので，水が細胞外から細胞内へ移動する．脳細胞が腫脹し始め，神経症状が出現し，やがて昏睡につながる．

思考のための問題 [11-6]

この患者への治療は何であろうか？ どのような水分・電解質組成の輸液を投与すべきか？ 治療による体液コンパートメント，体液調節機構，糸球体や尿細管機能への影響を説明せよ．

思考のための問題に対する解答

[11-6] 本症例のマラソンランナーは未だに昏睡状態から抜け出していない．そして救急室で太いルート針でもう 1 本静脈路確保され，生理食塩水 1 L に 20 mEq の KCL を混注した輸液を 1 時間で 2 L ボーラス投与された．

その後，500 mL/ 時の持続投与を継続した．2 時間後には意識が回復し尿量が確保できるようになった．血圧は 125/80 mmHg，心拍数は 58 回 / 分，呼吸回数は 18 回 / 分であった．尿量が輸液投与量と同じくらい出始めたので，輸液速度を漸減した．尿が出始めてからの血液検査の再検では，ヘマトクリット値 44，Na：134 mEq/L，K：4.2 mEq/L，Cl：105 mEq/L，重炭酸：15 mEq/L，血漿浸透圧：278 mOsm/kg，尿浸透圧：285 mOsm/kg，尿 Na 濃度：95 mEq/L であった．

治療を継続するにあたり，以下の質問を自らに問いかける必要がある．

思考のための問題

[11-7] 輸液をした場合（例えば等張の生理食塩水），体液コンパートメントにどのように分布するか？
[11-8] 彼の体液調節機構と水分調節機構はどのように反応しているか？糸球体や尿細管に何が起こっているのだろうか？
[11-9] なぜ彼の血液生化学検査所見が変化したのか？

思考のための問題に対する解答

[11-7] 生理食塩水が体液コンパートメントに及ぼす影響について
　生理食塩水が静脈内投与されると，血管内容量や間質容量が増加する．生理食塩水は患者の現在の血漿浸透圧より相対的に高張なので，自由水は脳細胞内から細胞外へ移動し，脳浮腫が改善する．

[11-8] 体液量調節と生理食塩水に対する腎臓の反応について
　塩分と水分が静脈内投与されると，速やかに前負荷が増加し，まず右房を伸展させ，次に，前負荷増大に反応して右室拍出量が増加するので，左房の伸展も起こる．その結果，左室前負荷が増加し，心拍出量が増大する．

11 章 | 最終章

> **編集者のまとめ**
>
> 　心血管生理学では，前負荷とは心房・心室などの収縮前の心腔内容量を指すことを思い出してほしい．容量が増加すると，それぞれの心筋細胞の長さが伸展し，Frank-Starling の法則の通り，それらはアクチン-ミオシンの相互作用を促進させ，収縮力を上昇させる．
> 詳細な内容は姉妹書 Cardiovascular physiology: a clinical approach を参照してほしい．

　右房そして左房の伸展は心房性ナトリウム利尿ペプチド（ANP）の分泌を引き起こす．ANP はそれ自体が交感神経の活性，レニン分泌やアルドステロン産生を抑制する．ANP は，さらに腎輸入細動脈の拡張によって GFR を増加させ，近位尿細管と集合管における Na の再吸収を抑制する．

　心拍出量の増加により，血圧が上昇し，圧受容体を伸展させる．それによって，視床下部を刺激してきたシグナルを消失させる．結果的に，交感神経系の活性低下や血中カテコラミン濃度の減少に至る．血圧上昇と腎灌流の増加は GFR を増加させ，傍糸球体装置を通過する尿細管流量の増加につながる．この尿細管流量の増加によってレニン分泌が減少し，速やかにアンジオテンシンが減少し，アルドステロン分泌が停止する．

　交感神経の活性低下，血中カテコラミンとアンジオテンシン濃度の減少，ANP の上昇は，すべて，近位尿細管での Na の再吸収を抑制する．アルドステロンの減少は集合管での Na の再吸収を抑制する．GFR の上昇と尿細管での Na 再吸収の低下は尿量増加につながる．さらに，体液量が回復すると，ADH の分泌刺激がなくなり，後述するが，希釈尿の排泄につながる．

[11-9]　生理食塩水が血液生化学所見に及ぼす効果

　感知された体液量の回復は，体液量依存性の ADH 分泌や口渇感を消失させ，腎臓での水の保持や経口での水分摂取が減少し，腎臓からの水排泄が起こる（希釈尿の産生）．ADH が存在しなければ，集合管細胞は管腔側からアクアポリンを撤収させ，再度，集合管は尿細管の中で水に対して相

対的に不透過性な部位となる．これによって，尿浸透圧は 50 〜 100 mOsm/kg に低下し，急速に水が排泄され，血清 Na と浸透圧が正常化する．

思考のための問題［11-10］

どのようにしてランナーに投与する生理食塩水の量を決定すればよいのだろうか？

思考のための問題に対する解答

[11-10] 腎臓は，体液量状態と Na 保持と排泄ホルモンのバランスに対してきわめて敏感なので，尿量をモニタリングすれば，前負荷や心拍出量を正常化させるくらい十分に輸液されたかどうか，すぐにわかる．さらに，尿中 Na 濃度も判断に利用できる．10 mEq/L 未満から 50 mEq/L 以上になれば，十分に輸液されたことを意味する．

3. おわりに

　今や，あなたは臨床現場で直面する最も困難な問題にも対応できる推論能力と知識を習得した．今後の学習において，難解な症例の一部分にだけ注目して答えを導きたくなる衝動に駆られることがあるだろう．そこは，衝動を抑えるべき時である．そのかわり，病歴や身体所見から推論し，ここで学んだ生理学的機序から検査結果を解析し，患者の全体像を説明できるよう科学的に病態を考察してほしい．このようにアプローチすることで，あなたはいつの日か偉大な医者になれるだろう．

参考文献
1) Rosener MH, Kirven J. Exercise − associated hyponatremia. Clin J Am Soc Nephrol. 2007; 2: 151-61.

章末問題に対する解答

■1章

問 1-1　答え　A

蛋白の代謝により血中の尿素の量が増加すると，血中と尿腔の尿素の濃度勾配が増加するので，糸球体での尿素の濾過量が増加する．尿素は小分子なので糸球体毛細血管の内皮細胞層を容易に通過する．尿中に排泄される尿素の量も増加する．尿素の濾過量が減るのは，①糸球体係蹄を通過する血流量が減る時，または，②糸球体係蹄の内圧が低下する時である．尿細管での尿素の再吸収が増加するのはTBWが減少した時のみである．

問 1-2　答え　B

ボブは走る前に塩のタブレットを飲んでいるので，体内のNa量はジョンより多い．よって，Na濾過量はボブのほうが多い．2人とも，汗でNaを喪失するので，それに対応するためにできるだけ多くのNaを尿細管で再吸収している．

■2章

問 2-1　答え　B

細胞のサイズは浸透圧勾配による水の移動によって決まる．Na/K ATPaseによって3Naが細胞外に出され，2Kが細胞内に入るので，正味，浸透圧勾配による水の移動は外向きである．この外向きの力に対してバランスをとっているのが細胞内の蛋白による内向きの力である（これが細胞内の蛋白が形成する膠質浸透圧である）．もしNa/K ATPaseが傷害されたら，膠質浸透圧による内向きの力に対抗するNa/K ATPaseによる外向きの力がなくなるので，細胞は腫大し，ついには細胞死に至る．

問 2-2　答え　E

下痢はたいていの場合等張液なので，下痢で失われるNaと水の組成は体液

とほぼ等しい．結果，下痢で体液を喪失しても細胞外液の浸透圧に変化はなく，細胞内外の水の移動は生じない（細胞内外の水の移動は浸透圧勾配によることを思い出してほしい）．下痢でNaと水を喪失するため，血管内と間質のサイズは減少する．Naと水が間質から腸管の管腔に出ていくため，間質の静水圧が減少する．その結果，血管内のNaと水が間質に移動する．

問2-3　答え　B

血圧は血管内容量に依存する．血管内と間質は平衡関係にある．つまり，各コンパートメントの容量は，それぞれの静水圧と膠質浸透圧のバランスで決まる．血管内の蛋白が失われると，膠質浸透圧が低下し，内向きの力が低下するため，水は血管から間質に移動する．この患者では，血管内容量が低下するため，血圧は正常より低くなる．

問2-4　答え　E

本章でも説明したが，肺の血管は他の全身の血管とは異なる．肺の血管はアルブミン透過性が非常に高い．そのため，肺の血管と間質の間には膠質浸透圧較差は生じない．さらに，肺の血管は静水圧を低くすることで，間質への水の移動を防いでいる．つまり，肺の血管はアルブミン透過性が高いので，血清アルブミン値の低下によって肺水腫をきたすことはない．しかし，胸腔の血管から水が移動することで胸水は生じる．胸腔の血管は他の全身の血管と同様の方法で間質と平衡を保つため，静水圧に対する膠質浸透圧の内向きの力が大切になる．この患者では軟部組織の浮腫が生じ，胸水もみられる．しかし，肺水腫は生じない．

■3章
問3-1　答え　D

尿細管は低酸素状態に対して脆弱である（血圧が低いということは組織への酸素供給が低下していることを意味する）．これにはいくつか要因があるが，1つは，腎臓の特徴的な血管走行である．糸球体の係蹄は「直列して」尿細管の血管とつながる．糸球体で血液が濾過されるため，尿細管に到達する頃には血管内容量は非常に少なくなっている．2つめは，糸球体内圧と糸球体濾過量の維持のために輸出細動脈が収縮するため，糸球体を出て尿細管に到

達する血液量は少なくなる．3つめは，尿細管は数十リットルもの濾液を再吸収する必要があるので，酸素需要が高く，虚血のリスクが高い．すなわち，酸素需要が高い組織は，酸素供給が限られる状況に耐えられない．一方，糸球体の内皮細胞は血管を囲むので，酸素に困ることはなく，血圧が低下しても傷害を受けることはほとんどない．同様に，足細胞と基底膜も，輸出細動脈の収縮のおかげで糸球体内圧が保たれ，酸素に困ることはない．

問 3-2　　答え　B

この女性は「腎炎」を発症している．「腎炎」は病理学的には腎臓における炎症と定義される．この症例の場合，抗原抗体複合体は「体内」に存在する．すなわち，基底膜と上皮細胞（足細胞）を通過して尿腔に出ていくことはない．免疫複合体は「体内」に存在するため，マクロファージやリンパ球など，局所の炎症によって反応する細胞によって攻撃を受ける（そのため尿中白血球がみられる）．炎症がさらに強ければ，糸球体係蹄内は細胞や debris でいっぱいになり，糸球体の本来もつ濾過という機能が果たせなくなる．そのため腎不全（濾過の機能不全），高血圧（腎臓が塩分や水を排泄できなくなり体液過剰に至る）を発症する．蛋白尿はそれほど多くならないため，蛋白尿による低アルブミン血症はきたさない．

問 3-3　　答え　B

問 3-2 の症例で糸球体基底膜の内側のメサンギウムと糸球体係蹄に炎症がみられたのとは対照的に，今回の症例では，足細胞が傷害されている．足細胞は糸球体係蹄の形態維持に必要で，これが傷害されると濾過間隙と基底膜の維持ができなくなり，大量に尿蛋白が漏出する．足細胞は「体外」に位置し，血管とは基底膜を介して分離されている．そのため問 3-2 の症例でみられたような炎症細胞からの攻撃は受けない．炎症は起こらず，濾過は正常に行われる（腎不全は生じず，塩分と水を正常に排泄できるので高血圧も生じない）．

問 3-4　　答え　C

糸球体傷害（とくに足細胞）を起こす薬剤では尿蛋白がみられるが，尿細管傷害では尿蛋白はみられない．尿細管は糸球体で濾過された粒子や水の再吸

収を担うので，尿細管が傷害されるとそれらの喪失が起こる．低P血症と高Na血症がよく知られている．尿細管傷害がさらに強ければ，尿細管上皮細胞が剥がれ落ち，尿細管内を詰まらせてしまう．その結果，糸球体から尿細管への濾過が滞り，ついには腎不全に至る．

■4章

問4-1　答え　A

NSAIDsは主に輸入細動脈の血管収縮を起こすので，腎血漿流量が低下し，糸球体内圧の低下，ひいてはGFR低下をもたらす．クレアチニンの濾過量は少なくなるが，筋肉でのクレアチニン産生量は一定であるため，血清クレアチニン濃度は上昇する．

血清クレアチニン濃度は新たな定常状態に達するまで上昇する．この時点で，クレアチニンの濾過量（つまり排泄量）と産生量が等しくなる（血清クレアチニン濃度が上昇すると，糸球体係蹄と尿腔との濃度勾配が上昇し，糸球体濾過流量［mL］あたりのクレアチニン排泄量が多くなることを思い出してほしい）．

問4-2　答え　A

ACE阻害薬は輸出細動脈を拡張させるので，糸球体内圧が低下する．GFRは糸球体係蹄の静水圧に依存するので，糸球体内圧が低下するとGFRも低下する．その結果，クレアチニンの濾過量が低下し，血清クレアチニン値は上昇する．血圧が下がるような状況，たとえば急性出血があるような状況では，このACE阻害薬による輸出細動脈の拡張が問題となる．しかし，高血圧が持続している患者にはACE阻害薬は適している．ACE阻害薬により糸球体内高血圧から腎を守ることができるからである．

問4-3　答え　A

NSAIDsもACE阻害薬もどちらも糸球体内圧を下げるので，GFRが低下する．そのため，これらの薬剤を併用していると，尿細管への血液灌流が著しく低下し，細胞虚血に陥り腎不全が遷延することがある．さらに悪いことに，ACE阻害薬には腎血管への作用だけでなく，全身血管の細動脈拡張効果もある．体液量減少に対して，生体は全身の細動脈を収縮させることで代

償（血圧を維持する）しようとするが，ACE 阻害薬により，その代償が効かなくなる（アンジオテンシン II は強力な血管収縮作用をもち，ACE 阻害薬はアンジオテンシン II の産生を抑制することを思い出してほしい）．

問 4-4　　答え　C

クレアチニンの尿細管分泌により，糸球体濾過量とは関係なくクレアチニンの尿中排泄量が増加する．これらの薬を内服すると，クレアチニンの尿中排泄量は糸球体でのクレアチニン濾過量と尿細管でのクレアチニン分泌量の和を反映するため，真の GFR を過大評価してしまう（もしこの問題に自信がなければ，本章に記載した GFR の計算式を復習してほしい）．

■ 5 章
問 5-1　　答え　C

近位尿細管では，大量の Na が主に NHE によって再吸収される．
同部位にはアクアポリンも豊富に発現しているため，Na の再吸収と同時に水の移動も起こる．結果，近位尿細管を通過している間に Na の総量は減っていくが，濃度は変わらない．

問 5-2　　答え　A

近位尿細管の前半部では，NHE によって Na と重炭酸が再吸収される．アクアポリンによって水の移動も起こる．一方，Cl は管腔内にとどまりつづけるため，濃度は上昇していく．近位尿細管の後半部では，Cl の傍細胞移動が起こるため，近位尿細管の前半部で生じた Cl の濃度勾配に応じて大量に Cl が移動する．

問 5-3　　答え　C

ヘンレの太い上行脚の管腔側に発現する K チャネルは，Na が管腔から細胞に入り，血管側の Na/K ATPase を介して出ていく際に必要な K 再利用の役目を担っている．日々，Na は K よりも多く再吸収されているので，NK2Cl で Na を再吸収しつづけるためには K の再利用が必要になる．この K 再利用のおかげで管腔内に陽性荷電が生まれ，他の陽性に荷電しているイオン（Mg, Ca）が管腔から細胞内および血管側に移動できるようになる．もし K

の再利用がうまくいかず，管腔にKが出ていかなければ，管腔内の陽性荷電は弱まり，他の陽イオンの再吸収が低下する．問題文に載っているイオンはMg以外すべて陰イオンなので，Kの再利用による影響は受けない．

問5-4　答え　D

ENaCはNaだけが移動できるイオンチャネルである．Naのみ管腔側から集合管の間在細胞に入る．陽イオンだけの移動により，管腔内に陰性荷電が生まれる．この管腔内陰性荷電によりKの分泌が促進される．他の尿細管のどの部位でも，Naの移動はNaのみでは起こらない．近位尿細管では陰イオンである重炭酸との共輸送体で，ヘンレのループの太い上行脚や遠位曲尿細管では陰イオンであるClとの共輸送体でNaの移動が起こる．これらの場合，管腔内陰性荷電は生じない．これは非常に合理的である．なぜなら，集合管よりも近位の尿細管には，大量の濾過量（そしてNa）を再吸収するという任務があるため，もし管腔が陰性に荷電すればNaの再吸収が阻害されてしまうからである．一方，集合管にまで到達するNa量はかなり少なく（近位尿細管で60％が再吸収され，さらにその後，ヘンレのループの太い上行脚でも再吸収されるため），再吸収されるNaは非常に少ない．集合管で行われるのは最後の微調整である．集合管の重要な役割はK分泌である．それには，ENaCによりもたらされた管腔内陰性荷電（訳注：原文では管腔内陽性荷電とあるが，これは誤りと思われる）が重要になってくる．

問5-5　答え　B

アルドステロンは集合管主細胞の血管側のNa/K ATPaseを刺激するため，Naの管腔からの移動を促進している．結果的に管腔内陰性荷電が生じ，これによりKの分泌が促進する．アルドステロンを阻害する薬剤により，K分泌が障害され，血清K値は上昇する．

■6章

問6-1　答え　B

この患者の一番の問題点は，心筋の傷害により心室の収縮が低下していることである．それにより，主要臓器に対する灌流が低下している．圧受容体は血圧低下を感知し，容量受容体は容量低下を感知している．これらはいずれ

も，Na貯留と総体液量増加につながる．ときには，この代償性体液貯留により心機能が改善することもある．しかし，この症例では体液貯留により，肺うっ血から呼吸苦が出現しており（肺血管の静水圧上昇により肺の毛細血管から間質に水がもれる），悪影響を及ぼす．治療の目標は利尿薬の投与により体液量を正常化することである．体液状態が改善すれば，肺に貯留した水はなくなり，全体の血行動態も改善する（肺の水が少なくなり酸素化が改善すれば心機能は改善し，心室への灌流が減ることでも心機能は改善する）．血行動態が改善すれば腎機能の改善にもつながる．もし生理食塩水を投与すれば，細胞外液量の増加につながり，浮腫はさらに悪化する．

問6-2　　答え　B

これはややトリッキーな問題である．Na利尿ペプチドはNa利尿を促進するため，Na排泄に働く．もし，このペプチドが単独で作用すれば，この女性はNaを失う（そして体液量も減少する）．しかし，Na利尿ペプチドは体液量の調節に携わる機構の1つにすぎない．体液量調節機構の中で，交感神経系とRAA系は，Na利尿ペプチドよりはるかに強力であり，低左心機能で体液量減少と感知されると，これらの系が活性化される．このうっ血性心不全の女性において起こっていることはNa保持であり，体液量過剰が持続する．

問6-3　　答え　D

この問いの重要なポイントは，①健康な大学生であることと，②「持続的な」変化についての問題であることだ．Naを摂取すると，学生のNa濃度はわずかに上昇する．これにより即座に口渇を感じ，学生はNa濃度を正常にするまで十分な水を飲むだろう．口渇機構は浸透圧受容体で感知されるので，血清Na濃度を正常にするまで飲水行動は続く．つまり，体液量は等張な状況で増加する．この細胞外液の増加（つまり血管内容量も増加している）を容量受容体が感知し，Naの排泄が刺激される．浸透圧受容体が働くため，Naの排泄だけでなく，水の排泄も行われる（繰り返すが，等張な状況なので，Na濃度の変化は起こらない）．最終的に，学生は食べた分と相当分を排泄できるので，体液量もNa濃度も変化しない．

問 6-4　答え　B
前問での若い大学生に比べ，この患者は高血圧を患っている．高血圧があると，Na ハンドリングは正常に行われない．高血圧患者では Na を保持する傾向にある．この傾向はわずかではあるが，臨床的には重要であり，体液過剰や高血圧につながる．そのため，この患者が Na を過剰に摂取すると，摂取した Na のすべてを排泄することができず，Na を保持することになる．一方，Na 濃度の調節能力は正常なので，Na 濃度を正常に維持するために，多くの水を飲むこととなる．正味の変化として，体液量は増加し，Na 濃度は変化しない．

■7章

問 7-1　答え　C
尿素リサイクルは間質の濃度勾配の形成，ひいては尿の濃縮に重要な役割を担う．尿素は蛋白の代謝産物で，可溶性の窒素性老廃物である．マイクのように超低蛋白食の人は尿素の濾過量が少なく，尿素による間質の濃度勾配を形成することができない．古い実験では，超低蛋白食により，尿の濃縮能力は 1/3 低下することが示されている．つまり，低蛋白食の人は 700〜800 mOsm/kg までしか尿を濃縮できないが，一般または高蛋白食の人は 1200 mOsm/kg まで尿を濃縮できる．このように，尿素は尿の濃縮のために臨床的に重要なのである．

問 7-2　答え　B
間質の濃度勾配形成は，尿の濃縮能，つまり水の保持に非常に重要な役割を果たしている（dehydration という用語は医学的には Na 喪失ではなく，水喪失を意味する．Na 喪失を意味する時には volume depletion が使われる）．最初のステップはヘンレのループの太い上行脚で行われる．血管側で Na を汲み出すことにより，細胞内の陰性荷電が生じ，尿細管から細胞内への Na の移動が起こる．この Na の移動は NK2Cl により起こり，フロセミドによって阻害される．フロセミドを処方された女性は尿の濃縮ができなくなり，dehydration のリスクが高くなる．一方，ヒドロクロロチアジドは遠位曲尿細管で作用するので，間質の濃度勾配には影響しない．ヒドロクロロチアジドを処方された女性には尿の濃縮に何ら問題は生じない．

問 7-3　　答え　A

この男性は大量に水をのんでいるため，腎臓は適切に何リットルもの希釈尿を排泄している．腎臓から大量の希釈尿を排泄すると，尿の濃縮に必要な髄質の濃度勾配が形成できなくなる．これは「medullary washout」といわれる．結果的に，飲水を中止した直後の最大尿濃縮能は正常より低下している．

■8章
問 8-1　　答え　B

各透析間で，透析患者は飲水し，摂食する．多くの場合，飲水量は不感蒸散（肺からの蒸散量と皮膚からの汗を併せて約 600 cc/ 日）で失う量より多い．また，われわれは塩分よりも水分を多く摂取する傾向にある．そのため，各透析間で透析患者の血清 Na 値は低下する．透析によって，過剰な水分が除去され，血清 Na 値は正常範囲にまで回復する．

問 8-2　　答え　D

どの答えも可能性がある．もし糖尿病があれば，高血糖により，血清 Na は正常のままで高浸透圧状態が惹起され，尿糖による浸透圧利尿をきたす（このとき，多尿といえるほど尿量が増える）．もし尿崩症で尿の濃縮障害があれば，希釈尿を多量に排泄する．もし心因性多飲であれば，この場合も，尿の排泄が多くなる．古典的には，尿崩症であれば，水の過剰な喪失により血清は濃くなる（すなわち高 Na 血症になる）とされるが，体の濃度を保つために口渇中枢が作用するので，尿崩症の患者は習慣的に大量の水を飲むようになる（すなわち，大量の飲水に「順応」する）．そのため，実際の尿崩症の患者では血清 Na 値が正常，または低下していることもある．

問 8-3　　答え　C

低 Na 血症により脳細胞が腫大し，痙攣を起こしている．すぐに脳浮腫を食い止める必要があり，緊急に対応すべき状況である．飲水制限をすれば，徐々に血清 Na 値は上昇する（同時に脳浮腫も改善する）が，その間に不可逆的な脳損傷をきたす可能性がある．利尿薬を投与すれば Na と水を体液と同じくらいの割合（等張液）で除去するので，血清 Na 濃度はそれほど変化しない．それよりも，高張液を投与して血清 Na 値を上昇させ，脳細胞から

水を引き出し，さらなる神経障害を防ぐことが大切である．

問 8-4　　答え　A
SIADH の患者では，ADH の持続的な分泌があるため，尿の濃度は一定になる．1 日尿量，すなわち 1 日の水分の排泄量（これによってどのくらい 1 日に飲水できるかが決まるわけだが）は，溶質排泄量によって決まる．この患者は食事を摂取していないので，溶質排泄量が低下し，尿量も低下する（尿の濃度は一定にもかかわらず）．結果的に，胃部不快感が出現する前と同じ量の水を飲みつづければ，低 Na 血症が進行する．

■9章
問 9-1　　答え　C
腎機能が低下しているので，腎臓では 1 日の酸摂取と同じ量の酸排泄ができない．重炭酸プールともいえる骨によって，酸負荷は緩衝され，初期には血清重炭酸濃度は変化しない．しかし，これにより骨の脱灰が生じる．時間の経過とともに，骨は持続的な酸負荷に対応できなくなり，やがて血清重炭酸濃度は低下する．

問 9-2　　答え　C
尿 pH は単に尿中の遊離 H^+ の量を反映するだけである．遊離 H^+ 濃度は常に非常に低値である．そうでなければ，尿細管上皮細胞の変性が起こってしまうだろう．大量の酸を排泄するためには，尿中に主要な緩衝（アンモニア，リン酸，硫酸など）が存在することが必須である．この緩衝により，尿 pH を変化させることなく酸排泄ができる．しかし，重要なことは，これらの緩衝系が有効に作用するためには尿の pH は 5.5 かそれ以下になる必要があるということだ．

問 9-3　　答え　B（訳注：C も正解としたい）
この患者の重炭酸濃度は 24 時間で 24 から 14 mEq/L まで急激に低下している．これは大量に新たな酸が産生されているからである．おそらく，消化管の問題が原因で乳酸アシドーシスをきたしており，十分な酸素を得られないことが原因ではない．透析患者が日々の食事で摂取する酸を排泄できない

ことは事実だが，たいてい，70 mEq/日の酸負荷であり，1日の重炭酸の低下は1〜2 mEq/Lにすぎない．呼吸性アシドーシスの患者（低換気で炭酸の蓄積がある場合）は，炭酸が重炭酸とH^+に電離するので重炭酸濃度は上昇する．呼吸性アシドーシスではH^+の緩衝として重炭酸が作用しないということを思い出してほしい．
（訳注：呼吸性代償は比較的速やかに生じる．重炭酸濃度が10以上の時には，呼吸性代償が有効に働く限りpH＜7.2にはならない）

■10章

問10-1　答え　C

この患者は体液量過剰により新規に高血圧を発症した．これはアルドステロン産生腫瘍によって，Na保持が起こった結果である．アルドステロンは間在細胞でのH^+の分泌を刺激するため，重炭酸の産生と吸収が起こる．これがアルカレミアの原因である．この患者では体液量欠乏を示唆する所見はない．高血圧，体重増加，浮腫はすべて体液量過剰を示唆する．10章での説明を思い出してほしいのだが，代謝性アルカローシスをきたすためには大量のふくらし粉を摂取しないといけないし，ふくらし粉の摂取ではこれほどK低値にはならない（pHが上昇すると，H^+が細胞外から出て，Kが細胞内に入るが）．

問10-2　答え　B

嘔吐により酸を排泄するため，著明なアルカレミアをきたす．体液量欠乏があるため，腎臓で過剰な重炭酸を排泄することができない．体液量欠乏により，適切にレニン‐アンジオテンシン‐アルドステロン（RAA）系が活性化され，pH非依存性に尿細管での重炭酸の再吸収が亢進する（RAA系にはNaの再吸収とH^+の排泄作用があり，それにより重炭酸が産生されることを思い出してほしい）．生理食塩水を投与して患者の体液量（訳注：とCl欠乏．10章に記載したペンドリンについての訳注参照）が回復すると，RAA系の活性が低下し，尿細管で重炭酸が排泄され，血中のpHが正常に戻る．酸（たいていHCLが使用される）の投与は高度のアルカレミアでない限り行われない．アセタゾラミドはアルカローシスを改善させる利尿薬であるが，本症例の問題点は体液量欠乏であり，利尿薬を投与すると体液量欠乏が

悪化するため，不適切である．

問 10-3　　答え　B

うっ血性心不全があるため，圧受容体と流量受容体は体液量減少を感知している．もちろんこれは正確ではなく，実際には体液量過剰の状態である（以前より体重が 15 ポンド増加している）．しかし，体液量欠乏（と Cl 欠乏）が感知されると，遠位での H^+ の分泌と近位での重炭酸の再吸収が刺激され（訳注：ペンドリンによる重炭酸排泄が低下し），前者はアルカローシスの形成に，後者はアルカローシスの維持に寄与する．アルドステロン産生腫瘍であれば，血清 K 値は低値となるはずである．

問 10-4　　答え　C

本症例の問題点は体液量センサーが体液量欠乏と感知し，重炭酸の産生と再吸収を刺激していることである．実際には明らかに体液量過剰であるにもかかわらず，である．理想的には心不全を治療することが一番の治療なのだが，心不全は簡単には治らない．かわりに，重炭酸再吸収を阻害する利尿薬の投与が有用である．これにより重炭酸濃度が低下し，アルカレミアは改善する．重炭酸の再吸収以外に，Na の再吸収も抑制するので，体液量過剰を改善させることができる．一方，輸液投与はさらに状況を悪化させる．問題は体液量センサーの感知が誤っていることである（実際はすでに体液量過剰の状況である）．また，酸負荷では現在の問題を改善できない．
（訳注：アセタゾラミドの効果が十分でない場合，かつ，アルカレミアが高度で補正が必要な場合，volume 負荷を最低限にとどめてアルカレミアを補正するために，欧米では NH_4Cl が使用されることがあるが，本邦ではカチオンギャップの大きい酸性の肝不全用アミノ酸が使用できる〔Ryuge A, et al. Hyponatremic Chloride-depletion metabolic alkalosis successfully treated with high cation-gap amino acid. Intern Med. 2016; 55: 1765-7〕）．

用語解説

アクアポリン：aquaporin
細胞膜に発現する蛋白で，これにより水分子（粒子ではない）が細胞膜を通過できるようになる．

アシデミア：acidemia
血清pHが正常より酸性である状況．通常，pH7.35未満を指す．

圧受容体：baroreceptors
圧の変化を感知する受容体を指す．

アニオンギャップ：anion gap
血清電解質を測定する時に，ルーチンで行う生化学検査では測定されない陰イオンの存在を示唆する．アニオンギャップの正常値は約12 mEq/Lだが，GFRが著明に低下した場合や陰イオンの産生が著増した際には上昇がみられる．

アルカレミア：alkalemia
血清pHが正常よりアルカリ性である状況．通常，pH7.45を上回る場合を指す．

アルドステロン：aldosterone
副腎皮質で産生されるステロイドホルモンである．主要な作用は尿細管でのNa再吸収である．

アンジオテンシン：angiotensin
重要なペプチドで，初めは不活化型（アンジオテンシノゲン）として産生され，レニンの影響でアンジオテンシンに変換される（初めはアンジオテンシンIが産生され，次にアンジオテンシンIIに変換される）．アンジオテンシンIIの作用は多岐にわたり，副腎皮質からアルドステロン分泌を刺激したり，尿細管でのNa再吸収を促進したり，動脈の血管収縮を行う．

アンモニア産生：ammoniagenesis
近位尿細管細胞がアミノ酸を利用して新たな重炭酸（とアンモニウムイオン）を産生するという重要な過程である．

エクソサイトーシス：exocytosis
　細胞蛋白が細胞膜に発現する過程．
エフェクター機構：effector mechanism
　ある変化を感知すると，それに対して代償性反応を起こす機構．
遠位尿細管：distal tubule
　太い上行脚と集合管の間に存在する尿細管で，電解質の再吸収に重要な役割を果たす．
エンドサイトーシス：endocytosis
　細胞膜に発現している蛋白を取り込んで細胞質へ戻す過程を指す．
解離定数：pK_a
　ある酸が，共役塩基と平衡状態にあるときのpHを指す．
管腔側（膜）：apical membrane
　尿細管上皮細胞の尿細管管腔に面した側または膜を指す．
間質スペース：interstitial space
　体液コンパートメントの概念的な一区画であり，血管外かつ細胞外に存在するコンパートメントを示す．
緩衝物質：buffer
　溶液のpHの変化を緩和する弱酸または弱塩基を指す．
起坐呼吸：orthopnea
　仰臥位になると生じる，あるいは悪化する呼吸困難感のこと．
共輸送体：cotransporter
　ある粒子をNaと対にして移動させる膜蛋白である．膜上のNa/K ATPaseによって形成された電気化学的勾配に従ってNaが移動し，その移動にもう1つの粒子を共役させる．
極性：polarity
　細胞の特殊な構成で，両サイド（具体的には，尿細管上皮細胞の血管側と管腔側）の膜がそれぞれ異なる特徴的な構造や機能を有すること．これは細胞全体の機能に重要な役割を果たす（物質の移動，すなわち再吸収，排泄・分泌の方向性を決定づける）．
近位尿細管：proximal tubule
　尿細管の最初の部位で，尿細管の中で最長の部位である．濾過された粒子や水の大半を再吸収する．

筋原性伸展：myogenic stretch
血管が灌流圧上昇などで伸展されると，血管自体が代償的に緊張度を上げる（血管収縮）ことで対応する能力．

クリアランス：clearance
ある特定の物質が完全に除去された単位時間当たりの液体量．

クリアランスの至適度：adequacy of clearance
これは概念的な用語で，濾過機構を通して浄化された体液量が，もともと浄化されるべき体液量に対してどれくらいの量かを示す．正常状態では，腎臓によって完全に尿素が除去された体液量を，もともと尿素が溶解していた体液量（総体液量に相当する）で割ることで計算できる．

経細胞移動：transcellular movement
物質が細胞内を通過する形で移動すること．物質が細胞膜を通過できるような仕組みが必要である．

計算上の浸透圧：calculated osmolality
血中に存在する溶質粒子濃度をルーチンの生化学検査項目にあるNa，ブドウ糖，尿素から計算したもの．

血管側（膜）：basolateral membrane
尿細管上皮細胞の間質に面した側または膜．

血管内スペース：intravascular space
体液コンパートメントの一区画であり，すべての血管内（動脈，静脈，毛細血管を含む）に存在する体液を指す．

交換体：exchangers
countertransporter とよばれることもある．ある粒子をNaと対にして移動させる膜蛋白である．膜上のNa/K ATPaseによって形成された電気化学的勾配に従ってNaが移動し，その移動とは逆方向にもう1つの粒子が対になって移動する．

膠質浸透圧：oncotic pressure
半透膜を通過できない蛋白によって生じる浸透圧を指す．血漿中の蛋白に関して用いることが多い．通常，循環系に水をひっぱる力をもたらす．

抗利尿ホルモン：antidiuretic hormone（ADH）
視床下部で産生され，下垂体後葉に貯蔵されるペプチドで，下垂体後葉からの分泌は主に浸透圧受容体によって制御される．集合管に影響を及ぼし，集

合管の管腔側へ水チャネルを発現させるが，これは水分の保持に不可欠である．ADH のまたの名をバソプレシンという．

細胞外スペース：extracellular space
細胞の外の区画を指す．

細胞内スペース：intracellular space
体液コンパートメントの一区画であり，細胞内に存在する体液を総合してよぶ．

酸産生増加による代謝性アシドーシス：production acidosis
（酸の摂取ではなく）酸の産生が増加することによって起こるアシドーシスのこと．

糸球体：glomerulus
腎臓における「濾過センター」である．毛細血管係蹄を介して体液が血清の外側へ流れ出し（細胞や蛋白は血中に残り，水や小粒子が内皮細胞を通過する），腎尿細管システムへと流入していく．

糸球体濾過量：glomerular filtration rate（GFR）
糸球体毛細血管係蹄から基底膜を通過して尿細管へと流れる濾液の速度．老廃物の排泄効率を予測することができる．

自己調節能：autoregulation
血管が自らの抵抗を調整する仕組みであり，主に灌流圧の変化に対応して血管の緊張度を変化させる．

実測の浸透圧：measured osmolality
血中に存在する溶質濃度を，凝固点降下法を用いて測定したもの．Na，ブドウ糖，尿素だけでなく，血中に存在するすべての粒子を含んでいる．

自由水：free water
溶質粒子を含まない水のことを指す．

集合管：collecting duct
尿細管が腎盂に入る前の最後の部位で，定常状態では水と粒子に対して不透過性である．非常に選択性がある独特の蛋白であるアクアポリンが集合管の管腔側に発現しているかどうかで透過性が異なってくる．この蛋白は体の他の部位で産生されるホルモンによって調整されている．集合管は濾液の微調整という役割を担っている．電解質や水の再吸収，酸やいくつかの電解質（主に K）の排泄も担っている．集合管には皮質集合管と髄質集合管がある．

重量モル浸透圧：osmolality
　溶液の濃度を指し，溶液の重量（kg）あたりに存在する溶質数で表される．

受動輸送：passive transport
　電気化学的勾配に従って粒子が移動する過程．したがって，粒子の移動にエネルギーは使われない．

上皮型 Na チャネル：epithelial sodium channel（ENaC）
　集合管の上皮細胞の管腔側に存在するチャネルで，管腔から Na が濃度勾配に従って移動する．

腎盂：renal pelvis
　尿管の漏斗状に拡張した部位で，集合管を通過してきた濾液をすべて受け止める．

腎血流量：renal blood flow
　腎臓に流入する血液量を指す．

腎髄質：renal medulla
　腎実質の内層で，腎臓の深部に存在する尿細管（ヘンレのループ，集合管）で構成される．髄質は皮質に比べ，血流量が少なく，虚血のリスクが高い．

腎錐体：renal pyramids
　腎実質の中で三角の形状をしており，集合管の束を有する．腎杯へ開口する．

浸透：osmosis
　半透膜を介して水が高濃度の溶液側に移動すること．膜で隔てられた両側の濃度が等しくなると水の移動が止まる．

浸透圧：osmotic pressure
　半透膜を介し高濃度溶液へ水が流入するのを防ぐために必要な圧．

浸透圧ギャップ：osmolar gap
　計算上の浸透圧と実測の（凝固点降下法で測定した）浸透圧の差．アルコールのような測定されない溶質の存在を意味する．

浸透圧受容体：osmoreceptor
　特殊化した細胞で，体液濃度（浸透圧あるいは張度）の変化を感知する能力を有する．

腎杯：renal calyx
　腎錐体の杯状の形態をした部位で，腎錐体の集合管から出てきた尿を受け止める．

腎皮質：renal cortex
　　腎実質の外層部で，糸球体を有する．皮質はその代謝需要とは不釣りあいなほど多くの血流を受けるため，糸球体での濾過が円滑に行われる．
心房性 Na 利尿ペプチド：atrial natriuretic peptide（ANP）
　　心房の伸展に反応して分泌される蛋白で，Na 利尿という重要な働きをもつ．
静水圧：hydrostatic force
　　液体によってもたらされる圧．
総体液量：total body water
　　体内に存在する水分量の総量を指す．通常，体重の約 60％である．細胞内容量と細胞外容量の和と等しい．
足細胞：podocyte
　　指状突起を出す上皮細胞で，糸球体基底膜を覆い（糸球体血管内皮細胞，基底膜とともに），糸球体の三層の構成成分となる．足細胞と足細胞の間には小さな隙間が存在し，糸球体濾過液はこの隙間を通って尿腔へと流れる．足細胞は糸球体の支持構造である．
対向流交換系：countercurrent exchange
　　直血管の毛細血管網がヘアピン・ループ構造をとることを利用して，髄質間質の高濃度を維持させる機構．
対向流増幅系：countercurrent multiplier
　　尿細管の各上皮細胞の特徴とヘアピン・ループ構造を利用して，限りある Na/K ATPase のエネルギーを増幅させ，間質の濃度勾配を形成する機構．
炭酸：carbonic acid
　　二酸化炭素の代謝によって産生される揮発性酸で，肺から排泄される．
炭酸脱水酵素：carbonic anhydrase
　　二酸化炭素と水から，重炭酸と H^+ に変換する反応を触媒する酵素を指す．
蛋白輸送：protein trafficking
　　蛋白を核から細胞膜へ輸送したり，細胞膜に発現している膜蛋白を取り込むこと．
緻密斑：macula densa
　　傍糸球体装置に存在する特殊化した尿細管上皮で，尿細管内の濾液流量を感知する．

チャネル: channel
　Na/K ATPase によるエネルギーを使用せず，電気化学的勾配に従って分子の移動を可能にする膜蛋白のこと．

直血管: vasa recta
　尿細管を灌流する毛細血管の総称である．この毛細血管係蹄は腎動脈と「直列」つなぎしている．つまり，腎動脈が糸球体毛細血管を灌流した後，輸出細動脈から直血管が始まる．

定常状態: steady state
　恒常性が維持される状態を指す．例えば，体に加えられた物質（食事摂取によるものや他の分子の代謝や組織代謝の産物）の総量が排泄量とつりあう状態で，このとき正味のバランスはプラスマイナスゼロになる．

滴定酸: titratable acid
　尿中で緩衝として働く濾過された陰イオン（リン酸など）を指す．これらは分泌された H^+ を受け取り，尿の pH が極端に変化するのを防ぐ．

二次性能動輸送: secondary active transport
　分子をその電気化学的勾配に逆らって移動させる過程で，Na/K ATPase によるエネルギーを直接使用しない．かわりに，分子は別のイオン（Na であることが多い）の移動と共役する．この別のイオンが Na/K ATPase によって形成された濃度勾配に従って移動する．

尿管: ureters
　筋肉を含む中空管で，蠕動運動により尿を集合管から膀胱へ押し出す．

尿腔: urinary space
　糸球体と尿細管の間に存在する空間で，尿細管に流入する前に濾液が貯留する部位である．

尿細管: renal tubule
　上皮細胞に裏打ちされた長い中空管で，糸球体を通過したすべての濾液を受け取る．濾液は集合管を経て，最終的には腎盂へとつながり，尿が排泄される．この過程で，尿細管は濾過された物質の多くを再吸収する．

尿細管糸球体フィードバック: tubuloglomerular feedback
　尿細管流量に変化があると，輸入細動脈の血管収縮を変化させて糸球体濾過量に影響を及ぼすというフィードバック機構．

尿細管性アシドーシス: renal tubular acidosis
アシドーシスをきたす尿細管疾患の総称．重炭酸の再吸収の障害もしくはH$^+$分泌の障害によって起こる．アニオンギャップ正常のアシドーシスを呈する．

尿素: urea
窒素含有物の代謝によって産生されるアミノ基含有化合物．高蛋白食の代謝によって尿素の産生量は増加する．尿素は水溶性で，総体液全体に分布する．尿素は腎臓で排泄される．

尿糖: glucosuria
尿中にブドウ糖が存在すること．

ネフロン: nephron
腎臓の基本的な構造で，糸球体と尿細管から構成される．

脳性 Na 利尿ペプチド: bain natriuretic peptide（BNP）
心房性 Na 利尿ペプチドと作用は類似しているが，伸展に反応して主に（心房ではなく）心室で分泌され，心室に多く認められる．

能動輸送: active transport
分子が電気化学的勾配に逆らって移動する過程を指す．Na/K ATPase によって形成されるエネルギーを利用する．

肺水腫: pulmonary edema
通常，肺の毛細血管圧が亢進し，間質や肺胞の液体が貯留する状態．

不揮発性酸，非炭素由来の酸: noncarbonic acid
硫酸やリン酸のような不揮発性の酸で，通常，食事中の蛋白質の代謝によって産生される．腎臓で排泄される．

浮腫: edema
皮膚，またはその他の体腔に異常に貯留する液体のことを指す．間質液が過剰に存在することを意味する．

太い上行脚: thick ascending limb
ヘンレのループの上行部を指す．この部位は Na と水に対して透過性がきわめて低い．太い上行脚の細胞の管腔側には重要なポンプが存在し，Na の管腔から間質への移動を可能にしている．

分布容積: volume of distribution
ある物質が体内に分布する体液の容積または組織容積．例えば，ある薬物は

水にしか分布しないとする．この時の分布容積は体内の総体液量と等しい．他の薬物は脂肪細胞にも分布するとする．この場合，この薬物の分布容積は，総体液量よりも何倍も大きくなる．

ヘンレのループ：loop of Henle
尿細管の「U字ループ」形の部位で，細い下行脚と太い上行脚を含む．尿の濃度を変化させるのに重要な役割を果たす．

傍細胞移動：paracellular movement
隣接する尿細管細胞同士の間を通って物質が移動すること．

傍糸球体装置：juxtaglomerular apparatus（JGA）
細胞の集合体であり，輸入細動脈と尿細管の間に挟まれて存在する．これらの細胞は尿細管流量の変化を感知し，いくつかの反応機構と協同して，輸入細動脈の血管拡張や血管収縮を起こす．糸球体の濾過量の調整と尿細管でのNa再吸収量の調整に重要な役割を果たす．

細い下行脚：thin descending limb
ヘンレのループの下行部を指す．この部位はNaと水に対して透過性がある．

発作性夜間呼吸困難：paroxysmal nocturnal dyspnea
通常，体液過剰をきたす疾患（うっ血性心不全など）によって，夜間に呼吸苦で目覚めること．これは仰臥位で間質から血管へ体液が移動するという体液の再分布を表している（仰臥位になると，静脈の静水圧が低下し，Starlingの法則により間質から血管に体液が移動しやすくなる）．

夜間尿：nocturia
排尿するために夜間に起きるようになる（必要がある）状態．

輸出細動脈：efferent arteriole
筋細胞を含む細動脈で，糸球体毛細血管から流出する．血管拡張や血管収縮が可能であり，これは腎臓が糸球体毛細血管内の濾過圧を適正に維持するのに必須の調整機構である．

輸送体：transporter
濃度勾配に逆らって分子を移動させることができる輸送蛋白のこと．

輸送蛋白：transport proteins
通常，細胞膜内に存在し，イオンの移動に関与する蛋白である．

輸入細動脈：afferent arteriole
筋細胞を含む細動脈で，糸球体毛細血管に血液を供給する．血圧に応じて血

管拡張, 血管収縮を行うことができ, 糸球体毛細血管への血液灌流 (静水圧) と濾過量の調整と, 腎臓の髄質へ流れる血液量の調整を行う.

溶積モル浸透圧: osmolarity
溶液の濃度を指し, 溶液の容量 (L) あたりに存在する溶質数で表される.

レニン: renin
傍糸球体装置 (JGA) の顆粒細胞から分泌されるペプチドで, 尿細管流量の減少に反応して分泌される. レニンの産生によって, 腎臓での Na 再吸収という一連の流れが起こる (レニン - アンジオテンシン - アルドステロン系).

濾過間隙: filtration slits
足細胞の指状突起の隙間のことを指し, 濾過液はこの隙間を通って糸球体毛細血管から尿腔へと流れる.

濾過平衡: filtration equilibrium
糸球体毛細血管係蹄の外側に濾過させようとする静水圧と内向きの膠質浸透圧が釣りあった時点のことを指し, ここで濾過が止まる.

濾過率: filtration fraction (FF)
糸球体毛細血管に流入した体液 (血漿) のうち, 尿細管へ濾過された体液の占める割合. 以下の式で表される. FF = GFR/腎血漿流量.

Henderson-Hasselbalch の式: Henderson-Hasselbalch equation
化学の重要な公式で, 溶液内の酸と塩基の量と pK_a に規定される遊離 H^+ の量を表す. この式は体内の pH を計算する時に利用され, 炭酸という酸と重炭酸という塩基の量を式に当てはめる. 呼吸器系が炭酸の調整を行い, 腎臓が重炭酸の調整を行うので, この式は, 肺と腎臓の相互の調整によって体の pH が規定されるということを示している.

Na リン酸輸送体: sodium phosphate transporter
近位尿細管細胞の管腔側に存在する蛋白で, リンの移動と Na の移動を共役させる.

Na 排泄分画: fractional excretion of sodium (FENa)
糸球体で濾過された Na 量のうち, 尿中に排泄される Na 量の割合. FENa を求めることで, 尿細管がどれだけ Na を集中的に再吸収しているかがわかる.

Starling の法則: Starling forces
血管壁を介した圧の総和 (静水圧と膠質浸透圧のバランス) を指し, 血管壁を介した正味の水の移動を規定する.

tight junction(タイトジャンクション)複合体:tight junction complex
特殊な蛋白の集まりで,細胞と細胞を密接に結合させる(水に対して不透過性になる).これにより,傍細胞経路を介した水と小粒子(イオンなど)の移動を防ぐ.

Winter の式:Winter's formula
代謝性アシドーシスに対して,どの程度呼吸性代償が生じるかの研究において経験的に導かれた式である.血清重炭酸濃度が低下すると,血清 pCO_2 の値がどうなるかを予測する時に使用する.

索 引

■数字

24 時間蓄尿　84

■あ行

アクアポリン　33, 55, 99, 143, 290
アクアポリンⅠ　99
アクアポリンⅡ　99, 100
悪液質な患者　88
アシデミア　222, 239, 290
圧受容体　132, 133, 134, 290
アデノシン　136, 137
アニオンギャップ　234, 235, 290
アニオンギャップ開大性アシドーシス
　　　　　　　236, 237, 239, 244
アニオンギャップ正常アシドーシス
　　　　　　　236, 237
アルカレミア　222, 290
アルドステロン　76, 121, 135, 139, 290
アルドステロンと腎臓における
　　重炭酸ハンドリング　258
アルブミン　24
アンジオテンシン　290
アンジオテンシンⅠ　76, 138, 139
アンジオテンシンⅡ　76, 139
アンジオテンシン変換酵素　138, 139
アンモニア産生　229, 230, 236, 290
胃液　260
　　喪失（嘔吐）　195
エクソサイトーシス　54, 291
エタノール　242

エチレングリコール　242, 243
エフェクター機構　9, 291
遠位型 RTA　238
遠位曲尿細管　116
遠位尿細管　52, 291
遠位尿細管からの酸排泄による
　　代謝性アルカローシス　261
エンドサイトーシス　54, 291
塩分欠乏　152
嘔気　192
オームの法則　74

■か行

外部からの調節　75
解離定数　217, 291
顆粒細胞　44
換気血流不均衡　152
管腔側（膜）　54, 100, 291
間在細胞　119
間質　16
間質スペース　291
緩衝物質　233, 291
感知された体液量　149, 192
　　変化に対する反応　138
起坐呼吸　151, 291
希釈セグメント　167
希釈尿　198
基底膜　49, 50
揮発性酸　216
急性尿細管壊死　45
共輸送体　105, 114, 291

301

索　引

極性	54, 291
起立性低血圧	152
近位型 RT	237
近位尿細管	52, 104, 105, 291
近位尿細管障害	123
近位尿細管での濾液組成	112
筋原性伸展	74, 292
筋力低下	123
クリアランス	79, 292
至適度	85, 86, 292
クリアランスと GFR	78
クリアランスと単位時間流量	80, 81
グルコース	109
再吸収	109
グルコース輸送体	109
クレアチニンクリアランス	82, 84
経細胞移動	97, 292
計算上の浸透圧	292
頸動脈	273
頸動脈小体	146
血圧コントロール	142
血圧低下時の外部からの GFR の維持機構	78
血圧低下	191
血圧変化に伴う瞬間的な GFR 変動	137
血管側（膜）	54, 100, 292
血管内スペース	16, 292
血管内体液	17
血管内皮	24
血管内皮細胞同士の結合	35
血管内皮を越えて移動する水分	25
血管内容量	132
血漿浸透圧	193
異常	195
上昇する疾患	201
低下する疾患	196
血清 pH	215
血清クレアチニン濃度	83, 89
正常値	89
血清重炭酸濃度	219
血清の重炭酸プール	219
ケトアシドーシス	239
高 K 血症	120
高 K 血症性遠位型 RTA	238
口渇感	190, 191, 192
交換体	105, 292
高血糖	197
膠質浸透圧	21, 24, 69, 72, 292
恒常性	1, 18
維持	59
抗利尿ホルモン	100, 143, 160, 188, 292
抗利尿ホルモン不適合分泌症候群	201
呼吸器系	216
呼吸性アシドーシス	251
骨格筋の毛細血管	25
骨内の重炭酸	219

■さ行

サイアザイド	117
細胞外スペース	293
細胞内スペース	16, 293
細胞内容量	24
細胞膜	18, 21, 22, 23, 53
構造	21
細胞膜上に存在するイオン交換ポンプ	23
細胞膜にかかる圧	23
細胞膜に存在する輸送体蛋白	32
酸塩基平衡	228, 233, 241
酸産生	216
酸産生増加による代謝性アシドーシス	239, 293
酸平衡	216
糸球体	5, 41, 42, 293

索　引

解剖学的構造	48
糸球体係蹄	49
糸球体毛細血管	69, 72, 73
糸球体濾過量	48, 69, 293
自己調節能	74, 293
実測の浸透圧	243, 293
集合管	41, 52, 117, 119, 293
自由水	34, 293
重炭酸	219, 227, 250, 251
「不適切」な上昇	251
重炭酸濃度の正常値	271
重炭酸プール	219, 220, 226
終板脈管器官	187
重量モル浸透圧	185, 294
主細胞	117
受動輸送	22, 294
消化管でのNaの吸収	32
静水圧	24
上皮型Naチャネル	118, 294
正味のバランス	5
腎盂	41, 294
腎外性水分喪失	160
心腔	135
神経細胞の細胞内容量	184
腎血漿流量	71
腎血流量	6, 294
腎システム	5
腎髄質	43, 294
腎錐体	42, 294
腎性尿崩症	203
腎臓	1, 5, 32, 160
解剖学的構造	43
血液供給経路	47
上皮細胞	32
濃度勾配の形成	160
脈管構造	43
腎臓での産生	227
腎臓と骨代謝	112

腎臓と体液コンパートメント	58
腎臓における重炭酸ハンドリング	253
腎臓病患者におけるアシドーシス	236
浸透	20, 294
浸透圧	19, 20, 21, 28, 187, 294
浸透圧ギャップ	198, 243, 294
浸透圧受容体	143, 187, 188, 294
浸透圧受容体によるADH分泌と口渇感の調整	189
浸透圧受容体を介したADH分泌	191
腎動脈	43
腎動脈狭窄症	149
腎乳頭	42
腎杯	42, 294
腎皮質	43, 295
腎不全	205
心房性Na利尿ペプチド	141, 295
髄質	41
濃度勾配	162
髄質間質の濃度勾配	173
水分喪失	184
生化学主要7項目セット（chem-7）	194
静水圧	69, 295
生体のpH	222
生理食塩水	33
赤血球	221
蠕動	43
総体液量	6, 17, 295
足細胞	41, 50, 295

■た行

体液	16, 17, 68
機能	17
体液コンパートメント	16, 17

303

索　引

体液コンパートメントを分ける隔壁　18
体液の内的センサー　132
体液の濃度　185, 187
体液量　131, 133
　　維持　144
体液量減少の感知　191
対向流交換系　170, 295
対向流増幅系　165, 166, 173, 295
対向流増幅系の要旨　162
代謝性アルカローシス　251
大動脈弓圧受容体　134
多尿　205
ダブルパンチ現象　45
単位時間流量　80
炭酸（揮発性酸）　216, 220, 251, 295
炭酸脱水酵素　106, 221, 295
炭水化物　59, 61
蛋白の異化　59
蛋白輸送　54, 295
緻密斑　57, 135, 295
チャネル　21, 54, 296
中枢性尿崩症　203
腸の上皮細胞　32
直血管　44, 170, 296
直血管における対向流交換系　172
直血管の対向流交換系　173
低 K 血症　264
低 Na 血症　196
定常状態　5, 296
滴定酸　231, 296
透析　86
等張尿　199
糖尿病　110
糖尿病性ケトアシドーシス　240
糖尿病のスクリーニング検査　110
動脈内圧　133

■な行

二酸化炭素産生　84
二酸化炭素の肺から排泄　84
二次性能動輸送　22, 296
乳酸アシドーシス　241
尿　199
尿管　41, 296
尿管芽　41
尿腔　7, 46, 296
尿細管　5, 32, 40, 52, 296
　　上皮細胞　52
　　透過性　54
　　水透過性　100
　　不透過性　53
尿細管糸球体フィードバック　137, 296
尿細管上皮細胞の細胞膜　54
尿細管性アシドーシス　237, 297
尿細管での重炭酸の再吸収　227
尿細管での重炭酸ハンドリング　257
尿細管を介した水の移動　98
尿細管を介した溶質の移動　101
尿試験紙法　241
尿浸透圧　199
尿素　6, 59, 61, 68, 83, 167, 297
尿素輸送体　174
尿素リサイクル　173, 175
尿中 Cl 濃度　260
尿糖　110, 297
尿濃度　178
尿崩症　202
尿量　203
ネフロン　5, 41, 297
ネフロンの解剖　42
脳細胞　18
濃縮尿　199
脳性 Na 利尿ペプチド　141, 297

能動輸送	22, 297

■は行

敗血症	148
肺水腫	27, 151, 297
肺胞換気量	84
皮質	41
泌尿生殖系	41
皮膚	97
不揮発性酸（非炭素由来の酸）	225, 226, 297
副甲状腺ホルモン	112
浮腫	18, 150, 297
太い上行脚	52, 297
分布容積	6, 297
ヘアピン・ループ	45, 164
ペンギンの水かき足における対向流	171
ヘンレのループ	52, 298
上行脚	114, 115
下行脚	113
ヘンレのループでの対向流増幅系	165
膀胱	97
傍細胞移動	298
傍糸球体細胞	57
傍糸球体装置	56, 57, 76, 135, 298
乏尿	205
傍毛細血管受容体	152
細い下行脚	52, 298
発作性夜間呼吸困難	151, 298
骨	219
骨の脱灰	219

■ま・や・ら行

膜蛋白	54
膜透過性	18
マンニトール	197
水	15, 160, 185
恒常性	62
再吸収	176
代謝	61
水再吸収の微調整	176
水バランス	195
迷走神経反射	132
メサンギウム	49
メサンギウム細胞	48
メタノール	242
毛細血管壁	26
毛細血管壁を介した体液の移動	27
夜間尿	298
輸出細動脈	44, 298
輸送体	298
輸送蛋白	21, 54, 97, 298
輸入細動脈	42, 44, 48, 49, 70, 74, 298
収縮	70
溶積モル浸透圧	186, 299
利尿薬	152
利尿薬による塩分排泄	152
流量（フロー）受容体	135, 136
リラキシン	193
リン酸（系）	111, 232
リン酸輸送体	111
リン脂質	21
ループ利尿薬	116
レニン	44, 57, 76, 135, 138, 299
レニン-アンジオテンシン-アルドステロン系	138
老廃物の排泄	6
濾過間隙	51, 299
濾過平衡	72, 299
濾過率	71, 299

■A–H

ACE	138, 139
ACE阻害薬	90

索　引

acute tubular necrosis：ATN　　45
ADH　　100, 167, 274
ADH 分泌を促す非浸透圧性刺激　　201
Bartter 症候群　　119
BNP　　140
Chem-7　　195
Cl の傍細胞移動　　108
Cl 濃度の正常値　　271
Cl 輸送蛋白　　108
CO_2 の産生　　220
ENaC　　118, 139
GFR　　71
　　指標としての血清クレアチニン
　　　　濃度　　86
　　　　測定　　78
　　　　調節　　73
　　　　低下　　68
GFR を規定する因子　　69
Gibbs-Donnan 効果　　22
Gitelman 症候群　　119
glucose transporter facilitator：
　　GLUT　　109
H^+-ATPase　　227, 228
Henderson-Hasselbalch の式
　　　　　　222, 299

■I-Q

IC　　16
IT　　16
IV　　16
J 受容体　　152
K　　119, 120
K 分泌　　121
Le Chatelier-Braun（ルシャトリエ
　－ブラウン）の原理　　217
Liddle 症候群　　119
Na　　28, 35
Na/H 交換体　　106, 107

Na/K ATPase　　22, 55, 102, 103, 121
　α サブユニット　　102
　β サブユニット　　102
Na^+-coupled glucose transporter：
　　SGLT　　109
NaPi IIa　　111
Na リン酸共輸送体　　111
Na リン酸輸送体　　299
Na 共役型グルコース輸送体　　109
Na 排泄分画　　145, 299
Na 利尿　　140
Na 利尿ペプチド　　140
　　受容体　　141
Nedd4-2　　140
NHE　　107, 255
NK2Cl 共輸送体　　114, 137
organum vasculosum of the laminae
　　terminalis：OVLT　　187
osmolality　　185
osmolarity　　186
Pat-1　　108
pH　　215, 217
pK_a　　218
PTH　　112

■R-Z

RAA 系　　138
SGLT1　　110
SGLT2　　110
SLC　　112
Starling の法則　　25, 299
syndrome of inappropriate
　　antidiuretic hormone：SIADH
　　　　　　201
tight junction（タイトジャンクショ
　ン）複合体　　53, 300
Winter の式　　223, 300

306

臨床がわかる腎生理 ⓒ		
発　行	2018年10月25日　1版1刷	
	2019年 6月20日　1版2刷	
著　者	John Danziger	
	Mark Zeidel	
	Michael J. Parker	
監修者	柴垣有吾	
監訳者	上原温子	
発行者	株式会社　中外医学社	
	代表取締役　青木　滋	
	〒162-0805 東京都新宿区矢来町62	
	電　話　（03）3268-2701（代）	
	振替口座　00190-1-98814番	

印刷・製本／横山印刷㈱　　　〈KH・YS〉
ISBN978-4-498-22444-5　Printed in Japan

JCOPY ＜(社)出版者著作権管理機構 委託出版物＞

本書の無断複製は著作権法上での例外を除き禁じられています．
複製される場合は，そのつど事前に，(社)出版者著作権管理機構
（電話 03-5244-5088, FAX 03-5244-5089, e-mail: info@jcopy.
or.jp）の許諾を得てください．